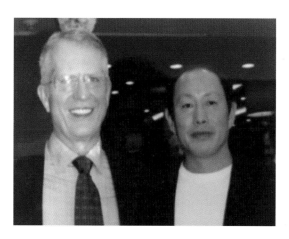

从事脑瘫孤残儿手术矫治工作，曾与美国·中国孤残儿童医疗救助基金会合作三年。与基金会主席、技术总监，美国哥伦比亚大学哥老会医院小儿骨科首席专家戴维合影

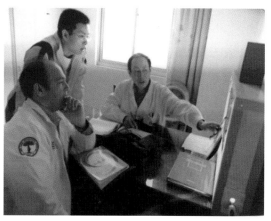

与美国·中国孤残儿童医疗救助基金会专家就脑瘫孤残儿手术矫治方案及术后康复方法进行学术交流

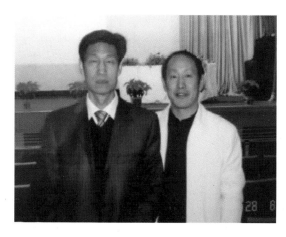

参加学术会议期间，与创立我国"小儿麻痹后遗症外科治疗技术体系"的著名矫形外科专家秦泗河教授合影

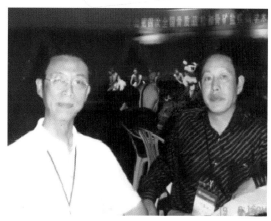

参加学术会议期间，与我国在代谢性骨病、骨质疏松症研究与临床治疗领域，成就卓著、享有极高声誉的哈尔滨医科大学陶天遵教授合影

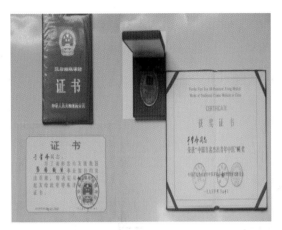

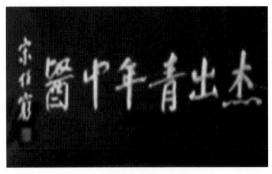

1993 年 10 月享受国务院政府特殊津贴
1995 年 6 月获首届中国百名杰出青年中医

国家领导人宋任穷题词

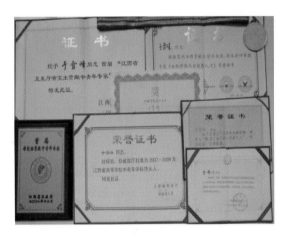

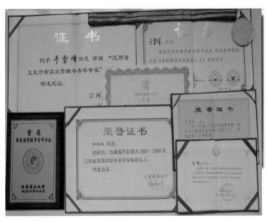

1995 年 10 月被评为黑龙江省跨世纪拔尖人才；1996 年 9 月获黑龙江省教书育人先进个人称号；1998 年 8 月被授予中国骨伤杰出人才称号；2004 年 5 月被授予世纪骨伤杰出人才称号；2008 年 12 月被评为江西省首届有突出贡献中青年专家；2011 年被授予江西省名中医称号；2012 年被聘为国家二级教授

曾受聘于黑龙江省中医药学会理事、中国中医骨伤科学术委员会委员、全国高等中医院校骨伤教育研究会研究生学科委员会副主任委员、黑龙江省中医骨伤科学会副主任委员。目前担任江西省医学会骨质疏松和骨矿盐疾病专业委员会常务委员、骨科专业委员会常务委员、中西医结合学会骨伤科专业委员会副主任委员职务；国家自然科学基金项目评审专家；国家教育部学位授权点评审专家

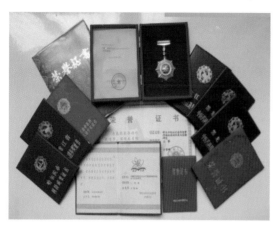

共获得省、部级科技进步二等奖1项、三等奖2项、四等奖1项、省中医药科技进步一等奖1项、二等奖7项

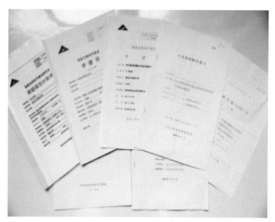

近十年余，主持完成国家自然科学基金项目5项，目前主持在研国家自然科学基金项目2项，完成省、部级科技攻关课题4项，江西省卫计委重点课题1项

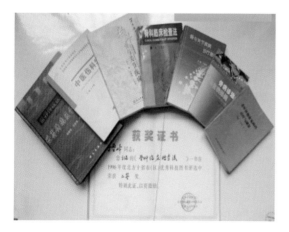

主编出版医学专著9部

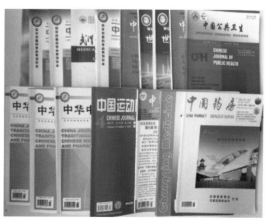

近年来，发表重要医学论文60余篇

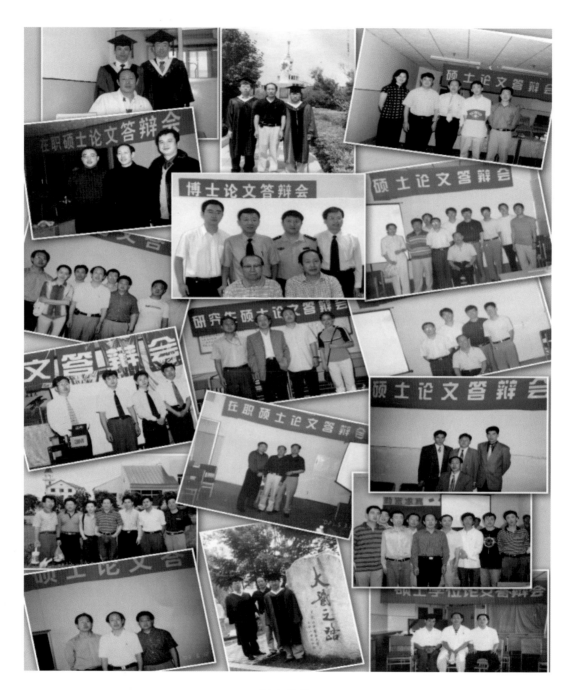

桃李芬芳

全国百名杰出青年中医学术文库

于雪峰学术集萃

于雪峰 主编

科学出版社
北京

内 容 简 介

　　本书选择目前医学研究热点,作者以往开展临床应用研究并取得一定成果的四种疾病:激素性股骨头坏死、痛风性关节炎、骨质疏松症、脑性瘫痪为编写内容,以展示其学术精粹。每种疾病按概述,学术研究特点、构想与设计,研究进展及成果分析,医案四部分进行详细论述。概述介绍了疾病定义、病因病机、诊断要点、治疗及预防;学术研究特点、构想与设计介绍了研究背景、以往研究基础、提出的科学问题、研究思路及目标、干预方法、关键技术及解决的关键科学问题、特色及创新点;研究进展及成果分析介绍了研究方法、结果分析与讨论、研究结论及存在的问题与展望;医案是临床上治疗上述四种疾病的经典案例。

　　本书读者定位为中医院校硕士和博士研究生、从事中医或中西医研究的相关科研人员。

图书在版编目(CIP)数据

于雪峰学术集萃/于雪峰主编. —北京:科学出版社,2018.4

ISBN 978-7-03-056799-4

Ⅰ. ①于… Ⅱ. ①于… Ⅲ. ①中医疗法 Ⅳ. ①R242

中国版本图书馆 CIP 数据核字(2018)第 048549 号

责任编辑:陆纯燕/责任校对:王 瑞
责任印制:谭宏宇/封面设计:殷 靓

科 学 出 版 社 出版

北京东黄城根北街 16 号
邮政编码:100717
http://www.sciencep.com

江苏省句容市排印厂 印刷

科学出版社发行　各地新华书店经销

*

2018 年 4 月第　一　版　　开本:787×1092　1/16
2018 年 4 月第一次印刷　　印张:16 1/4　插页:2
字数:322 000

定价:80.00 元

(如有印装质量问题,我社负责调换)

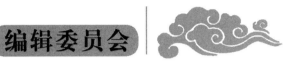

前　言

　　近年来，对骨与关节疾病的研究已成为骨科学界的热点，特别是随着人口老龄化、饮食结构改变、激素的大量应用导致激素性股骨头坏死、骨质疏松症、痛风性关节炎的发病率不断提高。由于诸病病情复杂，治疗效果不甚满意，已成为目前骨科临床上的多发病、疑难病。以往有幸接触国内较早开展激素性股骨头坏死、骨质疏松症、痛风性关节炎研究的医学大家或拜读其专著，给予启示并获得灵感，于1995年秋，开始运用传统中医药理论与方法对上述骨与关节疾病开展了临床治疗研究，并取得了满意的临床疗效；随后在国家自然科学基金项目及地方部门科研项目基金的资助下，先后运用蛋白质组学、基因组学、转录组学、代谢组学、组织形态学等现代医学研究手段，在中药治疗作用机制方面进行了更深层次的研究探讨，取得了诸多成果。

　　脑性瘫痪是目前儿童致残的主要疾病之一，其患病率为2‰～4‰。近半个世纪以来，由于产科技术、围产医学、新生儿医学的进展，新生儿死亡率、死胎发生率均有明显下降，但脑性瘫痪的发病率并无明显降低，在某些地区甚至有上升的趋势。选择有效的康复治疗方法，探讨促进大脑功能重建、恢复患儿神经运动功能的作用机制，是目前儿童医学康复研究的热点。

　　2007年我所在的南昌大学第四附属医院被国家民政部定为"明天计划"孤残儿脑瘫手术与康复定点医院，由此，开始关注小儿脑性瘫痪。从检索的文献中发现，以往多为小儿脑性瘫痪康复方法疗效的临床研究报道，而对康复方法的机制研究甚少，为此，我课题组将脑性瘫痪康复方法与机制研究纳入了重点研究方向，10年来，先后获得四项国家自然科学基金项目和多项地方项目的支持，研究成果处于同行领先水平。

　　我在广泛搜集、详细阅读本专业常见病、疑难病相关基础理论和临床应用研究最新成果基础上，选择自己以往开展的临床应用研究并取得一定成果，又具有代表性的四种疾病：激素性股骨头坏死、骨质疏松症、痛风性关节炎、脑性瘫痪为编写内容，以展示我的学术精粹。四种疾病都为临床病情复杂、高发、难治性疾病，是目前医学研究的热点，也是亟待解决的医学难题。本书重点论述了开展上述骨与关节疾病、小儿脑性瘫痪临床与实验研究的研究背景、以往研究基础、提出的科学问题、研究思路及目标、干预方法、关键技术及解决的关键科学问题、特色及创新点，展现出我独特的科研思路及学术思想，对中医院校硕士和博士研究生、从事中医或中西医结合研究的相关科研人员开展中医药治疗疾病的临床与实验研究的研究思路具有一定的启示作用；书中还介绍了每种疾病的中西医研究进展及我所取得的研究成果，并对存在问题及未来展望进行了分析，让读者在了解每种疾病的最新研究成果及新发现的同时，也为未来拟开展该疾病的中医药治疗与机制研究提供新的目标。

　　吾今天之成就，首先感谢黄殿栋、樊春洲、邓福树、孙申田教授给予的厚德与真传，四位恩师均是医学界大师，德高望重，治学严谨，成就斐然；感谢母校黑龙江中医药大学的培养及领导、老师、同事、朋友们的关怀与支持；感谢南昌大学第四附属医院给予吾再次创业的良好平台及领导、同事、朋友们给予的关怀与支持；本书的出版得到孙贵才博士、高晶博士、李洪涛博士、任树军博士在科研资料上的支持，陈凯云对实验方案的整理、濮琦琳对图片的制作，以及王圣雯、王丽娜、谷昱奇、许晶莉、张翰弘、樊祥伟、佟颖、范武、刘宏洋对各篇章校对上的支持，在此表示感谢。借此也对科学出版社给予我出版此书的机会表示感谢。

于雪峰

2017 年 8 月于南昌

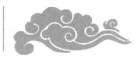

【学术成就概览】

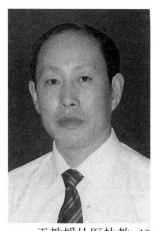

于雪峰，男，医学博士，教授（二级），博士研究生导师，享受国务院政府特殊津贴。1958 年 1 月出生于黑龙江省青冈县。1977 年 11 月在经历了 3 年知青下乡锻炼后，参加了"文化大革命"后首届高考，1982 年以优异成绩毕业于黑龙江中医药大学中医专业，并留校从事骨伤科医疗、科研、教学工作；1992 年作为特殊拔尖人才破格晋升为副教授，年仅 34 岁被聘为黑龙江中医药大学第一附属医院骨科主任、学科带头人；1996 年又以突出的工作业绩破格晋升为教授；2003 年被聘为博士研究生导师。2006 年被南昌大学第四附属医院以特殊人才引进，担任副院长职务。

于教授从医执教 40 年，珍惜时光，努力拼搏，求知向上，在医疗、科研、教学领域取得了优异的成绩。1993 年享受国务院政府特殊津贴，1995 年获"中国首届百名杰出青年中医"称号，2004 年被评为"世纪骨伤科杰出优秀人才"，2008 年被评为江西省卫生厅"首届有突出贡献中青年专家"，2011 年被授予"江西省名中医"称号，2012 年被聘为国家二级教授。同时在江西省医学会骨质疏松和骨矿盐疾病专业委员会、骨科专业委员会、中西医结合学会骨伤科专业委员会等多个社会及学术团体兼任重要职务，连续多年参加国家自然科学基金项目评审和国家教育部学位授权点评审。

其精于骨与关节疾病、创伤及颈肩腰腿疼痛的诊断与治疗，在颈椎病、腰椎间盘突出症、腰椎管狭窄、股骨头坏死、骨质疏松症、痛风等诊疗方法与机制研究领域，取得了丰硕的成果。近年来，在脑性瘫痪（简称脑瘫）康复方法与机制研究领域亦有新的突破，研究成果曾获省部级科技进步奖二等奖 1 项、三等奖 2 项、四等奖 1 项，省中医药科技进步奖二等奖 7 项。于教授主持完成国家自然科学基金项目 5 项，主持在研国家自然科学基金项目 2 项；主持省部级科研项目 4 项、厅局级科研项目 3 项。其主编出版专著 10 部；发表重要学术论文 60 余篇。

于教授在圆满完成医疗、科研工作的同时，亦为骨伤科事业培养了大量人才。1995年、2004年先后被聘为硕士研究生导师和博士研究生导师，已招收培养硕士研究生69人，带教七年制本硕连读生8人，博士研究生7人。其曾获"省教书三育人"先进个人称号，2008年被评为省高校学科带头人；主持举办了国家级医学继续教育脑瘫手术与康复培训班2期、骨与关节疾病学术研讨会3期，培训省内外学员1000多人。

于教授为创办南昌大学第四附属医院特色专科，主持创建了脑瘫矫治外科、脑瘫康复科，带领人才梯队开展了选择性脊神经后根切断术（selective posterior rhizotomy，SPR）、颈总动脉交感神经网剥切术、肢体矫形术及小儿脑瘫康复等多项技术项目，并提出了脑瘫手术治疗评估标准研究、小儿脑瘫康复方法与机制研究两大研究方向。经过多年的建设发展，使南昌大学第四附属医院脑瘫治疗与康复学科成为江西省医疗、教学、科研全面发展，手术与康复一体化，并具有一定规模的重点科室。2007年，南昌大学第四附属医院被国家民政部定为"残疾孤儿脑瘫手术康复明天计划定点医院"，先后为江西、湖南、湖北、广西、广东、安徽、重庆等省、直辖市孤残儿进行脑瘫矫治手术近千例，康复治疗500余例，取得了满意的疗效，为孤残儿恢复健康、走向社会做出了贡献。

一、主要研究方向、研究课题及获奖成果

（一）研究方向

前期研究方向	（1）中西医结合治疗骨与关节损伤
	（2）中西医结合治疗颈肩腰腿痛
	（3）安全、简易疗法治疗老年性骨质疏松骨折
近期研究方向	（1）中医药治疗骨与关节疾病方法及机制研究
	（2）中医药促进小儿脑瘫康复方法及机制研究

（二）科研课题（2003～2017年）

项目名称	项目类别	项目批准号	目前研究进展
复方豨莶草胶囊治疗痛风性关节炎的实验研究	国家自然科学基金	30271629	结题
糖皮质激素受体表达与激素性股骨头坏死的关系及中药干预作用的机理研究	国家自然科学基金	30760317	结题
康复疗法促进脑瘫大脑再塑与功能重组的机理研究	国家自然科学基金	30960483	结题
激素诱发股骨头坏死的脂质代谢组学及中药干预作用机理的研究	国家自然科学基金	81241141	结题
脑瘫鼠脑内微环境对神经干细胞移植的影响及头部电针干预作用的研究	国家自然科学基金	81160451	结题

项目名称	项目类别	项目批准号	目前研究进展
基于脂质代谢组学技术的骨蚀灵胶囊干预激素诱导股骨头坏死的机制研究	国家自然科学基金	81473707	在研
基于代谢组学技术的头针疗法对脑瘫脑内微环境影响的机制研究	国家自然科学基金	81960795	在研
小儿脑瘫康复过程中大脑功能重建的机理研究	省教育厅科技攻关项目	0090619	结题
不同康复方法对脑瘫大脑扩散张量纤维素成像影响的研究	省卫生厅重大科技攻关项目	20083037	结题
川芎嗪对脊髓损伤早期保护作用的机理研究	省卫生厅科技攻关项目	20083037	结题
早产脑瘫鼠脑内微环境及早期干预作用机制的研究	省自然科学基金	20132BAB205066	结题
针刺头部运动区调控 PI3K/Akt 信号通路对脑瘫大脑再塑与功能重组影响的机制研究	省自然科学基金	20142BAB205075	结题
骨科大手术后深静脉血栓形成的风险因子代谢组学研究	省科技厅支撑项目	20141BBG70055	在研

（三）获奖成果

成果名称	奖项	年份	备注
内翻背伸固定夹治疗踝部骨折的临床与实验研究	省政府科技进步奖二等奖 （88-0022-02）	1989 年 9 月	1991 年由国家中医药管理局向全国推广
内翻背伸固定治疗外翻，外旋型踝部骨折的临床与实验研究	国家中医药管理局科技进步奖三等奖 （国中医药-3-06）	1989 年 9 月	
齿状铝板外固定股骨骨折的临床与试验研究	（1）省政府科技进步奖四等奖 （95-181-02） （2）黑龙江省中医药科技进步奖二等奖 （9405-2）	（1）1995 年 9 月 （2）1995 年 4 月	由省中医管理局向省内推广使用
痹痛宁注射液治疗类风湿性关节炎的实验研究	省教委科技进步奖二等奖 （98-077-01）	1999 年 3 月	
颈脉通冲剂的临床与实验研究	黑龙江省中医药科技进步奖二等奖 （9716-02）	1998 年 4 月	
肩肘带外固定治疗锁骨骨折的临床与实验研究	省政府科技进步奖三等奖 （89-0021-06）	1990 年 10 月	
闭合折骨的生物学研究	国家中医药管理局科技进步奖三等奖 （95-0013-05）	1995 年 10 月	
骨炎灵套管式灌注法治疗慢性骨髓炎的临床与实验研究	黑龙江省中医药科技进步奖二等奖 （9104-03）	1992 年 8 月	

成果名称	奖项	年份	备注
脊痛舒治疗腰椎间盘突出症的临床与实验研究	黑龙江省中医药科技进步奖二等奖（9614-04）	1997 年 4 月	
骨乐冲剂治疗老年性骨质疏松症的临床实验研究	省政府科技进步奖三等奖（2001-251-01）	2002 年 1 月	
活骨注射液治疗股骨头缺血性坏死的临床与实验研究	省政府科技进步奖二等奖（2012-141-04）	2012 年	

二、国家专利

专利名称	专利号	备注
微型腰椎牵引器	201220562620	第一申请人
腰椎间盘凿	201220562719	第一申请人
小型腰椎牵引器	89250	第二申请人

三、学术专著

书名	出版社	年份	备注
世界传统医学大系骨伤科学	科学出版社	1998 年 12 月	主编
骨科临床检查法	黑龙江省科技出版社	1996 年 6 月	主编
老年骨骼常见病的治疗与康复	哈尔滨工程大学出版社	1996 年 3 月	主编
实用骨伤科诊断学	黑龙江省科技出版社	1996 年 3 月	副主编
实用骨伤科康复学	黑龙江省科技出版社	1994 年 3 月	副主编
颈椎病的诊治与预防	哈尔滨工程大学出版社	1995 年 11 月	主审
中医伤科学	清华大学出版社	1995 年 11 月	主编
骨与关节疾病诊疗指南	中国中医药出版社	2005 年 4 月	主编
骨病诊治与自我保健	上海科学技术出版社	2007 年 10 月	主编
老年骨与关节疾病	人民军医出版社	2008 年 3 月	主编

【教育与工作经历】

迄止时间	经历
2006 年 7 月至今	南昌大学第四附属医院骨科主任，学科带头人，博士研究生导师，南昌大学第四附属医院副院长
2001 年 7 月～2006 年 6 月	主任医师、教授，博士生导师，黑龙江省中医创伤治疗中心主任，黑龙江中医药大学第一附属医院骨科主任，中医整骨教研室主任
1997 年 9 月～2001 年 6 月	获医学博士学位
1992 年 10 月～1997 年 8 月	先后破格晋升为副主任医师、副教授，主任医师、教授；硕士研究生导师；后备学科带头人；并担任黑龙江中医药大学第一附属医院骨科主任，中医整骨教研室主任
1988 年 9 月～1991 年 9 月	晋升为主治医师，任科室秘书
1985 年 9 月～1988 年 6 月	获得中西医结合骨科硕士学位
1982 年 12 月～1985 年 8 月	黑龙江中医药大学第一附属医院从事中医骨伤科医疗、教 学、科研工作；住院医师，助教
1978 年 9 月～1982 年 12 月	黑龙江中医学院中医专业，获得中医学士学位

【勿 忘 师 恩】

今天之成就，受益于四位恩师的真传与厚德。四位恩师均是学术界大师，德高望重，治学严谨，成就斐然。

一、学骨伤幸遇三位大师　融中西博采万家众方

黄殿栋教授，笔者的硕士研究生导师，是黑龙江省骨科事业的奠基人，我国著名骨科专家，是全国较早开展颈肩腰腿痛研究的领军人物，并首创骨折安全疗法，撰写的骨科检查法专著更是让年轻医生百读不厌，爱不释手；黄老的学术思想独具匠心，加之循循善诱，让学生们感受到的是超越教科书内容的"原汁原味的骨科"精华所在。

樊春洲教授，笔者大学毕业后从事临床的第一位科主任，为我国著名中医骨伤科专家。樊老习古学今，经验独到，善于运用传统中医理论、方法治疗骨伤科疾病，并不断创新；对一些疑难病的诊断与治疗更是独具匠心，在国内首次提出"关节半脱位""关节错缝"学说，并得到学术界认可，已收入《中医伤科学》教材。

邓福树教授，笔者的良师益友，为我国著名中医骨伤科专家，汇通中西，将黄、樊二老学术之精髓尽收囊中，并发扬光大；邓老一生勤奋谦逊、为学精勤、仁厚超然，其学术思想、研究成果、研制发明为推动骨伤科事业发展做出了巨大贡献。

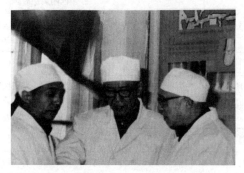

黄殿栋教授（中）、樊春洲教授（右）、邓福树教授（左）在学术交流

二、不惑之年求学路　学海扬帆拜名师

孙申田教授，是笔者（40 岁时）的博士研究生导师。孙老为我国现代著名针灸学家，全国名老中医药专家，黑龙江省针灸学科创始人之一；孙老善于针药结合，针法精妙，以中医临床理论指导针灸选穴、配方与手法操作，突出经络辨证；并把传统中医学与现代神经内科学理论相结合，先进的诊疗新技术同中医辨证、治疗相结合，为现代神经病的治疗开辟了新的途径。

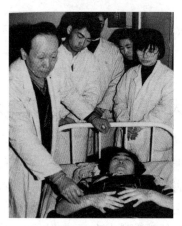

孙申田教授带领学生查房

【桃李芬芳】

　　笔者从第一届招生培养研究生（1995 年），已 20 多年过去，截至 2005 年已有 69 名硕士、7 名博士顺利毕业。随着时光的流逝，学生们在各自岗位上一天天地成长、进步，已成为各科研院校及医疗行业的骨干，部分佼佼者甚至成为骨科领域的领军人物。笔者作为他们的老师，深感自豪与欣慰。虽因以往的忙碌欠缺对学生们亲身技能传授，但强化了其较强科研能力、外语能力的培养，以及在扎实掌握、传承、发展传统中医骨伤科基础理论、专业技能基础上，强调现代骨科新技术的运用与创新的思维贯穿教学始终，笔者深信这对学生的职业发展和人生规划一定会产生积极而深远的影响。

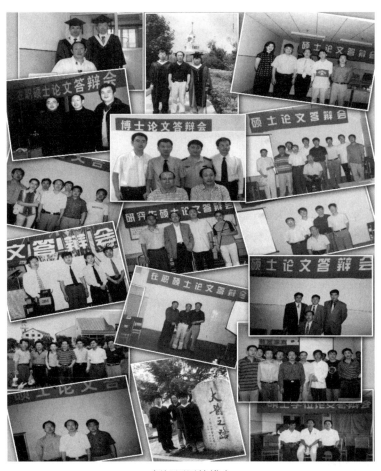

师门历届答辩会

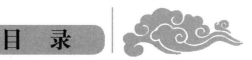

前言

医家小传

第一章 激素性股骨头坏死 …………………………………………………………… 1

第一节 概述 …………………………………………………………………………… 3

一 定义 ………………………………………………………………………… 3

二 理论基础 …………………………………………………………………… 3

三 诊断要点 ………………………………………………………………… 12

四 治疗方法 ………………………………………………………………… 16

五 预防及注意事项 ………………………………………………………… 19

第二节 学术研究特点、构想与设计 ……………………………………………… 19

一 从中医"治未病"理论浅谈 SANFH 的防治 ………………………… 20

二 中药制剂骨蚀灵胶囊防治 SANFH 的研究 ………………………… 22

三 GR 表达与 SANFH 的关系及中药干预作用机制的研究 ………… 25

四 SANFH 的脂质代谢特点及中药干预作用机制的研究 …………… 27

五 运用代谢组学技术探讨中药干预 SANFH 机制的研究 ………… 29

第三节 研究进展及成果分析 ……………………………………………………… 32

一 中医药防治 SANFH 的研究进展 …………………………………… 33

二 中药制剂骨蚀灵胶囊防治 SANFH 的研究进展 ………………… 38

三 GR 表达与 SANFH 的关系及中药干预作用机制的研究进展 …… 50

四 SANFH 的脂质代谢特点及中药干预作用机制的研究进展 …… 58

第四节 医案 ………………………………………………………………………… 61

参考文献 …………………………………………………………………………… 64

第二章 痛风性关节炎 ………………………………………………………………… 68

第一节 概述 ………………………………………………………………………… 69

一 定义 ………………………………………………………………………… 69

二　理论基础 ……………………………………………………………… 69

三　诊断要点 ……………………………………………………………… 71

四　治疗方法 ……………………………………………………………… 72

五　预防及注意事项 ……………………………………………………… 73

第二节　学术研究特点、构想与设计 …………………………………… 74

一　复方豨莶草胶囊治疗原发性痛风性关节炎的机制研究 …………… 75

二　豨莶草对痛风性关节炎核因子-κB 及相关炎性因子影响的研究 … 77

三　痛风性关节炎急性期 c-jun 氨基末端激酶信号通路表达及中药干预
作用机制的研究 …………………………………………………… 81

四　基于代谢组学技术的高尿酸血症与痛风性关节炎的生物代谢共性特征
及中药干预作用机制的研究 ……………………………………… 85

第三节　研究进展及成果分析 …………………………………………… 88

一　复方豨莶草胶囊治疗原发性痛风性关节炎机制的研究进展 ……… 88

二　豨莶草对痛风性关节炎 NF-κB 及相关炎性因子影响的研究进展 … 95

第四节　医案 ……………………………………………………………… 113

参考文献 …………………………………………………………………… 115

第三章　骨质疏松症 ……………………………………………………… 117

第一节　概述 ……………………………………………………………… 119

一　定义 …………………………………………………………………… 119

二　理论基础 ……………………………………………………………… 119

三　诊断要点 ……………………………………………………………… 124

四　治疗方法 ……………………………………………………………… 131

五　预防及注意事项 ……………………………………………………… 136

第二节　学术研究特点、构想与设计 …………………………………… 137

一　骨乐冲剂治疗老年性骨质疏松症的临床与实验研究 ……………… 138

二　中药复方治疗酒精性骨质疏松症的临床与实验研究 ……………… 142

三　骨乐冲剂干预活化 T 细胞对三种状态下破骨细胞调节机制的研究 … 145

四　中药调控 mTOR 信号通路影响骨质疏松发病动态平衡中细胞自噬
与凋亡相互调节作用的研究 ……………………………………… 149

第三节　研究进展及成果分析 …………………………………………… 154

一　骨乐冲剂治疗老年性骨质疏松症的研究进展 ……………………… 154

二　骨疏康冲剂治疗酒精性骨质疏松症的实验研究进展 ……………… 161

三　骨乐冲剂干预活化 T 细胞对三种状态下破骨细胞调节机制的
研究进展 …………………………………………………………… 166

第四节　医案 ……………………………………………………………… 174

参考文献 …………………………………………………………………… 176

第四章 脑性瘫痪 ·· 179
第一节 概论 ··· 181
一 定义 ·· 181
二 理论基础 ··· 182
三 诊断要点 ··· 184
四 康复治疗 ··· 186
五 预防及注意事项 ·· 199
第二节 学术研究特点、构想及设计 ··· 200
一 不同康复疗法促进脑瘫大脑再塑和功能重组的作用机制研究 ········· 201
二 脑瘫大鼠脑内微环境对神经干细胞移植的影响及头部电针干预作用
机制研究 ··· 204
三 基于代谢组学技术的头针疗法对脑瘫脑内微环境影响的机制研究 ····· 208
四 电针刺激头部运动区调控 PI3K/AKT 信号通路对脑瘫大鼠神经行为
影响的机制研究 ··· 211
五 头部电针调控 PI3K/AKT 信号通路对脑瘫大鼠脑内微环境生物代谢的
影响 ·· 214
第三节 研究进展及成果分析 ·· 217
一 不同康复疗法促进脑瘫大脑再塑和功能重组的作用机制研究进展 ······ 217
二 头部电针调控脑内微环境对神经干细胞移植治疗脑瘫大鼠疗效影响的
研究进展 ··· 223
三 电针刺激头部运动区调控 PI3K/AKT 信号通路对脑瘫大鼠神经行为
影响的研究进展 ··· 232
第四节 医案 ·· 238
参考文献 ·· 241

第一章

激素性股骨头坏死

第一节 概 述

一 定义

　　股骨头坏死又称为股骨头无菌性坏死，或股骨头缺血性坏死，是由于多种原因导致的股骨头局部血运不良，从而引起骨细胞进一步缺血、坏死，骨小梁断裂，股骨头塌陷的一种病变。激素性股骨头坏死（steroid-induced avascular necrosis of femoral head，SANFH）就是因为长时间使用激素而引起的一种股骨头坏死疾病。

　　1957 年，Pietrogrande 和 Mastromarino 首先报道了第一例使用糖皮质激素（glucocorticoid，GC）引起股骨头坏死的病例，从此把 GC 作为股骨头坏死的直接因素。近年来，随着 GC 在临床上的大量应用，SANFH 的发病率逐年增高，居非创伤性股骨头坏死的首位。患者绝大多数为青壮年，且病情顽固，如不采取适当治疗措施，将有 80% 左右的患者病情会不断发展，在 1～3 年内出现股骨头塌陷、髋关节功能严重障碍、残疾，严重影响了患者的生命质量，对家庭和社会都造成了沉重的负担。传统观点认为 SANFH 在细胞水平上的病理变化主要是骨组织的"坏死"，但学者们发现在 SANFH 的病理切片上却只表现为骨细胞消失，骨陷窝空虚，并没有明显的炎症细胞浸润。随着"细胞凋亡"的发现，人们已经比较明确地证明了 SANFH 的主要病理特征是成骨细胞和骨细胞的凋亡。

　　中医学认为，SANFH 因患者素体肾气亏虚，复又服用激素而发。肾上腺皮质类固醇药物乃辛热燥烈之品，久服耗伤阴液，阴亏血滞，则血行不畅，经脉不通。祖国医学典籍中虽无"股骨头坏死"的病名记载，但是就其发病部位、病因、病机及证候特征而言，一般认为当属"骨痹""骨痿""骨蚀""髋骨痹""历节风""血瘀"等范畴。

二 理论基础

（一）现代医学理论

　　1. 股骨头解剖特点

Trueta 研究发现成人股骨头的血运主要来自股深动脉的旋股动脉。外侧和内侧旋股动脉通过股骨的前后方在粗隆的水平相互吻合，从这些动脉特别是旋股内侧动脉发出许多小分支，在髋关节囊的下面走行，沿支持带动脉的股骨颈被滑膜所覆盖，其终末支在股骨头的软骨边缘进入骨内。旋股内侧动脉发出上、下支持带动脉，上支持带血管又分出上干骺血管和外侧骨骺血管，下支持带血管又发出下干骺血管。闭孔动脉通过髋臼支供应圆韧带动脉，其终端为骨骺内动脉，股骨颈的髓内血管自股骨干和大粗隆处向上走行于骨皮质下，终止于股骨颈近侧部，这些血管虽相互交通，但各自具有一定的独立性。外侧骨骺血管供给股骨头骨骺区外上 2/3 的血运，骨骺内血管供给股骨头的其余 1/3。在股骨颈部，下干骺血管是最重要的血管。已经证明，上（外）支持带血管是股骨头最重要的血运来源，而下支持带血管只是营养股骨头和股骨颈的一小部分。

2. 股骨头生物力学特点

股骨头承受的力有压应力和剪切应力，由于人体髋关节面软骨摩擦系数很小（0.002），可以忽略，所以股骨头主要承受压应力的作用。髋关节为球面关节，通过头臼软骨面互相接触传导压力。负重区是股骨头上半球与髋臼半球形臼之间的重叠部分，是股骨头上一个椭圆形区域，前后方向与股骨头中心的夹角为 80°，内外方向与股骨头中心的夹角为 40°。在髋关节正位 X 线片上可见到髋臼软骨下硬化带，此为负重区的象征，硬化带和股骨头的中心成 65° 夹角，但随着髋关节的运动，股骨头的负重区不断发生变化。关节软骨具有弹性，可以将作用于股骨头的应力分散到各个作用点。Borwn 对缺血性坏死的股骨头应力传递进行了有限元分析，发现坏死区中心部位的应力水平明显降低，超过生理负荷会导致骨质断裂、软骨面塌陷，软骨下骨板下面的缺血坏死区容易引起股骨头塌陷，而深部松质骨的病灶是否引起塌陷与病灶的几何形状、大小、深度有关。Borwn 对从中晚期股骨头坏死患者股骨头切取的坏死松质骨进行非轴向加压实验，发现其屈服强度减少 52%，弹性模量减少 72%。

3. SANFH 早期病理生理特点

（1）局部病理生理改变

1）骨细胞：骨组织中含量最多的细胞是骨细胞，激素可引起骨细胞大量凋亡。Weinstein 等对 SANFH 和其他类型股骨头坏死的患者进行了骨细胞凋亡的检查，结果显示，SANFH 组中近端股骨头松质骨区存在大量凋亡的骨细胞，可见大量骨细胞的空泡陷窝，并将其作为股骨头坏死的一个重要指标。同时认为，因为大量骨细胞的凋亡，会形成一种累积的、不可修复的缺陷，并导致骨细胞的小管系统机械功能下降，骨细胞对钙、磷代谢调节能力下降，局部骨强度丧失而促成了股骨头坏死。激素致骨细胞凋亡同样解释了为什么股骨头坏死的发病率与激素用量呈正相关，原因是激素用量与骨细胞的凋亡呈正相关。SANFH 的早期组织学改变是骨细胞核固缩，空骨陷窝增多，骨髓腔内脂肪细胞增生和肥大，无典型骨小梁和骨髓坏死。电镜下观察，激素首先引起骨细胞内脂质积累和超微结构的变化，然后才出现骨细胞形态改变。

2）成骨细胞：被定义为可以产生骨质或者基质的细胞。成骨细胞可产生 I 型胶原、骨钙素、碱性磷酸酶、骨黏蛋白、骨特异性细胞外基质蛋白等多种产物。GC 抑制成骨细胞合成胶原，这一作用与激素的使用剂量及用药后时间间隔有关，生理剂量皮质激素可提高成骨细胞合成胶原的能力，超生理剂量或延长用药时间则抑制其合成。此外激素使成骨细胞合成 DNA 减少，促进胶原酶的合成，抑制类骨质的钙化过程，降低骨钙化率。Doherty 报道体外大鼠顶骨骨细胞培养结果显示，小剂量激素即可使骨钙含量降低24%。GC 改变成骨细胞的分化、数量和功能，从而引起骨质疏松。通过抑制骨形态发生蛋白和核心结合因子 αl（core binding factor alphal 1，Cbfαl）来降低成骨细胞的分化。GC 抑制成骨细胞增殖，Eijken 等发现激素对成骨细胞的影响是双向性的，呈现明显的浓度依赖性，低浓度激素可轻度刺激成骨细胞的增殖，而高浓度激素则抑制成骨细胞增殖。

GC 还可通过调节细胞周期来影响成骨细胞增殖，Smith 等报道 GC 降低成骨细胞周期素 A 和细胞周期蛋白依赖激酶 2（CDK2）水平，并减弱激酶的活性，使周期素 A-CDK2 与 E2F4-p130 复合物分离，阻止其由 G_1 期向 S 期转变，同时改变 p27 蛋白和 p21 蛋白的水平。

GC 可促进成骨细胞凋亡，使骨形成降低，最终表现为骨量减少。Canalis 研究表明，GC 通过抑制成骨细胞的形成且促进成骨细胞和骨细胞的凋亡而最终导致骨质疏松。Calder 等对 40 例行全髋置换术的患者进行研究，其中 20 例为股骨头坏死，包括 7 例 SANFH，20 例为骨性关节炎作为对照组，分别进行表皮一氧化氮合酶（eNOS）和诱发性一氧化氮合酶（iNOS）的测定，并同时通过 DNA 检测来反映组织内细胞凋亡情况。结果显示股骨头坏死特别是 SANFH 的患者中，eNOS 和 iNOS 的表达明显高于对照组（$P<0.001$），产生大量的凋亡细胞，并通过 TUNEL（TdT-mediated dUTP nick-end labeling）反应显示凋亡的细胞是成骨细胞、骨细胞和骨髓细胞，eNOS 和 iNOS 的表达与细胞凋亡程度呈正相关。eNOS 反映骨组织重建的程度，而 iNOS 反映一氧化氮（NO）的水平，从中可知股骨头坏死患者特别是 SANFH 患者中，NO 出现高水平，NO 的毒性造成了细胞的凋亡并促进了骨组织的重建，特别是成骨细胞大量凋亡后，产生基质的能力明显下降，并最终导致骨质疏松和应力性股骨头坏死。

3）破骨细胞：是骨的主要吸收细胞，1873 年由 Kolliker 发现，破骨细胞的主要作用就是通过它的皱褶缘来进行骨的吸收。GC 主要通过间接作用来影响破骨细胞的活性和功能，其通过诱导核因子 κB 受体活化因子配体（receptor activator for nuclear factor-κB ligand，RANKL）、成骨细胞 CSF-1 的产生，减少骨保护蛋白的表达，阻止成熟破骨细胞的凋亡等方式来促进骨的吸收。GC 通过下调破骨细胞抑制因子 mRNA 的表达，提高核因子 κB 受体活化因子（receptor activator for nuclear factor-κB，RANK）和 RANKL 的结合水平，从而增加破骨细胞的生成和活性。破骨细胞活性增强，数量增多，大量地破坏骨基质，导致骨质疏松，最终造成骨塌陷引发股骨头坏死。GC 不能使破骨细胞的数目增加，但可使破骨细胞的寿命延长，骨吸收的功能增强，这些结果很好地解释了为什么应用 GC 后，会迅速出现骨量丢失（骨量丢失的急性相）的现象。

4）骨髓基质细胞（bone marrow stromal cell，BMSC）：是位于骨髓中的一种干细胞，因在体外经适当的培养条件可以向成骨细胞、成软骨细胞、脂肪细胞、成肌细胞等多种间充质来源的组织细胞分化,又称为间充质干细胞。过氧化物酶体增殖剂激活受体(PPAR)是 Issemann 和 Green 于 1990 年首先发现的一种配体激活转录因子,其主要存在于脂肪组织,免疫组化实验证明在脂肪丰富的骨髓中也可检测出 PPARγ 蛋白的存在,当间质干细胞的 PPARγ 活化时,基因的启动子被激活,启动转录,从而促进脂肪形成与分化。研究表明,GC 激活了一种促脂肪转录因子——增强子结合蛋白,其能特异性连接在 PPARγ 启动子区的位点上激活 *PPARγ* 基因表达,从而诱导骨髓基质干细胞分化为脂肪细胞,使骨髓中脂肪堆积。

5)动脉病变:临床病理活检发现,早期 SANFH 伴弥漫性骨髓内出血。小动脉病理改变主要集中在肌层,表现是弹性蛋白、胶原纤维变性和消失,内弹力层断裂,平滑肌细胞坏死。动脉内皮层病理改变轻微,仅有轻微增厚,血管外层未见病变,坏死区血管数减少。股骨头微血管造影检查发现,SANFH 患者有外侧骺动脉损伤,损害部位在其进入股骨头 10.7mm 处,股骨头内营养血管仍有部分未受累,并可见再生的修复血管,且修复血管范围随病情分期进展而增宽,Ⅱ期平均为 4.5mm,Ⅲ期平均为 9.3mm,Ⅳ期因骨塌陷,血管影像扭曲中断。

6)静脉病变:对无临床症状的股骨头坏死患者的股骨头上支持带血管进行病理学检查,发现在激素治疗组,回流静脉明显变窄。动物实验表明,激素治疗可使兔静脉壁出现类似于动脉粥样硬化动脉壁上的泡沫细胞,行免疫组织化学染色证明该细胞源自平滑肌细胞,对兔耳缘静脉内皮行扫描电镜观察,见静脉内皮不平,透射电镜检查见平滑肌细胞内肌丝变性,内皮细胞内空泡形成。

7)骨基质:激素可以影响Ⅰ型胶原、骨钙素、骨桥蛋白、透明质酸和黏多糖等多种细胞外基质的合成,并因此而引起骨质疏松、骨强度下降,最终骨塌陷而引起股骨头坏死。骨基质中Ⅰ型胶原是最主要的纤维胶原成分,具有特异性,是成骨细胞表型成熟和钙结节形成的基本保障,在促成骨细胞分化和增强成骨细胞黏附能力方面发挥着重要作用。Monegal 等用地塞米松作用于体外培养的成骨细胞,并用免疫过氧化物酶技术来测定成骨细胞内Ⅰ型胶原的合成,结果表明,地塞米松作用 24 小时后Ⅰ型胶原的合成降低,而成骨细胞的数量没有变化。由此可知地塞米松直接影响胶原的合成,而不是通过减少成骨细胞的数量间接影响其数量。骨的基质蛋白包括很多种,如骨钙素、骨桥蛋白、骨涎蛋白、透明质酸和黏多糖等,这些基质蛋白对调控骨的矿化,连接细胞,调节矿质成熟,起到十分重要的作用,激素对骨基质蛋白的影响主要表现在对骨钙素的影响。血清骨钙素(serum osteocalcin)是反映成骨细胞活性的良好指标,Cushing 综合征患者的血清骨钙素明显下降,骨钙素分泌的昼夜节律性消失,也从另一角度说明 GC 有抑制成骨细胞功能,导致骨形成障碍的作用。

(2)全身病理生理改变

1)血脂改变:动物实验和临床观察表明,GC 可引起血脂[包括胆固醇、三酰甘油(triglyceride,TG)和游离脂肪酸(free fatty acid,FFA)升高,但血脂升高并不持续存在,可能只见于用药后一段时间内。陈卫衡等研究发现,非创伤性 SANFH 的发生和发展与血浆中的总胆固醇(total cholesterol，TC)、TG、高密度脂蛋白(high density lipoprotein，HDL)、低密度脂蛋白（low density lipoprotein，LDL）、载脂蛋白 A1（ApoA1）、载脂蛋白 B（ApoB）等指标有密切关系，尤以 ApoB/ApoA1 值升高对估计非创伤性 SANFH 的发生具有一定的临床意义，而高脂血症属于中医学"血瘀证"范畴，血脂的含量增高是检测血瘀证的重要指标之一。虽然在实验室客观指标与病证的相关性研究方面取得了可喜的成就，但是仍然处于起步阶段，中医证型与现代指标的关系方面仍缺乏系统性研究。

2）血液流变学改变：GC 可引起血液高凝状态，激素引起高脂血症后，血液中 LDL 将过量的胆固醇带进红细胞膜，影响红细胞的黏弹性和内黏度，这将引起红细胞刚性增高、聚集能力增加；同时血液中过多的脂质附着于红细胞表面，降低红细胞表面电荷，造成电泳时间延长；血脂的增高和红细胞性状的改变将引起血液黏滞性的增加。张弛等给家兔应用激素后于不同时间点测定家兔的血液流变学指标，其中全血高切黏度、中切黏度、低切黏度、血浆黏度、红细胞聚集等指标结果显著高于正常组。

4.SANFH的发病机制

长期使用或短期大量使用肾上腺皮质类固醇激素引起的股骨头缺血性坏死病因和发病机制目前尚未清楚。现有的主要学说包括血管内凝血学说、骨细胞脂肪变性学说、脂肪栓塞学说、微血管损伤学说、骨内压增高学说等。

（1）血管内凝血学说：Jones 等于 1985 年首先提出了血管内凝血学说，把它作为非创伤性骨坏死发病过程中的一个中间环节。GC 通过抑制单核-吞噬细胞系统，降低了单核-吞噬细胞的纤维蛋白溶解活性，可引起血液的高凝及低纤溶状态。郑召民等经实验发现激素助长了高凝和纤溶下降状态，高凝和纤溶下降在激素导致的骨坏死中起重要作用，两者常引起血管内凝血，形成内血栓，引起骨缺血乃至骨坏死。郑召民还发现，早期血小板激活和血管内皮损伤在股骨头内血栓和骨内静脉血栓持续存在过程中起重要作用。纤溶下降，形成骨内微小血栓，一方面，血栓损害动脉灌注，而且更大程度上损害静脉血流，后者会造成骨筋膜隔室综合征，使骨内静脉压上升，灌注下降，加重股骨头缺血以致坏死，即进行性缺血学说；另一方面，激活的凝血瀑布反应产生了炎性反应，进而加剧了局部损害。高凝和纤溶下降造成的局部血管内凝血学说可进一步为非创伤性股骨头坏死的早期诊断、早期治疗和早期预防提供理论依据。郑召民等在实验中还发现，血液纤溶能力的下降也是骨内血栓形成和骨内静脉血栓持续存在的重要原因之一。组织学显示骨内血栓存在的可能性，进一步证明血液高凝状态、纤溶活性下降可引起局部血管内凝血，是非创伤性骨坏死发生的重要病理机制。尹良军等动物实验亦证实血液高凝、低纤溶是产生骨内微循环血栓形成的因素。继发性纤溶导致的血流再通可引起细胞内及细胞间水肿等再灌注损伤，引起显微灶性出血而进一步损害髓内灌注。激素使血小板增多，导致血液呈高凝状态，引起静脉血栓形成。Jones 通过检测不同原因骨坏死患者中 9 种凝血指标的变化研究了骨坏死和凝溶紊乱的关系，发现有 82.2% 的患者至少出现一项指标异常，46.7% 出现了两种以上的指标异常，其中 PAI（纤溶酶原激活物抑制因子）和抗心磷脂抗体最容易出现异常，Wolf Drescher 研究发现激素会使猪血液中的几种凝血指标（抗凝血酶Ⅲ、活化部分凝血活酶时间）明显改变而引发血液高凝，同时整个股骨头的血流量明显降低，这说明激素引起的高凝会引起股骨头缺血。刘万林等经实验认为SANFH与前凝血状况存在相关性，即激素能明显加重原来存在的前凝血状况，是系统前凝血状态的增强剂，主要造成了骨内外血管内皮损害而继发血栓形成，最终引起骨细胞缺血性损害。

（2）骨细胞脂肪变性学说：使用GC后，股骨头内骨细胞质会出现脂质沉积。随着激素应用时间的延长，脂质沉积物逐渐增多并融合成脂肪滴。在大量GC作用下，股骨头骨细胞胞质内小脂滴逐渐增大，形成巨大脂滴泡，挤压骨细胞核靠边，导致细胞膜不连续而细胞解体。Humphreys等观察到，在光镜下尚未见到明显的骨髓异常改变前，应用GC的肾移植患者同健康人相比，股骨头软骨下骨已有明显骨细胞消失。据此其认为GC引起骨细胞内脂肪积蓄，细胞肿胀、死亡，这个机制是骨细胞消失的原因。周谋望等经实验观察认为，脂滴是由饱和脂肪酸组成的TG，多个脂滴会逐渐融合成大的脂滴，引起骨细胞内的"占位性病变"，出现细胞核受压、边聚，使细胞器功能受到干扰，进而引起核固缩、裂解，导致细胞死亡。骨细胞脂肪沉积有3种形式，早期主要是骨细胞外间隙脂质沉积，通过电镜可以看到细胞的伪足是由于胞体被挤压而拉长变形或碎裂；中期主要是骨细胞内、外同时出现脂质沉积，是由于骨细胞对细胞外逐渐增多的脂质进行包裹、吞噬的结果；后期主要为骨细胞的脂质沉积。

（3）脂肪栓塞学说：激素能促进脂肪分解，抑制其合成，并抑制外周组织对糖的利用，长期大量应用激素能增高胆固醇及TG水平，导致高脂血症。血中脂质增高则进入肝细胞的脂肪酸超过其代谢能力，使肝脏内的TG增多，堆积在肝脏内形成脂肪肝。一方面肝脏释放出极低密度脂蛋白供组织利用；另一方面血内极低密度前β脂蛋白乳化不全，脂蛋白球相互联合，在周围血流中构成脂肪栓子造成血管栓塞，引起组织缺血坏死。而股骨头内的血管解剖特征及其负重的功能，易使脂肪栓子停留在该处，造成微循环障碍，骨细胞缺血坏死。在接受GC治疗的各种不同疾病患者身上可发现多种组织发生脂肪栓塞的证据。脂肪栓塞阻碍局部血液灌注，栓子溶解的产物引起局部炎症反应，进而加剧局部组织的损害，当骨内脂肪栓塞时可导致骨坏死。王坤正等经实验发现激素药物能引起股骨头骨细胞发生脂肪变性和坏死，异常肥大的骨髓内脂肪细胞压迫股骨头小静脉可以引起毛细血管内血液淤滞，最终导致股骨头坏死。贺西京等经实验发现应用激素的动物，可因脂肪代谢紊乱引起高脂血症和脂肪肝，股骨头髓腔内脂肪细胞增大、堆积，股骨头的小血管内脂肪栓塞，导致早期股骨头骨细胞坏死。文良元等经研究发现GC的使用能引起机体内脂代谢紊乱、高脂血症及肝脂肪变，继之出现股骨头内细胞的脂肪变性、坏死，从而引起股骨头坏死。王海彬等的研究表明，成熟的骨细胞脂肪变是激素性骨坏死的基础。王义生等的研究证明激素诱导骨髓多能干细胞分化成脂肪细胞是SANFH脂肪形成过多的主要原因。周谋望等经实验发现大剂量使用激素后，股骨头骨细胞内出现脂滴，骨细胞核受压，核固缩甚至消失。王新生等经实验发现在激素诱导的股骨头坏死的动物模型中有脂肪细胞增生肥大的情况。李雄等通过大剂量冲击应用和长期应用激素对股骨头坏死的观察也支持该学说。

（4）微血管损伤学说：GC 的应用可引起高脂血症，血中 FFA 含量增高可损害血管内皮细胞的结构和功能，甚至造成严重的血管壁病变。王坤正等采用墨汁动物灌注，观察了 SANFH 微血管形态和密度，结果显示股骨头血管充盈不良，近关节端最为明显，毛细血管稀疏区域和无毛细血管区域明显增多，单位面积内毛细血管密度明显下降。Matsui 和 Spencer 研究发现激素作用于小动脉中层结构抑制胶原纤维和弹性纤维的合成而诱发小动脉炎，应用激素后软骨下骨及松质骨内的小动脉结构被破坏；由于股骨头内的小动脉为终末动脉，无侧支循环，一旦损害则难以代偿，更易引起骨坏死。李旭东等经研究发现股骨头坏死患者病变滑膜原位存在免疫病理改变。小动脉是血管炎的靶器官，免疫复合物沉积在血管壁能引起血管炎，而外源性 GC 能抑制胶原和弹性纤维的合成，对已有损害的血管可加重血管收缩，血小板聚集和内皮细胞增生及前列腺素 E$_2$ 增多，这些都可以引起头内小动脉炎，使病变管壁脆性增加，导致头内多灶性，多阶段髓内和骨出血，血液供应中断。同时坏死细胞释放的氧自由基对血管内皮细胞膜的损害都可以引起骨缺血性坏死。总之，应用激素后抑制了机体的免疫机制，致使免疫复合物沉积在股骨头骨髓内、骨小梁和小血管基底膜上，引起循环结构受损，干扰骨细胞代谢，导致骨坏死的发生。

（5）骨内压增高学说：认为体内脂质代谢紊乱，高脂血症导致骨髓内脂肪组织增生，脂肪细胞肥大，在股骨头有限的空间内必然会造成骨内高压，骨内血窦、毛细血管受压，骨细胞缺血缺氧而发生坏死，Larson 首先报道了骨内高压与骨坏死有密切关系。血管内脂肪栓塞作为骨缺血坏死的可能原因，由 Phemister 等首先提出。GC 可使体内脂代谢紊乱，出现高脂血症，骨髓内脂肪组织增生，脂肪细胞肥大。仅脂肪细胞的肥大就能增加骨髓内脂肪体积的 25%～28%，这样在股骨头有限的空间内必然会造成骨内压增高，骨内血窦、毛细血管受压，骨细胞缺血缺氧而发生坏死。Wang 等发现应用激素后股骨头的脂肪含量增加 24%，脂肪细胞直径为对照组的 112 倍，使血管床窦状隙明显受挤压，骨内压升高，髓腔静脉血淤积，这种现象存在于临床前期和放射学前期，提示其在发病机制中起重要作用。高根德等的实验表明，结扎供应股骨血液的动脉支，还不能引起骨坏死，但结扎静脉（或静脉栓塞）的危害性比动脉严重。静脉回流障碍引起骨内高压，造成红细胞渗出、水肿、淤血，其他组织和细胞受压，最终造成骨坏死。目前认为激素引起股骨头骨内压升高是诸多因素引起的继发改变，是激素引起股骨头血供减少、骨坏死发生的一种途径。激素导致股骨头内压力增加的因素：①骨髓腔内脂肪细胞的增多、肥大、聚集，压迫窦状隙血管，血液回流受阻；②坏死细胞酶的产物，引起局部中毒；③前列腺素代谢产物增多，使血管通透性增加，导致局部炎性水肿。骨髓腔内压力增加一般首先作用于骨髓内窦状隙和小毛细血管，其次是静脉回流系统，使小血管变细，血流受阻，又极易使脂肪栓子沉积。骨内压升高使微循环血流速度过缓，灌注量下降，营养物质和氧的供给量减少，有毒代谢产物不能及时运走，造成组织细胞缺氧中毒，最终导致骨细胞坏死。

SANFH 的发病机制虽尚未清楚，但随着本病发病的增加和各种模型的研制成功，我们可以进一步借助高科技从生物化学、细胞及分子生物学、免疫学、血液流变学及骨细胞超微结构的动态观察，对不同类型不同时期的股骨头缺血性坏死的病因、病理进行更深入的研究，从而揭示其发病机制，确定股骨头坏死的动态病理、生理过程，发现干预因素，以达到有效防治的目的。

（二）传统中医学理论

1. 对病名的认识

祖国医学典籍中虽无"股骨头坏死"的病名记载，但是就其发病部位、病因、病机及证候特征而言，一般认为当属"骨痹""骨痿""骨蚀""髋骨痹""历节风""血瘀"等范畴。古籍中虽无此病名，但早有记载。《素问·痿论》篇云："足不任身，腰背不能举，发为骨痿"；《灵枢·刺节真邪》曰："虚邪之入于身也深，寒与热相搏，久留而内著，寒胜其势，则骨疼而肉枯，热胜其寒，则烂肉腐肌为脓，内伤骨，内伤骨为骨蚀。"《素问·痿论》篇谓"肾者水脏也，今水不胜火，则骨枯而髓虚，故足不任身，发为骨痿"等，说明在古代各医家对此病有了初步认识。《赤水玄珠全集》曰："膏粱之人，久服汤药，醉以入房，损其真气，则肾气热而腰脊痛不能举，久则髓减骨枯，发为骨痿。"《素问·痿论》篇曰："肾气热，则腰脊痛不能举，骨枯而髓减，发为骨痿。"《难经·第二十四难》云："足少阴气绝，即骨枯。"《医略·血论》曰："四肢百骸，皆藉血以滋养灌溉，难成易亏。一有亏损，则凡怔忡盗汗，色枯形悴，发脱便难，甚则偏枯瘫痪，可不知所养与。"《宣明论方》谓："夫痛者，经脉流行不止，环周不休，寒气入经而稽迟，血泣凝而不行……或猝然骨痛死不知人而少间复生。"《明医指掌》曰："夫血者，水谷之精也。和调于五脏，洒陈于六腑，乃能入脉也……足得之而能履……所以，视、听、言、动、脏腑、脉络，靡不由于血之应用也。"《圣济总录》曰："肾胀之病……腰髀痛者是也。盖肾主腰脚，其经属足少阴，与足太阳为表里。肾经所过……过髀枢循髀外，是动则病髀不可以曲……温经汤治肾虚胀，寒气不宣利上攻腹内及背腰脊髀痛。"《儒门事亲》曰："皮痹不已，而成肉痹；肉痹不已，而成脉痹；脉痹不已，而成筋痹；筋痹不已，而成骨痹。"

2. 病因

股骨头坏死的病因至今尚未完全明了。袁浩综合中医学对本病的认识，认为先天或后天的禀赋不足是本病的根本。肝肾不足，髓海空虚，不能滋养骨骼，又加上感受六淫邪毒侵袭，或劳伤过度、暴力打击，或七情失调、饮食失调等诱因，致使瘀血凝滞，经脉受阻，气血不通，不通则痛，从而产生骨痛、跛行、肌肉萎缩等症状，并有患肢功能障碍，但局部始终没有化脓征象。袁浩在长期中医药的临床实践中，基于对股骨头坏死的认识，提出了以"血瘀内阻"为主要病机，同时合并肾虚与痹证。历代医家有关此类病证有不少阐述，"瘀血"理论是较为一致的认识。齐振熙等认为激素属外邪，邪毒侵袭，内犯经络，引起气血痹阻、髓海瘀滞、筋骨失养、髓死骨枯而发为本病，其核心病机为气血痹阻，髓海瘀滞。陈卫衡等认为跌打损伤、体虚感邪，以及劳伤为主要病因，"痰瘀"是本病转归的核心。创伤性股骨头坏死是因为"瘀"，非创伤性股骨头坏死不但有"瘀"而且还有"痰"；由痰致瘀，因瘀致痹而发为本病。王杰林等认为本病根本病因为热毒，病机是热毒蕴结于关节腔和骨髓腔内，致使压力增高，局部血脉受阻，血不养骨。蔺道人《仙授理伤续断秘方》认为，凡跌仆损伤，筋骨受损都可导致"瘀血留滞""败血壅滞"等一系列瘀血为患的症候。血瘀是股骨头坏死的重要病理环节，采用活血化瘀法要贯穿本病治疗的始终。《正体类要》指出"肢体损于外，则气血伤于内，营卫有所不贯，脏腑由之不和"，因此股骨头坏死的发生发展即是内因和外因互相作用、局部和整体相互影响的结果。

（1）内因

1）先天不足：《素问·评热病论》篇指出"邪之所凑，其气必虚"，所以先天不足，卫外不固，极易受各种外因的作用而发生本病。

2）肝肾虚衰：肝藏血、主筋，肾藏精、主骨，筋骨的强弱与肝肾精血是否亏虚密切相关。因此，先天不足，肝肾虚衰，筋骨失养，不耐强力，既易于损伤，久之亦会发生骨质疏松骨坏死。如《素问·脉要精微论》篇指出"曲身不能，行则偻附，筋（肝）将惫矣……不能久立，行则振掉，骨（肾）将惫矣"。

3）气血不足：《难经·二十二难》指出"气主煦之，血主濡之"。《素问·五藏生成》篇指出"足受血而能步"，筋骨、关节的功能活动有赖于气血的温煦濡养。如后天失养，气血不足，抗病能力低下，不能抵御外邪侵入，以及劳损的伤害，股骨头骨骺得不到充分的血供而痿软疏松，即使轻微的损伤亦可使股骨头缺血坏死，且恢复十分缓慢。

（2）外因

1）创伤劳损：创伤损络致使血溢脉外或内脏损伤导致气血不畅，均可引起血瘀的病理改变；创伤同时亦可直接引起股骨头供血不足而致本病的发生。《素问·经脉别论》说："久立伤骨，久行伤筋。"因"肾者作强之官"（《素问·灵兰秘典论》），故"因而强力，肾气不长"（《素问·经脉别论》）即会发生筋骨损伤而引发本病。临床上因一侧股骨头坏死而健侧负重增加，引起健侧股骨头坏死的病例屡见不鲜，说明慢性劳损也是引起本病的原因之一。

2）感受外邪：引起本病发生的外邪主要为寒邪、湿邪和热邪。《素问·举痛论》说："寒气入经而稽迟，泣而不行，客于脉外则血少，客于脉中则气不通，故卒然而痛。"《素问·太阴阳明论》说："伤于湿者下受之。"髋部损伤日久，久病伤阳，寒湿之邪乘虚内侵，留滞关节，或汗出冒雨涉水、坐卧湿地致使卫阳不固，寒湿内侵，寒湿凝结为痰，痰湿阻滞筋膜，经络气血阻滞不通，致使股骨头失养而发为本病。

3）湿热壅结：久服辛热燥烈之激素药物耗伤阴液，引起的湿热壅结为病。湿热壅结，阴亏血滞，则血行不畅，经脉不通；阴虚及肾，则肾气亏虚，骨髓失充而导致本病。

3. 病机

本病的病因、病机较复杂，各地医家认识不尽相同，但根据各医家对本病病因、病机的不同认识,可发现股骨头坏死的病因有内因、外因两个方面。肾气不足、精髓亏虚、气血虚弱、筋骨失养为其内因。跌打劳损、瘀血内阻,或外邪侵袭、痹阻经络,或饮食失节、药物损伤脾肾,为其外因。内外因以致瘀血痰湿或热劫血瘀,瘀滞脉络;肝肾亏虚,气血不足,筋骨失养而发生本病。因此该病病机:一是气血为病,认为是创伤后气滞血瘀,又病久致气血两虚,筋骨失养;二是肾虚病机,先天不足,肾气亏虚,骨不生髓;三是痰瘀病机,痰瘀内阻、脉络瘀滞而致;四是肾气不足,复感风、寒、湿邪,侵入关节所致。故本病内为肾气不足、气血虚少;外又以创伤劳损,感受外邪,瘀阻脉络,筋骨失养,内外相合而发为本病。

三 诊断要点

(一)病史

对于无外伤而出现髋痛的患者,应进一步了解病史,寻找可能的发病原因,对高危患者应高度怀疑本病,并做进一步检查,定期随访。

(二)临床表现

SANFH 早期可以没有临床症状,多是在做磁共振时发现的,而最先出现的症状多为髋关节或膝关节疼痛。在髋部又以骨内收肌痛出现较早,主要症状为髋部疼痛,呈隐渐性钝痛,也可呈急性剧痛发作。隐渐性钝痛常位于腹股沟区,轻度跛行,站立或行走活动明显,休息后减轻,并有的向下放射于大腿、臀部、膝部,有的出现膝背痛,后期出现夜间痛及间歇性跛行等。约有 1/3 患者疼痛发作为间断性,突然剧痛,又突然消退。发作时关节功能有障碍,服激素后立即减轻。有人提示此期可能有"冠髋病",即发生骨内血管梗阻。症状轻微者,常伴有髋关节僵硬感。痛髋可因肌肉痉挛而致活动受限,但有时两次疼痛发作间隙,髋关节功能恢复正常。后期出现跛行,局部疼痛可因劳累、受凉而加重,但其程度与病情不成正比,髋关节功能明显受限,止痛药无明显效果。扶拐行走、下蹲盘腿等动作有很明显障碍,双侧发病者,步态蹒跚,行走困难。

检查时,早期仅有局部压痛,"4"字试验及托马斯试验均为阳性。晚期髋关节各方向运动受限,肢体缩短,屈曲内收挛缩畸形,肌肉萎缩,患髋可出现半脱位体征,特伦德伦堡试验(Trendelenburg 征)阳性。

(三)辅助检查

1. 影像学检查

(1)X 线检查:近年来虽然影像学有了长足的进步,但是对于股骨头坏死的诊断仍以普通的 X 线片作为主要的手段，有时甚至不需要其他的影像学手段，即可做出明确的诊断。股骨头血液供应中断后 12 小时骨细胞即坏死，但在 X 线片上看到股骨头密度改变，至少需 2 个月或更长时间。骨密度增高是骨坏死后新骨形成的表现，而不是骨坏死的本身。注意应与其他原因导致的骨关节炎做鉴别，包括先天性髋关节半脱位、扁平髋、骨骺滑脱、髋内翻等继发的骨关节炎。

（2）CT 检查：正常股骨头表现外形光滑平整，骨小梁于股骨头中央稍粗，向股骨头周围呈放射状分支排列，称为星状，骨坏死时可见星状结构周围星芒挤在一起或相互融合，晚期星状征消失，股骨头外形改变、碎裂硬化等。CT 在股骨头缺血性坏死诊断方面的应用可达到两个目的，即早期发现微小的病灶和鉴别是否有骨的塌陷存在及其延伸的范围，从而为手术或治疗方案的选择提供信息。在诊断股骨头缺血性坏死上，CT 较普通 X 线片可较准确地发现一些微小的变化，准确显示骨皮质与软骨下骨因缺血性坏死造成的骨折，为进一步治疗提供依据，此点为磁共振成像（MRI）所不及，但是仍然不能做到早期诊断股骨头缺血性坏死。

（3）MRI 检查：近年来，应用 MRI 早期诊断股骨头缺血性坏死已受到人们的重视，实践证明，MRI 是一种有效的、非创伤的早期诊断方法。目前 MRI 已经成为诊断股骨头坏死的标准，很多医生认为 MRI 是诊断骨坏死最准确的影像学检查方法，特别是在骨坏死早期阶段只有骨髓改变时，常规 MRI 其准确率达 90% 以上，特异性为 100%。正常条件下，骨髓内的脂肪或造血细胞的短 T_1 和长 T_2，形成磁共振的强信号。虽然在股骨头内阻断血液供给后 6～12 小时可导致造血细胞的死亡，但是这些细胞数量少于脂肪细胞，因此 MRI 还反映不出骨内的病变。MRI 最早可以出现有确定意义的骨坏死的信号是在脂肪细胞死亡之后（12～48 小时），由于反应性的纤维组织代替了脂肪和造血细胞，其结果使信号的强度降低。信号强度的改变是骨坏死的早期、敏感的征象，在一些病例中当核素扫描结果尚未发现异常时，磁共振已出现阳性结果，并且可以根据坏死范围指数对股骨头塌陷进行预测。应该指出这些检查的发现不是特异性的，同样可见于骨髓内其他病变。另外 MRI 检查也可发现关节内的病变，如股骨头缺血性坏死的患者中关节的滑液较正常人增加。

2. 放射性核素扫描及γ闪烁照相

此方法是一种安全、简便、灵敏度高、无痛苦、无创伤的检查方法，患者易于接受。对于股骨头缺血性坏死的早期诊断具有很大价值。特别是当 X 线检查尚无异常所见，而临床又高度怀疑有骨坏死之可能者作用更大。放射性核素扫描及γ闪烁照相与 X 线检查相比，常可提前 3～6 个月预报股骨头缺血性坏死，其准确率可达 91%～95%。

3. 关节镜检查

关节镜可观察关节软骨的变化，可以发现影像学检查无法看到的软骨裂隙，从关节软骨的弹性判断是否已有软骨下骨板塌陷，还可观察关节盂唇撕裂情况，必要时可予以清除。Sekiya 根据关节镜下关节表面的情况对股骨头缺血性坏死进行了分期，并根据关节软骨表面情况决定进一步的治疗方案。如果关节面完整，可做关节清理、髓芯减压、带血管腓骨移植等保留股骨头手术，如果关节表面已经分层或者关节表面情况确实不允许保存股骨头者，则可行关节置换术。

（四）SANFH分期

一个有效的评价和分期系统不仅可以指导预后，还可以跟踪评价疾病的改善或恶化，并可最终判断对不同分期的病例应用哪一种治疗手段最有效。临床诊断的分期目标在于在疾病的进程中尽可能对确实的骨坏死做出诊断，以利于医生在不同的病变时期选择最有效的治疗方法，并评估治疗效果。自1973年Marcus等首次对成人特发性股骨头坏死进行分期以来，医学界陆续出现了很多种分期方法。其中被广为接受的有以下几种。

1.Ficat分期方法

1980年，Ficat和Arlet根据X线检查和骨功能检查提出股骨头坏死四期分类法。这种方法简单，临床应用最为广泛。它阐述了骨的功能检查是早期诊断不可缺少的，但其对坏死范围没有量化。

Ⅰ期：临床上髋痛僵硬和活动受限，而X线片没有特殊征象或有骨小梁轻度不均匀，或有斑点状稀疏区，本期适于做血流动力学、放射性核素、活检等综合检查。

Ⅱ期：股骨头外形和关节间隙均正常，根据骨质的变化，又分为以下三型。①疏松型：在髋臼与股骨头或骶接触区有弥漫的骨质疏松；②硬化型：在骨圆韧带区有囊样变，周围边缘清晰，而股骨头呈均匀一致性硬化改变，有时呈多少不定的斑点状硬化；③混合型：透光区和硬化区混合存在，硬化区常位于头颈相交区。

Ⅲ期：骨骺或股骨头的连续性断裂，在侧位片或断层片上，可能看到头顶端有塌陷或变扁，可见"新月征"。

Ⅳ期：特点是股骨头进一步坏死，关节间隙狭窄，呈现骨关节炎改变，严重的关节功能障碍。

该分期方法所描述的仅仅是坏死股骨头的病理解剖学改变，不能用于早期的病例，尤其是没有典型症状的所谓"沉默髋"的临床判断。即使有症状，而X线片正常的，在没有得到组织病理学证据之前，仍不能依该分期法确立诊断。从临床实际看，股骨头缺血性坏死患者，症状和功能障碍的严重程度与X线分期呈非线性关系。如许多Ⅲ期患者的临床症状与功能受限程度远不如Ⅱ期患者严重。因此，该分期法无法对坏死股骨头进行准确的定位和定量化分析。

2.Steinberg分期法（宾夕法尼亚大学分期法）

1995年，Steinberg根据股骨头坏死X线改变、骨扫描检查及MRI表现将股骨头坏死分为七期。这种方法首次对坏死范围进行了量化，并指出骨坏死的预后和疗效主要取决于病损的大小。它第一个将MRI作为骨坏死分期的明确方式，并第一次将测量坏死形状和大小的方法引入骨坏死的分期体系。但其分期法标准过细，使得在临床应用中的可重复性较低。Steinberg的最大贡献在于使股骨头缺血性坏死受累程度定量化。

0期：怀疑股骨头坏死，X线片、骨扫描和MRI表现正常或非诊断性。

Ⅰ期：X线片正常，骨扫描和（或）MRI异常。

Ⅰ-A：轻度，MRI股骨头病损范围小于15%。

Ⅰ-B：中度，MRI股骨头病损范围为15%～30%。

Ⅰ-C：重度，MRI股骨头病损范围大于30%。

Ⅱ期：X线片显示股骨头内囊变和硬化变等异常表现。

Ⅱ-A：轻度，X线片股骨头病损范围小于15%。

Ⅱ-B：中度，X线片股骨头病损范围为15%～30%。

Ⅱ-C：重度，X线片股骨头病损范围大于30%。

Ⅲ期：软骨下骨折产生新月征，X线片上表现为软骨平面下1～2mm处的细小透亮线，延伸到整个坏死范围。

Ⅲ-A：轻度，软骨下塌陷（新月征）占关节面小于15%。

Ⅲ-B：中度，软骨下塌陷（新月征）占关节面的15%～30%。

Ⅲ-C：重度，软骨下塌陷（新月征）占关节面大于30%。

Ⅳ期：股骨头关节面塌陷。

Ⅳ-A：轻度，关节面塌陷小于15%或压缩小于2mm。

Ⅳ-B：中度，关节面塌陷15%～30%或压缩2～4mm。

Ⅳ-C：重度，关节面塌陷大于30%或压缩大于4mm。

Ⅴ期：髋关节间隙狭窄和（或）髋臼软骨发生改变。

Ⅵ期：股骨头和髋关节进一步退行性改变，关节间隙逐渐消失，关节面显著变形。

3. ARCO分期法（国际分期法）

1992年，国际骨微循环研究协会（ARCO）在X线、MRI、骨扫描等检查的基础上提出了更系统、更全面的ARCO分期。此分期考虑到了股骨头坏死部位在分期中的作用，在经历了数次改良后这一方法被广泛应用于临床研究中，很多学者认为这是最实用的分期法，对疾病的诊断、治疗和预后有很高的价值。

0期：骨活检结果显示有缺血性坏死，其他检查正常。

Ⅰ期：骨扫描阳性或MRI阳性或两者均阳性，病变根据部位划分为内侧、中央、外侧。

Ⅰ-A：病变范围小于股骨头的15%。

Ⅰ-B：病变范围占股骨头的15%～30%。

Ⅰ-C：病变范围大于股骨头的30%。

Ⅱ期：X线片异常，显示股骨头斑点状表现，骨硬化，囊性变，骨质稀疏。X线检查及CT扫描无股骨头塌陷，骨扫描及MRI呈阳性，髋臼无改变。病变根据部位划分为内侧、中央、外侧。

Ⅱ-A：病变范围小于股骨头的15%。

Ⅱ-B：病变范围占股骨头的15%～30%。

Ⅱ-C：病变范围大于股骨头的 30%。

Ⅲ期：X 线片上可见新月征，病变根据部位划分为内侧、中央、外侧。

Ⅲ-A：病变范围小于股骨头的 15% 或股骨头塌陷小于 2mm。

Ⅲ-B：病变范围占股骨头的 15%～30% 或股骨头塌陷 2～4mm。

Ⅲ-C：病变范围大于股骨头的 30% 或股骨头塌陷大于 4mm。

Ⅳ期：X 线片上见股骨头关节面变扁，关节间隙变窄，髋臼骨硬化，囊性变，边缘骨赘形成。

总之，股骨头坏死的分期方法很多，国外和国内的学者提出了很多分期方法各有利弊，随着对股骨头缺血性坏死研究的不断深入，探索一种更全面、系统，并且最终获得全球性认同的分期方法能指导临床治疗并有利于对该病进行更深入的研究。

四 治疗方法

（一）现代医学治疗方法

1. 限制负重

临床上一旦确诊为本病，应立即避免负重，可减轻对股骨头的压力，适用于早期患者。对单侧髋关节病变，病变侧应严格避免负重，可扶拐、戴坐骨支架、用助行器行走；如双髋同时受累，应卧床或坐轮椅；如髋部疼痛严重，可卧床同时行下肢牵引常可缓解疼痛。

2. 药物防治

（1）降脂药物：GC 引起脂肪代谢紊乱学说包括激素诱导的骨髓脂肪化、骨内脂肪栓塞、高脂血症和微血栓形成、骨细胞脂肪变性和坏死、骨细胞化生为脂肪细胞等理论，为 SANFH 的预防和早期治疗提供了理论基础。目前用于实验研究的降脂药物有克利贝特、氯贝丁酯、普罗布考、他汀类药物等。1991 年 Maruno 等首次报道降脂药物克利贝特对接受 GC 处理的兔骨细胞的作用，克利贝特可显著减轻激素引起的高脂血症，减轻肝脂肪变性，骨细胞内脂滴蓄积仅出现在哈弗管周围的小区域。在传统的兔 SANFH 模型上应用氯贝丁酯后，兔高脂血症减轻，光镜和电镜下股骨头内骨细胞损害显著减轻。山本卓明等的研究报道，用日本白兔分两组：治疗组给予甲泼尼龙和普罗布考；激素组单纯给予甲泼尼龙。4 周后发现治疗组的骨坏死率下降了 43%，认为使用激素同时应用降脂药物有助于减少股骨头坏死发生率。目前类似的研究集中在疗效更强、不良反应更小的降脂药物的应用中。其中他汀类降脂药物为 HMG_2CoA 还原酶抑制剂，被广泛应用于临床，证明对高胆固醇血症有明显疗效。Pritchett 观察了 284 例需要激素治疗的患者，在开始大剂量使用激素的同时即服用他汀类药物（洛伐他汀、氟伐他汀、阿托伐他汀等），经过平均 7.5 年的随访后，仅有 3 例患者（1%）发生骨坏死，结果提示他汀类药物可以预防骨坏死的发生。

（2）抗凝药物：血管内凝血发病机制理论，首先由 Jones 提出以来，受到了学者们的普遍关注，高凝和纤溶下降造成的局部血管内凝血学说为非创伤性股骨头坏死的早期治疗和预防提供了理论根据。用于研究的抗凝药有司坦唑醇、香豆素、尿激酶、阿司匹林、右旋糖酐、蚓激酶等。Masuhara 等用兔子制作骨坏死模型，静脉联合注射血小板活化因子（PAF）和脂多糖（LPS），观察微循环损伤，结果表明血小板活化在诱导骨坏死过程中起着重要作用，抑制血小板活化有助于预防骨坏死。蚓激酶含有纤溶酶激活剂，能降低过高的纤维蛋白原浓度和血小板聚集率，降低凝血倾向。李卫哲等研究证实大剂量应用激素的同时应用蚓激酶减慢了 SANFH 发病的进程，对预防 SANFH 有一定作用。廖文胜等研究证实，藻酸双酯钠（PSS）显著抑制激素所致的血脂增高及血液高黏滞状态，抑制激素所致的骨髓脂肪细胞肥大，消除由其导致的股骨头缺血，PSS 消除了 SANFH发病早期的致缺血因素，因而股骨头血液供应将保持正常或基本正常。

（3）抗骨质疏松药：骨质疏松是以骨量减少、骨的微观结构退化为特征致使骨的脆性增加，以及易发生骨折的一种全身性骨骼疾病。骨坏死可伴有骨质疏松。骨质疏松是骨坏死的重要发病机制之一，主要因为骨小梁细弱，易发生微骨折，压迫骨髓腔内血管，使股骨头缺血产生坏死。原发性骨质疏松很少伴有骨坏死，只有激素性骨质疏松易发生骨坏死，主要是因为原发性骨质疏松尚存的骨量相对正常，虽会发生骨折但可很快修复，而激素能抑制修复，所以发生骨坏死。骨质疏松是 SANFH 的发病机制之一，预防骨质疏松对于预防 SANFH 至关重要。抗骨质疏松药双膦酸盐类药物如唑来膦酸、阿仑膦酸钠，通过抑制破骨细胞活性，可以治疗和预防 GC 引起的骨质疏松。阿仑膦酸钠是第三代抗骨质疏松药，有环状侧链，具有很强的抑制骨吸收作用，使骨密度明显增加，影响骨矿化。阿仑膦酸钠是一种氨基双膦酸盐类药物，其作用机制：首先它对破骨细胞发挥细胞毒作用，并且诱导成骨细胞分泌细胞因子，阻断破骨细胞启动的破骨过程，抑制骨吸收，同时强力亲和磷酸钙，吸附于骨组织中，羟基磷灰石结晶表面，抑制其结晶和非结晶前体物质形成，阻止骨骼中钙盐"逸出"，口服后能增加骨代谢率，增加骨量。阿仑膦酸钠和利塞膦酸钠已被批准用于治疗 SANFH。研究发现，阿仑膦酸钠防治 SANFH疗效较好。Agarwala 运用阿仑膦酸钠治疗骨坏死的患者取得了很好的效果，通过前瞻性研究报道了疗效，其治疗了 100 例患者（大部分由激素引起），阿仑膦酸钠每日 10mg或每周 70mg，并用钙剂（500～1000mg）和维生素 D 佐剂，随访 3 个月至 5 年，结果显示患者的疼痛评分明显下降，行走和站立时间明显延长，而关节的活动度在第 1 年有明显改善，MRI 显示大部分患者的骨髓水肿 1 年后明显好转。

（二）传统中医学辨证施治

1. 内治法

对股骨头坏死的分型、分期，根据医生的经验不同，各个医家认识不同。刘少军等分为脉络瘀阻、脉络瘀阻兼肝肾亏虚、脉络瘀阻兼痰湿蕴结三型，立祛瘀通络、祛瘀通络辅以补益肝肾、祛瘀通络辅以利湿化痰三法治疗。陈卫衡将股骨头坏死分为早期（气滞血瘀型）、中期（肝肾亏虚型）、晚期（气血两虚型）三期，又将早期股骨头坏死分为两型，即气滞血瘀型和痰瘀阻络型，中期为经脉痹阻型，晚期为肝肾亏虚型，进行三期四型辨治股骨头坏死取得了良好疗效。用药重在活血，又因其早期、中期、晚期各有侧重，活血亦有所侧重。早期重在活血行气，中期则培补肝肾兼活血，病至晚期，固本培元，补血而不忘活血，并取得了良好疗效。袁浩等将股骨头坏死分为四型：①肾阴不足型，方用六味地黄丸合复方丹参片；②气滞血瘀型，药用丹参、川芎、桃仁、红花、赤芍、三棱、莪术、枳壳等随证加减；③肾阳亏损、脉络瘀阻型，选用仙茅根、淫羊藿、肉苁蓉、补骨脂、杜仲、骨碎补、菟丝子、鹿角胶等；④湿热浸淫、气血凝滞型，治以清利湿热、活血化瘀，药用四妙散加泽泻、益母草、山楂、泽兰、当归、川芎等，其总有效率达93.75%。施杞等将SANFH分为三型：①气滞血瘀型，以髋部疼痛、轻度跛行为主症，可见舌紫暗或有瘀点，脉弦涩。多因外伤或外邪侵入，引起血行失度，流注关节而致气血瘀滞，不通则痛。治疗以活血化瘀，通络止痛，方用桃红四物汤、加味三妙散等。②肝肾两虚型，以髋关节功能障碍及髋周固定疼痛为主症，伴有下肢乏力、酸软等症，色淡苔薄，脉沉细弦。此期内外俱伤，损及肝肾。治疗以补益肝肾，养血充髓，以八珍汤、补阳还五汤为常用方剂。③气血两虚、肝肾俱亏型，以髋部间歇性疼痛，下肢乏力、关节屈伸不利为主症，伴有神疲气短等虚象，舌苔薄白，脉细滑。此为心脾两虚，肝肾俱亏，乃至筋软无力、神疲失容所致。治疗以固本培元，气血双补，以六味地黄丸、十全大补汤为主方。国家中医药管理局制定了股骨头坏死中医证候分类诊断标准，将其分为气滞血瘀型、风寒湿痹型、痰湿型、气血虚弱型、肝肾不足型。国家食品药品监督管理总局编写的《中药新药临床研究指导原则》中将其分为筋脉瘀滞型和肝肾亏虚型，基本代表了目前股骨头缺血性坏死的中医辨证分型特点。

2. 外治法

（1）外用药品：常用外用药多以活血化瘀之桃仁、红花、穿山甲、乳香、没药、大黄为主，佐以温经通络止痛的川椒、细辛、天南星等可制成膏药敷于患处，也可煎汁外洗或离子导入等，对缓解软组织痉挛与疼痛有很好作用。宣引根等用中药外敷治疗股骨头缺血性坏死总有效率为72.3%。干敷法采用武力拔寒散（白花菜子、花椒、红花等）；而湿敷法用土鳖、丹参、寻骨风、淫羊藿、补骨脂，加适量武力拔寒散。

（2）传统手法：对松解软组织痉挛、通经活血止痛、增加关节活动度均有很好效果。操作时先从点、按、揉等轻手法开始，主要作用于髋周痛点及相应穴位，待充分放松得气后，可用较重手法作用于髋周肌肉及下肢，最后慢慢地活动髋关节，以增加活动度，并以牵拉、拍打手法结束治疗，在治疗时，用力要缓慢，切忌暴力和大幅度手法的使用。马建军等采用按摩配合斜扳牵引治疗19例，总有效率为89.4%。运用推拿手法，直接作用于筋肉组织，改善腰、髋下肢的血运，使紧张挛缩的肌肉松解以减轻疼痛，髋关节功能逐步恢复。随着肌肉的松弛，髋关节功能的改善，血管的压迫得到缓解，血流量逐渐增加。血流的增加使供给股骨头的闭孔、旋股等动脉及其分支的血流量也随之增大，使股骨头重新获得血液供应，则新骨沿骨小梁逐渐长入塌陷区，使坏死的骨组织修复愈合。

五　预防及注意事项

（1）导致股骨头坏死的激素主要是指 GC。例如，在治疗一些免疫性疾病、过敏性疾病、皮肤病等使用的药物中就含有该类激素。因为相关疾病必须应用激素时，要掌握短期适量的原则，并配合扩血管药、维生素 D、钙剂等，切勿不听医嘱自作主张，滥用激素类药物。

（2）另外，此类坏死的发生与摄入激素的途径和剂量、个体差异等有关。因此，一定要在医生指导下进行。

（3）一定要加强自我保护意识，在治疗某些疾病上，特别是一些疼痛性疾病时尽量不用或少用激素类药物。

（4）"治未病"是中医学重要的防治思想，对 SANFH 应以预防为主，在股骨头坏死发病前期及时消除或阻断致病因素，做到"未病先防"；既病之后，宜及早治疗，积极阻止病变的进一步发展，做到"已病早治"；股骨头坏死后早期要积极治疗，对防止股骨头坏死塌陷具有重要意义，做到"既病防变"。

第二节　学术研究特点、构想与设计

笔者在临床上开展中药治疗股骨头坏死已近 30 年，最初应用的方剂是笔者的老主任邓福树教授为股骨头坏死术后患者拟定的，当时开展多例坏死骨凿出植骨并旋股外动脉带骨块植入术治疗Ⅰ期、Ⅱ期股骨头坏死，加股骨头修整治疗Ⅲ期、Ⅳ期股骨头坏死，术后配合中药治疗，其目的是为了改善手术部位的血液循环，促进移植骨成活，应用此方剂取得了满意效果。该方由血竭、儿茶、乳香、没药、苏木、红花、白芍、当归、土鳖虫、香附等组成，具有活血行气、疏通经络、祛瘀生新健骨之功效，可以扩张股骨头血管，改善手术部分血供，促进血栓溶解，防止血栓形成，为死骨吸收，移植骨成活创造条件。

在临床远期疗效随访结果中证实，该方不仅对股骨头坏死行坏死骨凿出植骨并旋股外动脉带骨块植入术疗效有明显提高作用，而且对同体对侧的Ⅰ期、Ⅱ期股骨头坏死有同样的治疗作用。在随访中发现，患有双侧股骨头坏死的患者，在单侧术后给予以改善股骨头血液循环、预防血栓、促进移植骨成活为目的的中药治疗，半年后影像复查时发现，对侧尚待手术治疗的坏死股骨头有明显好转，坚持服药后，多数患者避免了手术的痛苦。由此笔者开始了中药治疗股骨头坏死的临床疗效与机制研究。几年来，曾3次获得国家自然科学基金项目支持，尤其在对中药防治 SANFH 的研究方面做了大量工作。

一 从中医"治未病"理论浅谈 SANFH 的防治

由于 GC 在临床上被广泛应用，具有很大的应用价值，但 GC 导致的骨坏死等一些不良反应的存在，又限制了它的使用，所以在应用 GC 的同时，从中医"治未病"理论探讨防治 GC 导致的股骨头坏死等不良反应发生的方法与机制研究具有重要意义。

"治未病"一词，出自《黄帝内经》，是中医学重要的防治思想。《黄帝内经》提出"治未病"原则并将其奉为医工之最高境界，迄今已有2000余年。其内涵被解释为"无病先防，已病早治，既病防变"三部分。《灵枢》对"治未病"的含义做了高度概括"……上工，刺其未生者也，其次，刺其未盛者也。其次，刺其已衰者也……故曰上工治未病，不治已病，此之谓也"，《备急千金要方》也进行了阐发"上工医未病之病，中工医欲病之病，下工医已病之病"，这里把《黄帝内经》的"未生者""未盛者"明确地称为"病"。但这"病"绝非"已病"之"病"，"未病"的本意所指为一种特殊的状态，即"病前状态"，既非健康，也非疾病，而是从健康至疾病之间必然存在的一种中间状态。《素问·四气调神大论》中明确提出了"圣人不治已病治未病，不治已乱治未乱""病已成而后药之，乱已成而后治之，譬犹渴而穿井，斗而铸锥"的治未病思想，体现了在《黄帝内经》时代，医家就十分重视未病先防。此后历代医家对中医治未病理论从不同角度进行了研究和阐发，治未病的内涵及其应用范围进一步扩大。通常来说，"治未病"就是要预先采取措施，防止疾病的发生、发展与传变。

（一）未病先防

《黄帝内经》指出"故邪风之至，疾如风雨，故善治者治皮毛，其次治肌肤，其次治筋脉，其次治六腑，其次治五脏，治五脏者，半死半生矣"，这里治皮毛，即强调早期治疗，疾病尚处于萌芽阶段时，病邪较轻、病位较浅、邪类较单纯，正气尚足、修复能力较强，病邪易于速去。此时是治疗的最佳时机，应积极地采取各种措施，促使疾病早期治愈，从而防止病情的进一步发生。清代名医陈根儒曾说："防其已然，防之未必能止；不如防其未然，使不能传之。"随着 GC 在临床的日益广泛使用，激素引起股骨头坏死的报道日益增多，SANFH 发病率呈明显上升趋势。应用激素治疗的原发病涉及临床各科的几十种常见病，如红斑狼疮、视神经炎、过敏性哮喘、特发性血小板减少性紫癜等，同时大剂量的冲击疗法可作为对生命构成威胁的紧急情况下的辅助疗法，目前已公认应用 GC 是非创伤性股骨头坏死的主要危险因素。在重症急性呼吸综合征（sever acute respiratory syndrome，SARS）治疗中，多数患者使用了大剂量甲泼尼龙等激素，这些患者是 SANFH 发病的高危人群。相对于创伤性与酒精性股骨头坏死而言，SANFH 发病年龄普遍较年轻，大多数为双侧发病，甚至为全身多发性骨坏死。SANFH 普遍修复能力差、病情进展快，致残严重，由于部分患者还伴有需要继续治疗的原发病，给患者带来的往往是双重打击。所以在应用 GC 产生早期病理变化前，及时给予中药对抗其不良反应，对于预防 SANFH 的发生意义重大。尽管 SANFH 的机制还不是十分清楚，但是已取得了一些可喜的成果，如激素可导致脂肪代谢紊乱及血液黏滞状态，在股骨头坏死早期局部缺血缺氧研究的基础上同时结合传统中医理论，应用整体观念辨证论治，合理配伍方药防治 SANFH 病理变化的进展，在股骨头坏死发病前期及时消除或阻断致病因素，对阻止或延缓该病的发生具有重要意义。

（二）已病早治

已病早治指既病之后，宜及早治疗，防止疾病传变。也就是说，在治疗过程中，把握病机，防止疾病向严重复杂的方向发展，这就是《黄帝内经》所谓"见微得过，用之不殆"之意。其目的在于防止疾病的传变与加重，以减轻患者的痛苦，缩短疾病的疗程。正如《医学源流论》云："病之始生浅，则易治；久而深入，则难治"，意即疾病在早期，易被治愈，就不会加重、恶化了。若等到病邪盛、病情深重时才治疗，就比较困难了。早期的 SANFH 患者没有临床症状或体征不明显或比较轻微，但是经 MRI 检查已有早期骨坏死的表现。由于晚期股骨头坏死塌陷后致残率较高，治疗较困难，预后多不良，所以股骨头塌陷前是治疗的黄金时期，而且远期疗效也较好，可保留患者自身的髋关节骨性结构，因此"已病早治"的防治思想就显得尤为重要。临床实践证明在此阶段应用活血化瘀等中药进行治疗取得了可喜的成果，该阶段病理变化较早且轻微，临床表现不明显，通过给予中药治疗改善骨内的微环境，促进成骨，逆转病理变化，从而阻止了病变的进一步发展。

（三）既病防变

既病防变指疾病发生的初期，应及时采取措施，积极治疗，防止疾病的发展与传变，这也属于治未病的内容。以整体观为理论依据，掌握疾病的传变规律，治疗疾病于未传之时、《素问·脉要精微论》指出"病成而变何谓？岐伯曰：风成为寒热；瘅成为消中；厥成为巅疾……病之变化，不可胜数"，故治未病也是旨在把握治疗时机，防止病情的加重及疾病的发展变化。股骨头缺血性坏死早期是没有塌陷的，经过治疗并治愈后，其股骨头是圆的，且恢复的结果与健侧基本一样，可以取得最满意的疗效。如果股骨头塌陷就是Ⅲ期，无论如何治疗矫正，都无法使股骨头恢复至正常水平。远期必然带来骨性节炎，髋关节活动受限等一系列后遗症。在股骨头坏死各种病理改变中，塌陷对预后的影响最大，因此股骨头坏死后早期治疗对防止股骨头坏死塌陷具有重要意义。

二 中药制剂骨蚀灵胶囊防治 SANFH 的研究

（一）研究背景

近年来，随着 GC 在临床上的大量应用，SANFH 的发病率逐年增高，严重影响了患者的生命质量，对家庭和社会都造成了沉重的负担。虽然人工关节置换在假体制备工艺和手术操作及假体设计方面已经取得了巨大的进步，但仍然存在着诸多问题，尤其对于年轻患者远期效果并不理想；到目前为止，西药治疗还没有一种成熟、有效的方法。因此，发挥中医药特色，开展中药治疗 SANFH 的研究显得尤为重要。

（二）研究基础

骨蚀灵胶囊是笔者医院应用治疗股骨头坏死的临床中药制剂，该方药经多年临床使用，疗效确切，效果显著。纵观全方，诸药相辅相成，以活血化瘀、通络行气、敛阴止痛为主，兼以补肝肾，续筋接骨。正合中医骨伤科"瘀祛""新生""骨合"的理论。以往临床试验研究表明，骨蚀灵胶囊对早期股骨头坏死治疗效果显著，能明显缓解髋部酸胀、疼痛、僵硬、活动受限，明显促进影像学病理改变向良性发展；有效率达 93.8%，治愈率达 65.5%，好转率达 28.3%，无效率达 6.2%。通过动物实验证明，马血清加激素诱导，可以成功造出兔股骨头坏死模型。MRI 显示兔股骨头早期坏死表现。骨蚀灵胶囊组的血清骨钙素浓度与模型组相比较，差异有高度显著性，表明骨蚀灵胶囊可以拮抗 GC 引起的异常骨代谢。血管内皮细胞生长因子（vascular endothelial growth factor，VEGF）在模型组中微量表达，说明马血清导致Ⅲ型变态反应，抗原抗体复合物沉积在血管壁上，引起超敏性血管炎，加之大剂量激素抑制 VEGF 的表达，阻碍了血管生成，使血流量减少，导致股骨头坏死。骨蚀灵胶囊中的活血化瘀药物拮抗了激素对 VEGF 的抑制作用，增强 VEGF 在血管内皮、骨髓腔造血组织及成骨细胞胞质中的表达，从而促进血管生成，改善股骨头血供。骨蚀灵胶囊能够改善局部和全身的血液循环，改善局部血氧状况，为骨小梁骨折愈合创造良好的内环境。

（三）提出科学问题

目前研究表明，GC 是导致股骨头坏死的首要原因。但 GC 应用广泛，效果显著，主要应用于肾脏疾病、器官移植、哮喘、类风湿关节炎、结缔组织病及炎症性肠病等病的长期治疗，但由于 GC 导致的骨坏死等一些不良反应的存在，又限制了它的使用，所以在应用 GC 时，同时探讨如何预防 GC 导致的股骨头坏死等不良反应的发生、发展具有重要意义。

国内外学者对其发病机制进行了多方面研究并提出多种假说（骨细胞脂肪变性学说、脂肪栓塞学说、微血管损伤学说、血管内凝血学说、骨内压增高学说），虽然确切的发病机制仍未清楚，但所提出的多种假说的最终病理改变均为股骨头的缺血性坏死。传统中医学认为病机关键为瘀血阻滞，经脉不通，筋骨失养，髓海瘀滞，因而其治则为活血、化瘀、通络，行气止痛。骨蚀灵胶囊是应用多年的治疗 SANFH 的临床制剂，具有活血行气、疏通经络、祛瘀生新健骨之功效，临床疗效经观察研究证实，疗效确切，效果显著。因此，在肾脏疾病、器官移植、哮喘、类风湿关节炎、结缔组织病需要长期、大量应用 GC 治疗过程中，同时给予中药制剂骨蚀灵胶囊干预，是否可以减少并发症——股骨头的缺血性坏死的发生，具有一定的研究意义。

（四）研究思路与目标

多学科（皮肤科、风湿科、肾病科）合作，对临床上必须长期、大量应用 GC 治疗的系统性红斑狼疮、类风湿关节炎、皮肌炎、多发性肌炎的患者，配合应用中药制剂骨蚀灵胶囊以预防股骨头坏死并发症的发生。采用不同时间节点的定期复查，观察其预防效果，并与相关文献比较；同时通过实验兔 SANFH 模型进行股骨头骨组织病理形态学、影像学及细胞凋亡、血流变、VEGF、低氧诱导因子（HIF）、B 淋巴细胞瘤 2（Bcl-2）等多项指标检查的动物实验研究，为中药防治 SANFH 的有效性、科学性提供了有力依据。

（五）中药制剂骨蚀灵胶囊组成、功效及配伍分析

1. 组成与功效

（1）组成：由乳香、没药、土鳖虫、自然铜、桃仁、丹参、红花、木香、香附、川芎、白芍、牛膝 12 味药物组成。由黑龙江中医药大学制药厂提供，批准文号：黑卫药制字（1997）第 0086 号。剂量：每粒胶囊含生药 0.6g。

（2）功效：益气活血、补肾壮骨。

2. 配伍分析

中医学认为，本病多因患者素体肾气亏虚，复又服用激素而发。GC 乃辛热燥烈之品，久服耗伤阴液，阴亏血滞，则血行不畅，经脉不通。病机关键为瘀血阻滞，经脉不

通，筋骨失养，髓海瘀滞。因而其治则为活血化瘀、通络，行气止痛。

中药制剂骨蚀灵胶囊是应用多年的临床制剂，该方药经多年临床使用，疗效确切，临床效果显著。方中以丹参、白芍为君，其中丹参味苦，性微寒，归心、肝经。功能活血调经，凉血消痈，安神。白芍味苦、酸、甘，性微寒，归肝、脾经，有养血调经、敛阴、缓急止痛之功效。《本草求真》指出"但白芍则有敛阴益营之力……"可抑制激素辛散燥烈之性。两药为君，共奏活血化瘀、敛阴止痛之功效。桃仁、红花、川芎为臣药。其中桃仁味苦、甘，性平，归心、肝、大肠经。《本草经疏》指出"桃仁，性善破血，散而不收，泻而不补……"常用于多种瘀血证，善泻血滞，祛瘀力较强。红花味辛，性温，归心、肝经，能活血祛瘀，畅通血脉，消肿止痛。《本草衍义补遗》曰："红花，破留血，养血。"桃仁破瘀力强，红花行血力胜。两药伍用，相互促进，活血通经、祛瘀生新、消肿止痛的力量增强。川芎味辛，性温，归肝、胆、心包经，具有活血、行气、止痛的作用。《本草纲目》曰："川芎血中气药也……辛以散之，故气郁者宜之。"因其辛散温通，既能活血，又能行气，为"血中气药"。三药为臣，使得活血不留瘀，祛瘀不伤正。土鳖虫破血逐瘀，通络理伤，续筋接骨。自然铜散瘀止痛，接骨疗伤。两药为佐，用于治疗股骨头坏死早期骨小梁微骨折。乳香辛温香润，能于血中行气，舒筋活络，消肿止痛。没药苦泄力强，功擅活血散瘀，消肿止痛。乳香以行气活血为主，没药以活血散瘀为要。两药合参，气血兼顾，共奏宣通脏腑、流通经络、活血祛瘀、消肿止痛之功。香附理气活血止痛，木香辛温香散，行气止痛。两药伍用，一血一气，气血双调，行气止痛的力量增强。中医理论认为通则不痛，上述四药亦为佐药，对股骨头缺血性坏死的疼痛症状有明显的治疗作用。牛膝为使药，性善下行，补肝肾，强筋骨，引诸药下行。纵观全方，诸药相辅相成，以活血化瘀、通络行气、敛阴止痛为主，兼以补肝肾，续筋接骨。正合中医骨伤科"瘀祛""新生""骨合"的理论。

（六）关键技术及解决的关键科学问题

（1）SANFH 的实验动物饲养及实验过程中，易出现感染、死亡，要注意饲养环境因素影响，要定时给予预防性抗生素。

（2）对参加实验人员进行动物药物灌胃、样本采集、样本处理等标准化培训。

（七）特色与创新点

（1）从以往对 SANFH 的治疗及机制研究，转向对 SANFH 的预防及机制研究，体现了现代医学以预防为主和传统中医学"治未病"思想的有机结合。

（2）中西药并用，扬长避短，既可保证疾病需要长期、大量应用 GC 治疗的有效性，又可预防、减少西药不良反应的发生，充分发挥了传统中医药学优势。

三　GR 表达与 SANFH 的关系及中药干预作用机制的研究

（一）研究背景

SANFH 是临床上致残率极高的疑难病和多发病。激素致股骨头坏死的发病机制虽然还不十分清楚，但激素作为股骨头坏死的主要致病因素已经明确。长时间连续或间断地应用激素都可能造成股骨头坏死，而且往往造成双髋关节的股骨头坏死，致残率更高。由于器官移植、系统性红斑狼疮、类风湿关节炎、皮肌炎、多发性肌炎等疾病需要长期或超量地使用 GC，导致骨坏死的病例不断增加，特别是 2003 年的 SARS 后，部分患者中出现了激素性骨坏死（53.5%），更加引起了国内外学者的高度重视，被称为"医学发展中的疾病"。通过检索最新文献及以往的实验研究发现，应用激素后所致的脂肪代谢紊乱、骨细胞脂肪变性、骨髓多能干细胞分化为脂肪细胞等病理过程与 GC 受体（GR）表达水平相关，同时也提示中药防治 SANFH 是否与干预 GR 基因表达有关。因此，阐明因长期大量应用激素后引起脂肪代谢紊乱所致的 SANFH 的发病机制，探讨中药防治 SANFH 的作用效果；对 SANFH 病理过程的干预作用机制，为临床上器官移植、系统性红斑狼疮、类风湿关节炎、皮肌炎、多发性肌炎、SARS 等疾病必须应用激素治疗时，提供一种生物活性高、服用方便、价格低廉、预防股骨头坏死效果显著的纯中药制剂，将大大降低 SANFH 的发生率，有着重要的现实意义。

（二）研究基础

（1）成功地建立了 SANFH 的实验动物模型。

（2）针对 SANFH 的多种学说及发病机制，先后做了骨病理形态、血脂、血流变、VEGF 等多项指标的动物实验研究。

1）骨病理形态学观察：应用光镜、电镜观察了空缺骨陷窝数、脂肪细胞数量及形态、骨细胞胞质中脂滴及骨小梁的形态结构。证实激素加中药组的股骨头显微骨折及骨质疏松明显轻于激素组，骨细胞胞质中的脂滴也明显少于激素组。

2）血脂、血流变检测：采用速滤法检测碱性磷酸酶，电极法检测血钙、磷，酶法检测血清胆固醇和 TG。证实激素加中药组血脂改变不明显，成骨细胞活性增强。

3）VEGF 检测：证实 VEGF 在对照组中无表达，说明马血清导致的Ⅲ型变态反应，抗原抗体复合物沉积在血管壁上，引起超敏性血管炎，加之大剂量激素抑制 VEGF 的表达，阻碍了血管生成，使血流量减少，导致股骨头坏死。骨蚀灵胶囊中的活血化瘀药物拮抗了激素对 VEGF 的抑制，促使血管生成，改善股骨头血运，从而达到预防股骨头坏死的目的。

4）骨密度检测：激素加中药组的骨密度明显高于激素组。

5）MRI 检查：激素加中药组的股骨头坏死发病率仅为 2.6%，明显低于激素组的 5.7%。

（3）与皮肤科、风湿科、肾病科合作，对临床上必须长期应用激素治疗的 420 名系统性红斑狼疮、皮肌炎、多发性肌炎、肾脏疾病、风湿病等患者配合应用中药制剂以预防股骨头坏死，进行临床疗效观察。其观察结果与相关文献比较，取得满意效果。系统性红斑狼疮患者的股骨头坏死发生率为 4.15%，低于相关文献报道的 5.91%；皮肌炎、多发性肌炎患者的股骨头坏死发生率为 3.5%，低于相关文献报道的 5.71%。

（三）提出科学问题

造成股骨头坏死的原因很多，GC 为其首要原因。关于 SANFH 病理机制的学说中以脂肪代谢紊乱为其重要环节。在以往的相关研究基础上，我们认为应用激素后所致的脂肪代谢紊乱、骨细胞脂肪变性、骨髓多能干细胞分化为脂肪细胞等病理过程与表达水平及类型相关；中药制剂骨蚀灵胶囊防治 SANFH 是通过干预 GR 表达来实现的。

（四）研究思路与目标

采用原位杂交法、PCR 技术中的聚合酶链反应-限制性片段长度多态性（PCR-RFLP）分析等现代分子生物学技术来观察 GR 基因 mRNA 在骨细胞中的定位与定量；观察 GR 在骨髓多能干细胞向成骨细胞、脂肪细胞分化中的作用，以及在 GC 致骨细胞脂肪变性中的作用；观察中药对 GR 基因表达的影响。以阐明因长期大量应用激素后引起脂肪代谢紊乱所致的 SANFH 的发病机制，进一步探讨中药制剂骨蚀灵胶囊对 SANFH 病理过程的干预作用机制，以证实中药制剂骨蚀灵胶囊具有防治 SANFH 的作用。为临床上器官移植、系统性红斑狼疮、类风湿关节炎、皮肌炎、多发性肌炎、SARS 等疾病必须应用激素治疗时，提供一种生物活性高、服用方便、价格低廉、预防股骨头坏死效果显著的纯中药制剂，将大大降低 SANFH 的发生率，有着重要的现实意义。

（五）中药制剂骨蚀灵胶囊组成、功效及配伍分析

骨蚀灵胶囊组成、功效及配伍分析详见本章第二节"二"。

（六）关键技术及解决的关键科学问题

（1）组织取材处理过程中需要注意防止 RNA 酶对 mRNA 的降解作用。
（2）GR 基因 mRNA 在骨细胞中的定位与定量。
（3）明确 GR 表达水平与 SANFH 病理进程的关系。

（七）特色与创新点

（1）较早地提出以 GR 表达作为观察股骨头坏死指标，以明确 GC 致脂肪代谢紊乱、骨细胞脂肪化、骨髓多能干细胞向脂肪细胞分化，最终导致股骨头坏死的作用机制，为中药防治 SANFH 的有效性、科学性提供坚实的理论依据。

（2）为临床上器官移植、系统性红斑狼疮、类风湿关节炎、皮肌炎、多发性肌炎、SARS 等疾病必须应用激素治疗时，提供一种生物活性高、价格低廉的具有预防股骨头坏死并发症作用的理想药物。

（3）发挥中医药优势，在防治 SANFH 这一世界骨科难题上开创出一条新路。

四　SANFH 的脂质代谢特点及中药干预作用机制的研究

（一）研究背景

在关于 SANFH 发病机制的众多学说（骨内压增高学说、脂肪栓塞学说、微血管损伤学说、血管内凝血学说、骨细胞脂肪变性学说）中又以脂质代谢紊乱为其重要环节，脂质代谢异常是激素诱发股骨头坏死的重要病理基础，临床应用降脂药预防 SANFH 的有效性亦证明了这一观点。目前类似研究集中在疗效更强、不良反应更小的降脂药物应用中，中药制剂也同样具有降脂药样预防 SANFH 的作用，但中药复方以其多"靶点"，整合调节作用强，毒副反应小而更具优势。

（二）研究基础

GC 引起脂肪代谢紊乱学说为 SANFH 的预防和早期治疗提供了新的理论思路。1991年 Maruno 等首次报道了降脂药物克利贝特对接受 GC 处理的兔骨细胞的作用。克利贝特显著减轻了 GC 引起的高脂血症，减轻了肝脂肪变性。

目前类似研究集中在疗效更强、不良反应更小的降脂药物应用中。其中他汀类降脂药物为 HMG-CoA 还原酶抑制剂，被广泛应用于临床，证明对高胆固醇血症有明显疗效。Cui 等对培养细胞应用 GC 的同时加用洛伐他汀，可有效阻止骨髓多能干细胞向脂肪细胞分化，抑制骨母细胞表达特殊基因 422（aPI），而不影响骨母细胞正常分化为成骨细胞。洛伐他汀还拮抗 GC 对成骨细胞基因表达的抑制效应，恢复骨基质的正常分泌。Cui 等进一步在 GC 诱导的鸡股骨头坏死模型上验证了降脂药的效用。单用激素组观察到股骨头软骨下骨坏死、吸收，脂肪细胞增生。激素和洛伐他汀联用组股骨头内脂肪细胞增生程度轻微，没有发现骨坏死。这些研究强烈提示通过使用药物纠正机体脂肪代谢紊乱，可能预防 GC 诱导的股骨头坏死的发生，使非手术疗法的前景更加乐观。

（三）提出科学问题

GC 是导致股骨头坏死的首要原因。关于 SANFH 病理机制的学说中又以脂肪代谢紊乱为其重要环节。因此，提示如何纠正机体脂肪代谢紊乱，预防 GC 诱导的股骨头坏死发生是当前研究的重点。近年来，笔者课题组针对激素引起股骨头坏死的多种学说及发病机制，做了骨病理形态、血流变、VEGF 等多项指标的动物实验研究。激素加中药组的骨密度明显高于激素组；中药制剂骨蚀灵胶囊对激素抑制 VEGF 的表达有拮抗作用，特别是能显著地减轻激素引起的高脂血症，使骨细胞内脂滴蓄积明显减少。因此，在以往的动物实验及临床观察结果的基础上，我们提出中药制剂骨蚀灵胶囊防治 SANFH 是通过干预激素所致的脂肪代谢紊乱、骨细胞脂肪变性、骨髓多能干细胞分化为脂肪细胞等病理过程来实现的科学假说。

（四）研究思路与目标

在以往研究基础上，利用实验兔 SANFH 模型，基于超高效液相色谱（ultra performance liquid chromatography，UPLC）技术，结合生化分析及股骨头骨组织形态学检查，从多视角观察 SANFH 的脂质代谢特点，以及股骨头局部骨细胞脂肪变性、骨髓多能干细胞分化为脂肪细胞等病理过程，探讨激素诱发股骨头坏死的脂质代谢变化规律及中药预防作用机制，为寻求有效预防激素诱发股骨头坏死的中药干预作用"靶点"开辟新的研究思路，达到"治未病"的目的。

（五）中药制剂骨蚀灵胶囊组成、功效及配伍分析

骨蚀灵胶囊组成、功效及配伍分析详见本章第二节"二"。

（六）关键技术及解决的关键科学问题

（1）重视液相色谱条件优化，注意考察流速、进样体积、柱温等对样品分离的影响；重视质谱条件优化，注意考察正、负离子模式脱溶剂气流量、温度等因素。

（2）用偏最小二乘判别分析（PLS-DA）判断分析之前，应用正交偏最小二乘判别分析（OPLS-DA）对正交信号进行滤过处理，以滤除与类别判断无关的变量信息，只保留与类别判断相关的变量，有助于提高判别的准确性和针对性。

（3）基于脂质代谢紊乱是激素诱发股骨头坏死机制中的重要环节，采用脂质代谢组学这一最新研究方法及相关鉴定技术，筛选出新的，与疾病发生、发展进程相一致的，具有早期诊断意义的，潜在的生物学标志物。

（4）从脂质代谢末端的脂质生物标志物信息入手，分析潜在生物学标志物与基因表达的相互调控关系，从更深层次探讨激素引起股骨头坏死的发病机制。

（5）获得显著性差异的、潜在的生物学标志物，作为激素诱发股骨头坏死的风险因

子，并给予中药干预及效果观察，以筛选、确认中药防治 SANFH 的新的"靶点"。

（七）特色与创新点

（1）紧紧抓住脂质代谢异常是激素诱发股骨头坏死的重要病理基础这一关键环节，寻找激素诱发股骨头坏死的脂质代谢变化规律，并充分发挥中药复方多"靶点"、整合调节作用强、毒副反应小的优势，探索中药预防作用机制研究的新思路。

（2）将 SANFH 病程发展过程中脂质整体代谢变化趋势，与局部组织病理学、影像学检查相结合，评价中药早期干预效果，体现了"局部"与"整体"相结合的传统中医学的"整体"观念。

（3）在股骨头局部影像学病理变化出现之前，筛选寻找出影响脂质代谢途径，并与 SANFH 发生、发展相关的、潜在的生物学标志物，更有利于 SANFH 的早期诊断与早期预防治疗，体现出传统中医学的"治未病"思想。

五 运用代谢组学技术探讨中药干预 SANFH 机制的研究

（一）研究背景

临床上 SANFH 早期患者的临床表现并不明显，可以没有临床症状，或只有患侧髋部发胀、隐渐性钝痛、酸痛等轻微不典型症状。目前，SANFH 的早期诊断主要依靠 MRI 扫描，特别是在骨坏死早期阶段，只要有骨髓改变，常规 MRI 准确率即达 90% 以上，特异性为 100%。MRI 检查已成为早期诊断股骨头坏死的金标准。MRI 最早可以出现有确定意义的骨坏死的信号是在脂肪细胞死亡之后（12～48 小时），由于反应性的纤维组织代替了脂肪和造血细胞，其结果使信号的强度降低。信号强度的改变是骨坏死的早期、敏感的征象，但此时局部已出现骨小梁结构紊乱、骨髓腔脂肪化、骨细胞脂肪变性坏死等病理改变。因此，提示如何在使用 GC 的过程中，股骨头局部骨组织还没有发生明显病理改变之前，找出导致股骨头坏死的"风险因子"，尽早监测，尽早地干预调整体内脂质代谢网络缺陷，纠正机体脂肪代谢紊乱，避免股骨头骨髓脂肪化、骨细胞脂肪变性坏死的发生，真正做到预防 SANFH 的发生是当前研究的重点。

GC 应用广泛，效果显著，但由于 GC 导致的股骨头坏死的不良反应的存在，又限制了它的临床使用，影响了需要长期或超量使用 GC 治疗的疾病的疗效。因此，对 SANFH 应以预防为主，以中医"治未病"思想为指导，在有效应用 GC 治疗疾病的同时，探讨如何预防 SANFH 导致的股骨头坏死等不良反应的发生将具有重要意义。

以往对 SANFH 的防治研究缺乏整体观念，都是从股骨头的局部病理改变入手，所谓的早期防治也是在局部股骨头的组织病理学、影像学出现明显改变之后，此时局部已出现骨小梁结构紊乱、骨髓腔脂肪化、骨细胞脂肪变性坏死等病理改变，这就大大影响了防治效果。正如古代医家所说的"疾已成而后治之不亦晚乎"。

运用脂质代谢组学分析技术获得的潜在生物学标志物，可为临床提供 SANFH 的"风险因子"与作用"靶点"。在局部尚未出现明显症状、体征及影像学改变之前，能尽早地给予干预，使代谢网络中的缺陷部分趋向正常，从而达到早期预防，"治未病"之目的；将从整体水平反应的代谢网络的变化趋势与股骨头局部影像学、组织形态学、组织脂质代谢组学观察结果进行综合分析，寻找激素诱发股骨头坏死发生、发展过程中局部与整体的相关性，充分体现局部与整体相结合的传统中医学的整体理念。

（二）研究基础

目前研究已证明 GC 是诱发股骨头坏死的首要原因，而在关于 SANFH 发病机制的众多学说（骨内压增高学说、脂肪栓塞学说、微血管损伤学说、血管内凝血学说、骨细胞脂肪变性学说）中又以脂质代谢紊乱为其重要环节，临床应用降脂药预防 SANFH 的有效性亦证明了这一观点。

纯中药制剂骨蚀灵胶囊临床应用已近 20 年。课题组为探讨 SANFH 的发病与中药干预作用机制，做了如下研究工作。

（1）首先进行了骨病理形态、血脂、血流变、VEGF 等多项指标的动物实验研究，其结果证实长期大量应用 GC 可以引起高脂血症、骨髓脂肪化、骨细胞脂肪变性和坏死。

（2）2008 年，在国家自然科学基金（批准号 30760317）的支持下，在以往研究基础上，应用现代分子生物学技术进一步地探讨了 GR 表达与 SANFH 的关系及中药干预作用的机制，研究发现中药制剂骨蚀灵胶囊可抑制不同时间点 GR-α、HIF-1α 表达，促进 Bcl-2、VEGF、Cbfα1 的 mRNA 表达，从而抑制骨坏死的发展，证明了中药制剂骨蚀灵胶囊防治 SANFH 是通过干预 GR 基因表达来实现的。

（3）特别是在 2012 年国家自然科学专项基金（批准号 81241141，已结题）的资助下，课题组以脂质代谢紊乱这一激素导致股骨头坏死的重要环节为切入点，运用脂质代谢组学研究方法与相关分析技术，探讨中药制剂骨蚀灵胶囊调节生物体内血脂代谢，预防 SANFH 作用效果及机制。前期研究已证实脂质代谢紊乱是激素诱导股骨头坏死机制中的重要环节；中药制剂骨蚀灵胶囊通过调节脂质代谢可以有效地预防 SANFH；并证明中药制剂骨蚀灵胶囊及降脂西药均有调节机体血脂代谢的作用，可有效预防 SANFH，但中药复方以其多"靶点"，整合调节作用强，毒副反应小而更具优势；AA、油酸（oleic acid，OA）、亚油酸（linoleic acid，LA）等 FFA 的异常变化是 SANFH 形成的重要病理基础之一。但其更深层次的作用机制尚不清楚，还有待进一步探讨。

（三）提出科学问题

（1）中药制剂骨蚀灵胶囊如何调控脂质代谢、主要影响哪些脂质代谢生物标志物，是通过何种代谢通路调控，有待从更深层次阐明中药制剂骨蚀灵胶囊干预激素诱导股骨头坏死的作用机制。

（2）中药制剂骨蚀灵胶囊干预激素诱导股骨头坏死过程中，主要影响的脂质代谢生物学标志物与脂质代谢相关基因表达的关系还有待进一步探讨，可从不同层次阐明中药制剂骨蚀灵胶囊干预 SANFH 的作用机制。

（3）目前激素诱导股骨头坏死的"风险因子"还不十分明确，潜在生物学标志物的确证，可为临床提供激素诱导股骨头坏死的"风险因子"与干预作用的"靶点"，可早期观察其含量变化趋势，跟踪其变化轨迹，对提高激素诱导股骨头坏死的预防效果有着重要意义。

（四）研究思路与目标

在以往研究基础上，课题组拟应用代谢组学中最重要分支脂质代谢组学这一最新研究方法，以脂质代谢末端的脂质生物标志物信息为切入点，对激素诱导股骨头坏死的脂质代谢组学及中药制剂骨蚀灵胶囊干预作用的机制进行深入的探讨。首先基于超高效液相色谱-飞行时间质谱（UPLC/TOF MS）的分析技术、主成分鉴定技术及脂质生物信息学技术，建立激素诱导股骨头坏死模型干预前后的生物体代谢轮廓谱，通过比较代谢轮廓谱差异变化及特定靶标的定量分析，筛选得到激素诱导股骨头坏死的潜在生物学标志物，作为激素诱导股骨头坏死的"风险因子"，从而推测中药制剂骨蚀灵胶囊作用的代谢网络及"靶点群"，进一步确证潜在生物学标志物，推测代谢通路，从生物体内代谢层面的不同深度阐释有效干预激素诱导股骨头坏死的作用机制；其次运用脂质代谢组学研究方法的分析鉴定技术观察其含量变化趋势，跟踪在各实验组的变化轨迹及获得可能的结构判断，将对中药制剂骨蚀灵胶囊干预激素诱导股骨头坏死的作用"靶点"有更明确的认识；最后通过反转录聚合酶链反应（RT-PCR）等现代分子生物学技术检测的脂质代谢相关基因的表达调控进行关联分析，将从不同层次认识激素诱导股骨头坏死及干预作用的机制。

本项目的研究将从生物体内代谢层面的不同层次、不同深度阐释中药制剂骨蚀灵胶囊干预激素诱导股骨头坏死的作用机制；也为中药预防激素不良反应研究提供新的研究思路和科学依据。

（五）中药制剂骨蚀灵胶囊组成、功效及配伍分析

骨蚀灵胶囊组成、功效及配伍分析详见本章第二节"二"。

（六）关键技术及解决的关键科学问题

（1）重视液相色谱条件优化，注意考察流速、进样体积、柱温等对样品分离的影响；重视质谱条件优化，注意考察正、负离子模式脱溶剂气流量、温度等因素。

（2）在 PLS-DA 判断分析之前，应用 OPLS-DA 分析对正交信号进行滤过处理，以滤除与类别判断无关的变量信息，只保留与类别判断相关的变量，有助于提高判别的准确性和针对性。

（3）基于 UPLC/TOF-MS 的脂质代谢组学方法建立表征疾病不同状态的代谢轮廓谱，通过差异分析，获得能够反映激素诱导股骨头坏死病理生理表型、疾病进程与药物药效的潜在生物学标志物。

（4）通过质谱分析结合标准品比对，完成潜在生物学标志物的结构鉴定，并通过生物信息学分析，构建出中药制剂骨蚀灵胶囊的脂质代谢调控网络。

（5）结合脂质代谢调控网络和脂质代谢基因 mRNA 的表达调控，从基因表达和脂质代谢物调控的角度阐明骨蚀灵胶囊干预激素诱导股骨头坏死的作用机制。

（七）特色与创新点

（1）紧紧抓住医学代谢组学研究的最新进展，以传统中医学的"整体观"与中药"多组分、多靶点、整合调节作用"的特点与代谢组学整体性、系统性、综合性相吻合为切入点，针对脂质代谢紊乱是 SANFH 发病机制过程中的重要环节，采用代谢组学中最重要分支脂质代谢组学这一最新研究方法，从生物体整体水平探讨激素诱导股骨头坏死病理进程中的脂质代谢网络变化趋势，体现了传统中医学诊治疾病的"整体观"。

（2）获得的潜在生物学标志物，作为激素诱导股骨头坏死的"风险因子"及干预作用"靶点"，对需要长期或超量使用 GC 治疗疾病的患者，在有效应用 GC 治疗疾病的同时，给予早期干预，体现了传统中医学"治未病"的预防思想。

（3）将获得的潜在生物学标志物进行确证，推测代谢通路，可能的结构判断，并与脂质代谢基因 mRNA 的表达检测结果进行关联分析，将从不同层次不同深度认识中药制剂骨蚀灵胶囊干预激素诱导股骨头坏死的作用机制。为中药预防激素不良反应的研究提供新的思路。

第三节　研究进展及成果分析

SANFH 发病隐匿，早期很难发现并往往被忽视，随着病情的发展，患者关节活动功能受限，继续发展可导致股骨头坏死塌陷，发展为骨性关节炎，失去治疗的最好机会，使本病成为不可逆的损害，对患者的身心造成较大的创伤，严重影响患者的生活质量和劳动生活能力。人们在各种致病学说的指导下，对 SANFH 进行了一系列有效的治疗，如通过降血脂、降低血液黏度、抗凝、钻孔减压（增加静脉回流，降低髓内压）、转子间截骨（增加股骨头的包容，降低负重）、血管束植入等措施，对 SANFH 进行治疗，均取得了较好的疗效，但尚有许多疑问有待进一步探索。近年来，中医药对 SANFH 的研究已取得了可喜的成绩，体现了根据中医传统理论，结合现代医学对 SANFH 发病机制的研究，对药物及不同治法开展动物实验研究，一般认为补肾、活血、祛痰湿中药防治 SANFH 有效。因为 SANFH 的病理机制较复杂，所以使用单一药物防治 SANFH 有一定的局限性，联合药物治疗 SANFH 的方法少有报道。中药治疗有很好的疗效，但是中药成分繁杂，合理的配伍及组方很重要。目前对该病的治疗及人工关节材料的研究较多，由于种种原因对该病的早期诊断及防治未引起足够的重视。在股骨头塌陷前是治疗该病的黄金时期，根据中医学"治未病"的理论，采用积极的预防措施，早期诊断、早期治疗是防治本病的关键。SANFH 的发病机制虽仍未十分清楚，但随着本病发病率的增加和各种模型的研制成功，可以进一步应用最新高科技从生物化学、细胞及分子生物学、免疫学、血液流变学，以及骨细胞超微结构的动态观察，对 SANFH 的病因、病理进行更深入的研究，从而揭示其发病机制，针对其中的关键环节，发现干预因素，并且结合传统的中医理论和现代的中医药研究成果，为从基础和临床进一步探讨中医药防治 SANFH 开辟新的领域。

一 中医药防治 SANFH 的研究进展

对于 SANFH 而言，预防主要包括两个方面的内容：一是预防坏死发生；二是预防坏死后股骨头塌陷。中医学理论认为，"药毒"为外邪，如常见的激素、免疫抑制剂等，其味入营血，为阳刚之药，其性辛燥，久服易伤肝肾，耗精伤髓，精伤髓枯则血液瘀滞，大剂量使用必然引起阳亢，导致"阳胜劫阴"和"阳强不能秘"，影响到阴精不能内敛，而难以发挥滋润濡养骨骼的作用。骨失濡养，骨痿不坚，负重扭挫，易反复骨折筋伤，虽是轻度，久而脉络受损，离经之血反复瘀滞，发生骨坏死。大剂量使用激素 6～8 周后，多表现为湿热、热毒、血瘀、气滞等实证表现，同时伴有阴虚表现，如五心烦热、口干咽燥、咽喉肿痛、疮疖脓肿、口苦口黏、脘腹痞满、唇舌色暗、舌红苔黄腻等，而随着激素的逐步减量，患者阴虚证候日渐明显。

GC 应用广泛，主要应用于肾脏疾病、器官移植、哮喘、类风湿关节炎、结缔组织病及炎症性肠病等的长期治疗，GC 所致的骨质疏松症可导致椎体、肋骨、髋部等多部位骨折，以及骨组织的无菌性坏死，严重影响患者生活质量并增加社会负担，是 GC 治疗的严重并发症之一。1932 年，Cushing 首次描述库欣综合征患者的骨骼脱钙现象，美国人 0.2%～0.5%使用 GC，超过 50%的 GC 使用者合并骨量丢失及骨折，其中 SANFH

的发病率也较高。随着 GC 作为抗炎和免疫抑制药物广泛地应用于临床，GC 所导致的股骨头坏死越来越常见，已成为该药物的重要毒副反应，引起了医学界的广泛关注，其限制了患者的活动范围，给患者带来了巨大的痛苦，影响了患者的生命质量，但目前还没有理想的预防药物，因此如何防治 SANFH 是一个重要的、正在发展和不断研究的国际医学难题。

（一）动物实验研究

1. SANFH动物模型的选择

自 Pietrogrand 和 Mastomarine 于 1957 年首先报道了短期大剂量使用 GC 可致股骨头坏死以来，国内外学者对 SANFH 进行了大量的研究，但激素引起骨缺血坏死的病理生理机制尚未清楚。建立股骨头缺血性坏死的动物模型，是研究股骨头缺血性坏死的发病机制及病理变化十分重要的手段，许多学者做了大量的工作试图复制与人类骨坏死病理改变一致的动物模型，但到目前尚未发现有一种动物模型能够完全与人类股骨头缺血坏死病理、生理过程完全一致，可以发生股骨头塌陷。很多实验研究采用激素诱导兔非创伤性股骨头缺血坏死模型，通过建立 SANFH 动物模型，可以为探讨骨坏死的发病机制及干预方法提供理论和实验依据。兔 SANFH 造模通常有三种方法：①单纯大剂量 GC 诱导。贺西京等通过经兔臀肌内注射醋酸氢化可的松（8mg/kg，每 2 周一次）建立了股骨头细胞坏死的系列模型。王心生等采用给鸡胸注射甲泼尼龙琥珀酸钠的方法，每次 4.2mg/kg，每周 1 次，6～8 周后出现明显 SANFH。崔永锋等对杂种犬每周肌内注射甲泼尼龙 2 次，每次 9.0mg/kg（相当于兔 16mg/kg），8 周后出现 SANFH。②高免疫状态下大剂量类固醇诱导。日本学者 Matsui 首先用马血清联合甲泼尼龙诱导出兔骨坏死模型，他认为单一使用肾上腺皮质激素不易诱导出兔 SANHF 模型。李子荣等对新西兰白兔先静脉注射马血清，每次 10mg/kg，共 2 次，第 2 次注射完 2 周，连续 3 日腹腔内注入甲泼尼龙 10mg/kg，16～30 周时病理证实诱导出 SANFH。③高凝血状态下大剂量类固醇诱导。Yamatnato 报道应用 GC 增强施瓦茨曼反应法产生家兔 SANFH 模型，对兔子耳缘静脉注射大肠杆菌内毒素 50μg/kg 2 次，每次间隔 24 小时，并在最后一次注射大肠肝菌内毒素后，臀肌内注射甲泼尼龙 20mg/kg，共 3 次，每次间隔 24 小时，成功诱导出兔 SANFH 模型。

兔常被用于建立 SANFH 模型，造模方法主要是以上三种或在以上三种的基础之上进行改造。在建立 SANFH 模型过程中，单独应用激素还是联合应用一些辅助制剂（内毒素、马血清等），各家意见尚存分歧。现在虽然有人认为单纯应用激素不能诱导动物产生股骨头坏死这一理论过于武断，但在临床中不会对正常人应用大剂量激素，或是长期小剂量应用激素，只有在肾病综合征、感染性休克、妊娠并发症、恶性肿瘤、系统性红斑狼疮等疾病时才应用较多激素，并较容易出现股骨头坏死的并发症。这就说明在大部分 SANFH 的病例中，在应用激素之前机体已经有血液系统或脉管系统的病变基础或免疫系统失调，那么在建立 SANFH 动物模型应用激素前，加用一些辅助制剂造成血液系统和脉管系统的病理改变后，再应用激素，这样更接近临床发病及治疗情况，由此建立的动物模型更有利于对临床治疗及预防的研究。事实上，在加用辅助试剂后建立模型的效率会大大提高，缩短造模时间。

Yamamoto 等利用血管内毒素致施瓦茨曼反应，结合激素建立了兔骨坏死模型。他们认为细菌内毒素和施瓦茨曼反应通过激活血管内凝血引起骨坏死，而激素通过抑制单核-吞噬细胞系统和内皮细胞纤溶活性加强凝血，进一步诱导骨坏死。苏强等应用不同剂量内毒素联合激素建立兔股骨头缺血性坏死模型，在该实验中所有存活实验动物都存在股骨头坏死，说明了利用内毒素联合激素可以建立兔股骨头坏死模型，但也存在一个问题，就是死亡率较大。内毒素 100μg/kg 组死亡率高达 70%，50μg/kg 组死亡率为 60%，即使是小剂量内毒素组（20μg/kg）死亡率也达到 30%，大部分实验动物是在第 1 次静脉注射内毒素后死亡的。赵金东等应用家兔给予单纯注射激素、激素加马血清、激素加内毒素三种方法进行造模实验并比较，结果显示应用内毒素组的动物死亡数较高。由于内毒素的毒性较大，家兔对其的耐受性较差，在实验中的死亡率较高，同时内毒素的价格较高导致实验成本加大，可重复性差，需探索一种死亡率低的方法，故本次试验应用马血清联合大剂量激素诱导家兔股骨头坏死的造模法。

应用马血清两次静脉注射造成兔Ⅲ型变态反应，抗原抗体复合物沉积在血管壁上引起超敏性血管炎。受损伤的毛细血管内皮细胞增生肿胀，弹性胶原纤维损伤后再生，导致血管壁增厚，血流淤滞，有效循环血流量下降，造成组织细胞缺血缺氧，酸性代谢产物淤积，使股骨头骨性密闭的腔室内压升高，股骨头缺血、缺氧进一步加重，导致骨的活性成分变性坏死。全身脏器的小血管中都会存在抗原抗体复合物，全身的小动脉是血管炎和激素的靶器官，抗原抗体复合物产生后，将导致血管基底膜的平滑肌细胞坏死，阻止胶原和弹性蛋白的生物合成，血管炎已经会产生这些病理过程，应用激素以后，这些症状将会进一步积累加重。激素还会导致损害的血管收缩，血小板凝聚，内膜细胞增生，前列腺素增多，从而使小血管的脆性增加，导致股骨头内多灶性多阶段髓内和骨内出血，血供中断，同时坏死细胞释放的氧自由基对血管内皮细胞也会产生损害。

2. 研究概况

骨坏死是 GC 应用的主要并发症之一，由于其被广泛应用于临床，所以近年来对其并发症防治方法的研究越来越多，在西医领域对其流行病学、病因、发病机制、临床表现、诊断和防治已有了一定的理论和经验。近年来，国内许多学者经过不懈努力，大力挖掘中医中药宝藏，采用中西医结合等方法，利用中医传统理论结合现代中医药研究成果，在中医药防治 SANFH 方面进行了大量的实验研究，取得了一些进展。从文献的报道来看，学者们主要采用大鼠、鸡和兔等小动物给予 GC 进行干预制成动物模型，给予相应的中药治疗，从骨组织计量学、骨密度、骨代谢、骨无机元素含量，以及骨重量的变化、血脂的变化等诸多方面进行观察，以探讨中医药在防治 SANFH 方面的作用机制。从而从中医药对激素性股骨头坏死宏观症状影响的简单观察进入到实验的微观指标研究

35

中，全面系统地认识该症的变化，促进了中医药现代化的研究。张弛等以活血通络法防治 SANFH，应用丹参、红花、甲珠、当归、川芎等药物进行配伍治疗能改善微循环，解除微血管痉挛，降低骨内压力，改善坏死部局部血供，促进坏死骨组织修复。实验检测结果表明活血通络方能明显降低 SANFH 家兔的全血黏度、血浆黏度、红细胞聚集指数、TG、TC、血栓素 B_2（TXB_2）含量及 T/K 值，明显提高前列环素（6-keto-PGF_{1a}）的含量，减少股骨头空骨陷窝数，从而起到防治 SANFH 的作用。2004 年崔燎等研究中药丹参水提取物（DS）和丹参素（DSU）对 GC 干预大鼠骨组织的作用及机制，首次发现 GC 对生长期和成年期大鼠造成的骨损害在骨组织形态计量学上变化的差异，从整体、细胞和分子生物学角度研究了 DS 和有效成分 DSU 对实验性大鼠骨质疏松症的作用和机制，发现 DS 具有防治实验性骨质疏松症的作用，其机制是通过促进骨形成、抑制骨吸收，同时抑制骨髓腔脂肪组织的生成，发现 DSU 明显上调成骨细胞骨保护素基因表达，同时 DSU 明显促进成骨细胞矿化结节形成及抑制破骨细胞骨吸收。该研究更深入地从中药的具体成分角度来探讨中药防治 GC 所致不良反应的机制。随着研究方法及干预手段的不断进步，越来越多的国内外学者开始应用更先进的方法探讨中药防治 SANFH 的机制和疗效。

蛋白质组学（proteomics）是一种高通量筛选技术，已经成为当前生命科学研究的一个重要热点，随着人类基因组计划的完成，人们发现其并不能够完全解释生命的全部现象，作为生命活动的直接参与者——蛋白质被提到了首要位置，而药物作用的途径，也势必通过蛋白质来发挥作用，因此开展蛋白质组学的药物作用机制研究也就十分必要了。刘建仁等认为 SANFH 的病因主要可归纳为先天不足、肾气亏虚、气滞血瘀、痰湿内阻、外邪侵袭等几个方面，中医药防治应采用综合治疗，早期活血通络，后期补肝肾、壮筋骨来拮抗激素诱导的股骨头坏死。他们建立激素性骨坏死模型并设中药治疗组和空白对照组，采用蛋白质组学技术找到各组间差异蛋白点，进一步行胶内酶切和 MALDI-TIF-M 分析，得到各差异点的肽指纹谱，最后结合蛋白质生物信息库对各蛋白质进行初步鉴定，得到 3 个差异蛋白，分别为肌凝蛋白重链ⅡB、磷脂谷胱甘肽过氧化物酶和泛素化酶 E2-17kD，初步认为这三种蛋白质在激素性骨坏死发病及中药治疗过程中发挥着重要的调控作用。经过分析，结合文献资料总结，这些蛋白质在不同疾病中都确实与 GC 作用相关，这为揭示激素性骨坏死的发病机制和中药的治疗机制提供了全新的实验依据，能够大大推进从分子水平认识激素性骨坏死的发病机制，并为中药的作用机制找到确实的依据和靶点，为推广其临床应用提供了宝贵数据。作为后基因组时代一个全新的领域，蛋白质组学的研究对象是生命活动的最终物质——蛋白质，研究方法是从整体上探讨生命活动的改变，蛋白质组学对疾病相关蛋白质的发现，将为骨科疾病的发生机制及诊断、治疗带来新的希望。随着技术的改进及其在医学领域的进一步应用，相信蛋白质组学技术将对临床骨科疾病的研究起到重要的推动作用。赵宏斌等以家兔为实验对象应用速效骨伤愈合剂进行干预治疗，该药含三七、人参、红花、杜仲等药物，具有活血益气、补肝肾、化瘀消肿止痛、接骨续筋、促进骨折愈合的作用。经昆明医学院药理研究室进行药理及药效学研究后显示该药能使骨髓腔毛细血管扩张充血，抑制实验大鼠体内血栓形成，有明显改善血液循环及微循环的作用，可使骨膜成骨细胞活跃，骨痂生长及改建早而迅速，有明显促进骨折愈合的作用，并且能显著降低因皮质类固醇激素给家兔造成的高血脂，能提高坏死股骨头内成骨细胞的活性，促进新骨形成，促进股骨头坏死的修复。

（二）临床研究

近年来，很多学者将中医中药应用于防治 SANFH 的临床中，解除了很多患者的痛苦，并且一直在临床中探索中医药防治 SANFH 的机制和方法。由于该病的病因病机复杂，证候多变，众医家多自拟方药，辨证论治，各自取得了较好的治疗效果。Tan 等应用蛋白质组学技术分析坏死股骨头和正常股骨头之间蛋白质的变化，发现纤溶酶原活化因子（t-PA）、骨源性谷氨酸蛋白（骨钙素）、*c-sis* 基因和一未知蛋白在股骨头坏死中表达下调，而纤溶酶原激活抑制剂（PAI-1）、交联蛋白和抗 p53 抗体则表达上调，且纤溶酶原活化因子、纤溶酶原激活抑制剂、交联蛋白和抗 p53 抗体在股骨头坏死患者中的表达明显高于类风湿关节炎、骨关节炎和骨折患者。李毅等报道予以内服中药制剂骨复生胶囊每日 3 次，每次 4 粒，治疗 SANFH 患者 30 例，男 20 例，女 10 例。治疗 2～6 个疗程后，显效 18 例，占 60%；有效 9 例，占 30%；无效 3 例（主要为伴其他部位骨坏死者），占 10%，患者的髋部疼痛和活动度都有明显改善。徐强自拟壮骨液（骨碎补、淫羊藿、黄芪、当归、川芎、红花、丹参、山楂、甘草）防治激素致股骨头缺血性坏死 30 例，显效 17 例，有效 10 例，无效 3 例，总有效率达 90%。总之，在诸多研究中都揭示了中医药在防治 SANFH 中的潜能和优势，它既可以作为预防用药，又可在有症状的情况下给予治疗，可明显改善患者的疼痛和关节的活动范围并对抗 GC 对各系统所致的不良反应，因而越来越多的中药制剂被应用于防治 SANFH。

（三）防治机制研究

中医药对 SANFH 的研究体现了根据中医传统理论，结合现代医学对 SANFH 发病机制的研究，对药物及不同治法开展动物实验研究，一般以补肾、活血、祛痰湿中药防治 SANFH 为主。中医学认为，激素是外源性"纯阳"之品，作用于人体后导致肾之阴阳失衡，肾精亏虚，骨失濡养而致病，属于中医学"骨痿""骨痹"范畴。要寻求中医药防治 GC 所致不良反应的有效方药，必须从中医学深刻认识 GC 的生理及药理作用。中医学认为，人之生命活动，脏腑功能全赖阳气的充实与温煦。在生理状态下，GC 促使人体阳气外出以维持人体生理功能，发挥"阳者，卫外而为固"的作用，其外出的时相特征为 "平旦人气升，日中而阳气隆，日西而阳气已虚，气门乃闭"。现代医学证实，人体 GC 的分泌亦基本符合"平旦、日中、日西"的时相规律，与中医学所论阳气的生理活动一致。当人体受到过度的、强烈的刺激或重病突然打击时，会出现"应激反应"，机体会超生理量分泌激素，促使阳气大量外出以应对强烈的刺激，这就是"藏精而起亟"

的作用。"亟"者，紧急、急切之义，起亟即起而应对紧急或急切的需要。所以，超生理量的激素启动了人体的"藏精起亟"功能，激发人体阳气大量外出以应对紧急事件。临床可见，人在应激状态下或大剂量使用激素后会表现出心跳加速、血压升高、汗出、兴奋、失眠等，均是阳气急剧外出的结果。短期使用激素则阳气消耗不巨，经人体自动调节而复归"阴平阳秘"，不会导致明显的不良反应；若使用日久，阳气入不敷出，过度外出而不潜降，"封藏"失司，肾精亏虚，则变证丛生。《素问·生气通天论》言："肾者，主蛰，封藏之本，精之处也……其充在骨。"故长期超生理剂量使用激素易使阳气耗损，肾失封藏，肾精亏虚，无以充实骨骼，骨空失养导致骨质疏松、股骨头坏死等不良反应。

早在《黄帝内经》中就有"痰沫致痹痛"的论述，宋代陈言《三因极一病证方论·叙痹论》首先明确提出"因痰致痹"，此后张从正、朱丹溪等医家均有关于因痰致痹的论述，陈士铎《辨证录》更强调"治痹必治痰"，曾有报道股骨头坏死的发生和发展与血脂及载脂蛋白的变化有密切关系。其认为非创伤性股骨头坏死的病机与创伤性股骨头坏死有所不同，创伤性股骨头坏死是因为"瘀"，非创伤性股骨头坏死不但有"瘀"，而且还有"痰"。以上研究表明，脂质代谢紊乱及引起脂质代谢紊乱的内外因素是股骨头坏死"痰瘀"共同为病的根本所在。从微观辨证的角度上分析，GC 长期应用或间断大剂量应用可以导致高脂血症、髓腔脂肪填塞、血管内脂肪栓塞等不良反应，这些都是造成 SANFH 的重要病理机制，属于中医学的"痰湿瘀阻""瘀血证"等范畴。据此，有的医家从"痰瘀"的角度进行辨证论治股骨头坏死。

许多激素性骨坏死动物实验证实，GC 诱导的骨坏死，其中一种病理机制可能源于骨细胞内大量脂质的堆积。研究发现在激素性骨坏死模型组中，磷脂谷胱甘肽过氧化物酶大量表达，这提示 GC 可能导致了大量的氧化反应物的堆积，机体为了消除或对抗氧化反应物的毒性损害，应激性地产生了大量磷脂谷胱甘肽氧化物酶来降解；而在中药治疗组中，磷脂谷胱甘肽过氧化物酶的表达又有明显减少（但相对对照组还是显著增加），这提示活血化瘀中药可能有直接抗氧化反应物的作用，也可能通过抑制氧化反应物产生达到治疗的目的。

二　中药制剂骨蚀灵胶囊防治 SANFH 的研究进展

（一）相关研究

1. SANFH 与细胞凋亡

细胞凋亡（apoptosis）由爱丁堡大学生物学家 Kerr 于 1972 年首先提出，"凋亡"一词来自希腊语，原意是枯萎的树叶从树上凋落，强调的是形成凋亡小体的形态学变化过程，因此细胞凋亡是一个形态学名称，是指细胞在基因控制下一种有序的死亡方式，它是细胞衰老、死亡的一种主动过程，是按着一定的程序进行的，是细胞程序性死亡（programmed cell death，PCD）的一种类型。细胞凋亡是有别于细胞坏死的一种细胞死亡形式，它与细胞处于疾病状态下并伴有炎症的死亡（细胞坏死）是不同的。细胞凋亡时细胞核染色质浓缩形成密集颗粒呈帽状或新月形，位于核膜下。凋亡细胞内有的细胞器（如线粒体）仍保持正常状态，而内质网、高尔基复合体及核被膜膨大形成泡状结构与细胞膜融合，以出泡方式脱离正在死亡的细胞，将所包含的完整细胞器和核碎片等细胞内容物以细胞质膜包被，形成凋亡小体释放到细胞外。细胞凋亡过程中，没有溶酶体及细胞膜破裂，细胞在仍完整但未溶解前就被附近的细胞吞噬，不引起炎症反应和周边组织损伤，因此凋亡的细胞与死亡的细胞在形态上有根本的不同。研究发现线粒体是细胞死亡通路的整合元件，在细胞凋亡控制中发挥着决定性作用。

细胞凋亡是基因控制的细胞自主性死亡过程，是维持内环境稳定的重要机制之一。GC 是常见的凋亡诱导剂，它可同时诱导多种细胞凋亡。近年研究发现，骨组织内细胞凋亡速度对保持骨重建的平衡有着重要作用。成骨细胞和骨细胞的凋亡机制是最新提出的基本病理机制。细胞凋亡控制的分子机制是十分复杂的，21 世纪 80 年代后期通过分子生物学的研究，逐步阐明了许多基因的表达与细胞凋亡的关系。其中包括①Bcl-2 基因家族的研究；②人类 ICE/caspase 基因家族的研究；③TNF/Fas 基因家族的研究等。在细胞凋亡过程中，Bcl-2 起着重要的调节作用。Bcl-2 是研究最早的与凋亡有关的基因，是 B 细胞淋巴瘤/白血病 2（ B-cell lymphoma/Leukemia-2)的缩写形式,其基因编码一个 25～26ku 的蛋白质。Bcl-2 家族蛋白是机体内最重要的抑制凋亡的因子，主要位于线粒体膜内外侧、内质网、核膜。在凋亡抑制基因中，Bcl-2 通过改变细胞周期率，或通过激活抗氧化相关机制阻止细胞凋亡。研究证实多种因素诱导的成骨样细胞凋亡均与 Bcl-2 表达降低有关。

GC 具有调节细胞生长、发育、自身稳定和细胞死亡的作用，以维持机体组织细胞的平衡及其功能，是公认的细胞凋亡的诱导因素，早在 1980 年就有报道，近生理浓度的 GC 可致数种正常和肿瘤淋巴样细胞死亡。它以与细胞有丝分裂相反的方式，保持细胞死亡和增殖的平衡。GC 诱导的凋亡可分为三个阶段：①启动阶段，即 GC 通过其受体（GR）发生早期信号传递和基因表达谱的改变；②确认阶段，指凋亡信号与细胞存活信号交互作用以决定细胞是否发生凋亡；③效应阶段，为 caspase 和内核酸酶的活化，启动凋亡反应。实际上此三个阶段互相交叉，不能截然分开。GC 诱导细胞凋亡主要是通过其受体 GR 实现的，胞内 GR 是 GC 致凋亡作用的介导者，GR 拮抗剂 RU486 可抑制此作用。目前一般认为 GR 与 GC 反应元件（glucocorticoid response element，GRE）的特异性结合是 GC 诱导凋亡所必需的。在动物激素性骨坏死骨髓组织体外培养中，证实激素的作用主要是诱发成骨细胞和骨细胞凋亡，破骨细胞生成减少，骨组织生成减少，更新率降低，凋亡持续发展，引起股骨头坏死。刘慧松等在激素性骨坏死标本上观察到大量阳性骨细胞及骨髓细胞，应用 TUNEL 法检测，也发现上述标本细胞内出现大量棕黄色 DNA 片段，说明 DNA 有降解且碎片较规则。

2. SANFH与细胞因子

细胞因子（cytokine，CK）是指由免疫细胞和某些非免疫细胞经刺激而合成、分泌的一类具有生物学效应的小分子蛋白物质的总称。CK 能调节白细胞的生理功能、介导炎症反应、参与免疫应答和组织修复等，是除免疫球蛋白和补体之外的又一类免疫分子。一般认为，局部生长因子在骨组织形成和调节过程中起着主导作用，激素通过 CK 的作用引起骨质疏松症，进一步导致 SANFH。

（1）骨形成蛋白（bone morphogenetic protein，BMP）：是骨基质中的一种活性蛋白质，属于 TGF-β 超家族成员。在已报道的 40 种 BMP 中，研究最广泛并具成骨活性的是 BMP-2。众多研究已证实，BMP-2 不仅促进成骨细胞和其前体细胞的增殖、分化，还能诱导多潜能间充质干细胞分化成为成骨细胞。新近研究发现，BMP-2 还可通过下调甲状旁腺素（PTH），促进成骨细胞的终末分化。此外，BMP-2 还可诱导 OPG 的合成分泌，间接抑制破骨细胞的分化成熟。因此，其作用效应最终以成骨效应表现。骨形成蛋白是一种能够单独诱导间充质细胞向成骨细胞分化，在成骨细胞由前体到成熟的整个分化过程中，BMP-2 均是积极地参与组织方向分化的生长因子，是骨组织形成过程中最关键的调节因子。BMP 是近年来研究最深入的骨生长因子，能诱导机体内的间充质细胞不可逆地分化为软骨和骨细胞，将 BMP 植入软组织内，可异位诱导新骨形成。骨折后，骨愈合过程中，局部 BMP 的表达水平明显增高，且局限于骨折骨痂形成区，其作用明确可靠，可用来修复骨缺损，骨折不愈合或延迟愈合。骨形态蛋白 2（bone morphogenetic protein-2，BMP-2）在 SANFH 中表达明显受抑制，其抑制程度与用药时间和用药剂量呈正相关。

（2）白细胞介素（interleukin，IL）：为淋巴因子家族中的一类，IL-6 归属 gpl30 细胞因子家族，体内多种细胞均可分泌，它可上调成骨细胞/ST 细胞 RANKL 的表达，从而促进成骨细胞增殖、分化，提高成熟成骨细胞的活性，促进骨吸收。对去势大鼠骨髓基质细胞的体外培养发现，骨髓提取液 IL-6、TNF-α 含量升高，骨髓干细胞分化形成成骨细胞增加，且两者的变化趋势具有一致性。人体实验亦取得相同结果，即绝经后骨质疏松妇女血清 IL-6 和 TNF-α 水平明显高于绝经后非骨质疏松妇女，且 IL-6 和 TNF-α 水平与骨密度（BMD）呈负相关。在 IL 家族中，IL-1、IL-11、IL-23 对成骨细胞的分化及功能均具有促进作用；而 IL-4、IL-10、IL-13 对成骨细胞的分化及功能则具有抑制作用。值得注意的是，最近的两项研究报道结果颇具一致性，均提出 IL-6 对成骨细胞的分化成熟过程具有抑制作用。

（3）肿瘤坏死因子 α（tumor necrosis factor-α，TNF-α）：为 TNF 家族的重要成员之一，主要由单核-巨噬细胞合成，其主要作用是促进破骨细胞的功能活性。研究发现，TNF-α 不仅可通过促进 RANKL 的表达促进破骨细胞的分化成熟，还可通过非 RANKL 依赖途径直接诱导骨髓单核-巨噬细胞分化为破骨细胞。Zhang 等的研究还发现，TNF-α 与 RANKL 又可协同诱导 RANK 的表达，并经由 RANK 信号途径促进 RANKL 诱导的破骨细胞合成。此外，TNF-α 通过促进 c-fms 的表达直接刺激骨髓释放破骨细胞前体细胞。因此，TNF-α 不仅通过直接促进破骨细胞的增殖和功能，还通过上调 RANK、RANKL 的表达，提高 OC 的数量和功能活性。

（4）血管内皮细胞生长因子（vascular endothelial growth factor，VEGF）：血管生成对许多组织的发育、改建和愈合有重要作用。除了软骨、角膜和晶状体外，所有组织发育及修复均离不开血管生成，尤其是骨形成和骨改建。涉及内皮细胞增殖的血管生成可能受多种多肽生长因子调节，在已知的促血管生成因子中，VEGF 是唯一的分泌型蛋白，特异作用于内皮细胞促进其增殖，生成血管。血管生成为骨组织及周围软组织提供足够的养料和养分，参与肉芽组织形成，软骨痂内迅速形成的新生血管有助于提供前骨祖细胞。对于骨组织在软骨化过程中，缺血的软骨可能通过产生抗血管生成因子而阻止骨形成。VEGF 可以刺激体内新生血管的生长，增加血管通透性，对维持血管的正常状态和完整性具有重要意义。VEGF 在骨组织中一般水平较低，受激素的调控，特异作用于内皮细胞，在体内其生物学功能主要是促进血管形成。VEGF 可促进血管内皮细胞分泌胰岛素样生长因子 1 和内皮素 1 刺激成骨细胞生长。国外学者研究发现在内皮细胞表面有 GC 高亲和结合位点，地塞米松还可阻碍和破坏微血管向兔生长板软骨区侵入。而长期应用 GC，可抑制骨形成，引起骨量丢失，导致缺血性股骨头坏死。由此推测，GC 对 VEGF mRNA 表达的抑制，可能参与 GC 诱导骨代谢异常的病理过程。

3. SANFH 与 HIF-1α

在解剖特点上，骨组织是一个血供十分丰富的器官，其血流量占心排血量的 10%。在生理或病理情况下，骨组织和细胞缺氧经常存在，细胞对低氧应激是一种适应性反应。这一应激系统最关键的是发现了一组蛋白家族，称为低氧诱导因子（hypoxia inducible factor，HIF），HIF 是 1992 年由 Semenza 等发现的一种调节氧稳态的核心转录因子，是缺氧条件下广泛存在于哺乳动物和人体内的一种转录因子，在机体的生理和病理过程中起关键作用。HIF-1 由 α、β 两个亚基组成，其中 HIF-1β 为基础表达蛋白，而 HIF-1α 为氧调节蛋白，受到氧分压的严格调控。在常氧条件下，通过 pVHL 介导的泛素化蛋白酶体途径，HIF-1α 迅速降解；而在低氧条件下，HIF-1α 的降解受阻导致其在细胞核内积聚，从而使 HIF-1α 蛋白表达升高。HIF-1 是调节氧稳态平衡的主要调节因子，作用于所有细胞，对骨细胞缺氧同样产生调节作用。目前发现 40 多个基因受其调控，目前已知的 HIF-1 调控基因包括促红细胞生成素、VEGF、血红素氧合酶 1（HO-1）、转铁蛋白、转铁蛋白受体、葡萄糖转运蛋白 1（GLUT-1）和 GLUT-3、iNOS、酪氨酸羟化酶、糖酵解酶、肾上腺髓质素等。这些基因的表达产物涉及红细胞生成、能量代谢变化和血管发生、塑形及收缩反应等方面缺氧反应的调节。这些基因产物在血管形成重塑、葡萄糖和能量代谢、细胞增殖等方面发挥了重要作用。近年来有研究表明 HIF-1α 在严重缺氧时有促凋亡作用，Helton 等在成年大鼠脑缺氧研究中发现，剔除大脑 HIF-1α 基因后可引起凋亡基因表达水平下降，从而减少大脑细胞发生凋亡。GC 应用可引起全身骨质疏松，由于股骨头局部的解剖特点，一方面使股骨头关节面下的血流量减少；另一方面可造成干骺端至关节面下氧梯度的改变，在股骨头关节面下不仅存在严重缺氧，还有 GC 及其代谢产物聚集，使 GC 和低氧之间在这样一个局部微环境中相互作用，并对骨细胞和成骨细胞产生影响，因此，Zalavras 等认为骨坏死是骨质疏松在特定解剖位置的极端表现。

4. SANFH与Cbfα1

Cbfα1是近年来骨生物学研究中发现的重要因子，研究表明它是成骨细胞（osteoblast，OB）发生和分化的特异性转录因子，*Cbfα1*基因是骨形成的关键基因，调控成骨细胞发育、分化和骨的形成，对骨的形成及发育起着重要的作用。Cbfα1是决定间充质干细胞向成骨细胞分化的特异性转录因子，应用基因剔除小鼠模型发现，*Cbfα1*基因完全缺失的纯合子小鼠软骨内成骨及膜内成骨完全受阻，杂合子小鼠成骨细胞功能明显下降。遗传学研究表明，Cbfα1单个等位基因的突变是人锁骨颅骨发育不良综合征（cleidocranial dysplasia，CCD）的直接原因。有研究表明，Cbfα1不仅对成骨细胞的分化起着重要的调控作用，同时对已经分化的成骨细胞亦具有调控功能。Ducy等利用出生后分化的成骨细胞中过度表达Cbfα1 DNA结合区的转基因小鼠进行研究，结果发现表达过量显性失活的Cbfα1不但能抑制内源性的Cbfα1的功能，使已分化的成骨细胞合成和分泌骨基质的能力下降，而骨吸收则无影响，最终引起小鼠体内的骨量丢失。与此同时，还可使受Cbfα1调控的成骨基因表达量明显下降，进而影响骨桥蛋白、骨钙蛋白、骨涎蛋白的表达。也有研究表明Cbfα1与软骨细胞和破骨细胞的分化及骨吸收有关。Cui对激素诱导股骨头内骨髓间充质干细胞的成骨基因*ap2*及成脂转录基因*PPARγ2*表达增加，而成骨基因*Cbfα1/Runx2*表达减弱。表明骨髓干细胞在激素诱导下成脂分化，认为减少骨内血管化，可导致骨坏死的形成。

5. 骨蚀灵胶囊现代药理学研究

以往文献报道已经证实GC长期的、大剂量的冲击疗法应用于红斑狼疮、视神经炎、过敏性哮喘、特发性血小板减少性紫癜等常见疾病，是非创伤性股骨头坏死主要危险因素。在SARS治疗中，多数患者使用了大剂量甲泼尼龙等激素，这些患者成为SANFH发病的高危人群。课题组从2003年开始，以传统中医学"治未病"理论为指导思想，以现代医学研究方法为手段，从不同视觉探讨了中药制剂骨蚀灵胶囊对SANFH的防治效果及作用机制。

中药制剂骨蚀灵胶囊在辨证论治的基础上，合理搭配，科学配伍，作用全面，现代中药药理学研究也证实该方剂组成药物有直接或间接治疗SANFH的作用。活血化瘀药丹参具有调节血液流变学特性，增加毛细血管开放、扩张微动脉、增加微循环的血流量，来调节TXB_2和前列腺素E_2（PGE_2）的平衡，抑制内皮素的产生，有抗凝、促进纤溶、抑制血小板聚集、抑制血栓形成的作用。能降血脂，抑制家兔实验性冠状动脉大分支粥样斑块的形成。能提高机体耐缺氧的能力，提高超氧化物歧化酶的活性，减轻组织对缺血再灌注损伤的作用，促进组织修复，加速骨折的愈合。白芍所含的芍药苷有较好的解痉作用，并有一定的镇静、镇痛、降压、扩张血管的作用。红花是中国传统的活血化瘀名药，红花黄色素为红花主要水溶性成分，是红花的主要活性成分，有抗血栓、抑制血小板聚集、抗氧化等作用。红花黄色素对内源性和外源性凝血有明显的抑制作用，可显著延长凝血酶原时间和凝血时间，对凝血过程诸多环节如血小板黏附、血栓形成和纤维蛋白交联等有抑制作用。川芎所含的川芎嗪能抑制血管平滑肌收缩，增加脑和肢体的血流量，降低外周血管的阻力，能抑制血小板聚集，预防血栓形成。自然铜的主要成分是铁和铜，前者是血红蛋白的组成成分，可促进血液的输氧，后者是某些酶的激活物质，铜借助这类酶对成骨细胞起着激活作用。自然铜中还含有钙、磷、锰、锌等微量元素，目前已明确这些元素有促进成骨作用。动物实验还证实单味活血化瘀药（或其有效成分）有明显的防治 SANFH 的效果。齐振熙等应用不同中药对防治 SANFH 疗效进行比较，实验证明活血化瘀中药能明显降低血黏度，降低血清胆固醇和 TG 的水平，提高血清钙的含量和钙磷乘积水平，明显减轻骨钙丢失和骨基质合成减少的程度，降低骨细胞坏死、骨小梁变细和髓内脂肪细胞肥大的病变程度，优于渗湿化痰和补肾壮骨类中药。

（二）研究方法

1. 实验动物分组

54 只日本大耳白兔适应性喂养 2 周后，精确称重，以随机数字表法将实验兔随机分为 3 组。Ⅰ组为空白对照组，12 只；Ⅱ组为模型组；Ⅲ组为治疗组。Ⅱ、Ⅲ两组共 42 只，两次马血清注射过程中死亡 6 只，两次血清注射后再将注射马血清的家兔随机分配至Ⅱ、Ⅲ组中，每组 18 只，三组动物体重经 t 检验差异无统计学意义（$P>0.05$）。

Ⅰ组：空白对照组（简称空白组），12 只。

Ⅱ组：糖皮质激素组（简称模型组），18 只。

Ⅲ组：中药制剂骨蚀灵胶囊组（简称治疗组），18 只。

2. 动物模型的建立及处理措施

（1）动物模型的建立方法：模型组和治疗组每只第一次经耳缘静脉注射马血清 10mL/kg，间隔 3 周。第二次按 6mL/kg 剂量再注射马血清 1 次，间隔 2 周，然后分别按 45mg/kg 连续给药 3 天，腹腔注射甲泼尼龙 3 次，注射激素期间各组家兔均臀肌内注射青霉素每只 8 万 U 抗感染。空白组与模型组和治疗组在相同时间点于耳缘静脉和臀肌注射等量生理盐水作为对照，激素注射 4 周、8 周后分别处死全部动物。

（2）给药：根据标准体重动物的公斤体重剂量换算公式，换算人-兔的生药量。于激素注射结束后第二天开始，按人与兔体表面积换算出的用药量开始灌胃给药。空白组和模型组应用蒸馏水进行空腹灌胃，每 2 日给药 20mL。治疗组给予骨蚀灵胶囊粉末 8.16g/kg，相当于生药 2.04g/kg，用蒸馏水调成混悬液 20mL，空腹灌胃给药，每 2 日 1 次。根据体重变化调整用药剂量，造模及给药期间均未给文中所述之外的其他药物。

3. 实验动物观察和指标检测

（1）一般状况检查：所有家兔造模前及每周灌胃前测空腹体重，并观察家兔的精神状况，活动情况，进食、排泄、毛色、有无体表感染、存活情况等，实验动物每周称体重，观察体重的变化。

（2）影像学观察

1）X 线检查：8 周时各组动物处死前一天，应用水合氯醛在轻度麻醉状态下，摄髋部正位及蛙式位 X 线片，观察各组家兔髋关节结构及骨质变化。

2）MRI 检查：8 周时各组动物处死前一天，应用水合氯醛在轻度麻醉状态下，行双侧股骨头 MRI 扫描，观察各组家兔髋关节的结构变化。

3）病理组织学观察：HE 染色后光学显微镜观察。将已制好的石蜡切片充分（60℃恒温箱）烘烤 6 小时，常规 HE 染色在光镜下观察，并进行显微摄影。股骨头缺血坏死诊断标准为骨小梁出现空骨陷窝或骨细胞核固缩、溶解或消失，同时伴有周围骨髓坏死。

4）免疫组化：对免疫组化切片进行光镜下观察，并进行显微摄影。观察阳性细胞主要集中及表达部位。

5）细胞凋亡检测：采用 TUNEL 法检测。

4. 取材和标本制作

（1）取材前准备：于取材前两天进行取材前准备，配制 1‰DEPC（1mL DEPC 加入1L PBS 后过夜，高压灭菌），4% 多聚甲醛（含 1‰DEPC），0.02mol/L PBS（磷酸盐缓释液）；取材时准备无菌一次性手术单；手术器械（每一只实验动物各备一套器械，经高温高压消毒）；标本瓶（经硫酸过夜，流水冲洗 3 遍，蒸馏水冲洗 3 遍，置于180℃烘箱中 2 小时。瓶塞经 5%NaOH 中过夜冲洗后高温高压灭菌）；15%EDTA（含1‰DEPC）脱钙液。

（2）取材：取含 DEPC 的 4% 多聚甲醛固定液分装各标本瓶中后备用。在最后一次激素注射后 4 周和 8 周末进行取材，用戊巴比妥钠静脉注射麻醉生效后，备皮，消毒，固定动物，严格无菌手术下，迅速取出双侧股骨头，用 DEPC 水配制的 PBS 溶液冲洗，肉眼观察后，PBS 溶液再次冲洗后，截取一侧股骨头进行固定脱钙，置于 4% 多聚甲醛固定液中固定 3 天。另一侧股骨头取材后迅速投入液氮中，用于 RT-PCR 及 real-timeQ-PCR 的检测，取材完毕后，处死实验动物。

（3）石蜡切片的制作

1）载玻片的准备：将载玻片洗刷后浸酸过夜，流水冲洗 3 遍，蒸馏水冲洗 3 遍，将 1mg 多聚赖氨酸溶入 10mL 灭菌的去离子水，均匀涂布于载玻片，晾干后备用。

2）石蜡包埋：标本固定后用 15%EDTA（含 1‰DEPC）脱钙液充分脱钙。每 5～6天更换脱钙液一次，观察骨标本表面颜色并用物理法测定其脱钙程度，直到满意为止。脱钙满意后用 1‰DEPC 水反复冲洗去除 EDTA；将标本切片后装入标本夹中，经梯度乙醇（含 1‰DEPC）（70%A×12 小时–80%A×12 小时–90%A×2 小时–95%A×2 小时–100%A×2 小时–100%A×2 小时），100% 正丁醇脱水 4 天；脱水后用二甲苯透明，浸泡 2 小时 2 次；取出后浸入石蜡（恒温 60℃）中 10 分钟，更换石蜡浸泡 2 小时；石蜡凝固后取出蜡块。

3）切片的制作：用轮转式组织切片机将组织切片（切片厚度为 5μm）后置于蒸馏水中，载玻片捞起后 60℃恒温箱烘烤过夜，石蜡切片制备完成。

5. HE 染色方法

（1）将石蜡包埋的标本进行连续切片（5μm），切片入二甲苯Ⅰ加温 10 分钟，然后

44

入二甲苯Ⅱ加温 10 分钟。

（2）依次放入 85%、90%、95%、100%乙醇内各 5 分钟，蒸馏水浸 5 分钟，流水冲洗。

（3）放入苏木素液内染色 10 分钟，水洗。

（4）2%盐酸乙醇分化 10 秒左右，蒸馏水浸 5 分钟，水洗。

（5）放入 1∶500 的氨水至切片变蓝为止，水洗。

（6）放入 1%伊红内染色 5 分钟，水洗。

（7）依次放入 80%、95%、100%乙醇内各 5 分钟。

（8）放入二甲苯Ⅲ、二甲苯Ⅳ5～10 分钟。

（9）用光学树胶封固。

（10）光镜下观察骨组织、骨髓组织变化、骨组织内血管内皮细胞的变化，以及骨膜、软骨组织、骨小梁、造血组织的变化，并摄片。

6. GR 和 HIF-1α 免疫组化染色方法（二步法）

应用二步法免疫组织化学技术检测 SANFH 骨组织中 GR 和 HIF-1α 的表达。将脱钙成功的部分股骨头常规脱水、浸蜡、包埋后，连续切片（厚 5μm），用来进行 GR 和 HIF-1α 免疫组化染色。

（1）将已清洗的载玻片进行处理，将洗净的玻片放入 1∶50 比例丙酮稀释的 APES 液（防脱片剂）中，停留 20～30 秒，取出，稍停，再放入蒸馏水中洗去未结合的 APES 液，置通风橱中晾干即可。石蜡切片裱于干净载玻片上，60℃烤片机烤片过夜。

（2）切片二甲苯脱蜡 5 分钟×4 次，85%、90%、95%、100%乙醇各 5 分钟。

（3）3%过氧化氢去离子水室温孵育 10 分钟，以消除内源性过氧化物酶的活性，降低非特异性背景染色。

（4）蒸馏水冲洗，PBS 浸泡 5 分钟。

（5）将切片放入盛有柠檬酸盐缓冲液的容器中，置微波炉内加热，温度保持在 92～98℃，抗原热修复 10 分钟，取出容器，室温冷却 20 分钟。7%正常羊血清封闭，室温孵育 30 分钟。

（6）倾去血清，滴加兔的 GR 和 HIF-1α 一抗多克隆抗体，工作浓度为 1∶50，4℃过夜。

（7）PBS 冲洗，5 分钟×3 次。

（8）滴加二抗，37℃孵育 30 分钟。

（9）PBS 冲洗，2 分钟×3 次。

（10）滴加 100μL 新鲜配制的 DAB 液，光镜下观察显色效果，5～10 分钟后蒸馏水洗涤终止显色，苏木素复染，乙醇脱水，二甲苯透明，中性树胶封片。

7. 细胞凋亡检测（TUNEL 法）

（1）石蜡切片于 60℃烤箱内烘烤 4 小时；60℃二甲苯脱蜡 10 分钟，室温二甲苯脱蜡 7 分钟。100%、95%、80%、75%乙醇依次脱水 2 分钟。

（2）切片用蒸馏水洗 3 分钟至玻片清洁透明；0.01mol/LPBS 漂洗 5 分钟 × 3 次。

（3）蛋白酶 K（20μg/mL 溶于 Tris/HCl 中，pH7.4～8.0），室温孵育 25 分钟。0.01mol/LPBS 漂洗 5 分钟 × 3 次。

（4）0.3%H_2O_2-甲醇液，室温 30 分钟。0.01mol/LPBS 漂洗 5 分钟 × 3 次。

（5）0.1%Triton X-100（0.1%柠檬酸钠配制）4℃（冰上）2 分钟。0.01mol/LPBS 漂洗 5 分钟 × 3 次。

（6）滴加非免疫动物血清，室温孵育 10 分钟，甩干；滴加酶溶液（TdT）及标记核苷酸溶液（FITC）标记的核苷酸混合反应液 50μL，37℃恒温培养箱 60 分钟；0.01mol/LPBS 漂洗 5 分钟 × 3 次。

（7）滴加转换剂——过氧化物酶（POD）液 50μL，置于 37℃恒温培养箱 30 分钟；0.01mol/LPBS 漂洗 5 分钟 × 3 次。

（8）配制新鲜 DAB 显色剂，每张切片加 50～100μL 显色剂，光镜下控制染色 3～10 分钟。自来水充分冲洗，终止显色。

（9）苏木素轻度复染（约 10 秒），流水冲洗 5 分钟，上行乙醇脱水，二甲苯透明，中性树胶封片。

8. 图像分析及统计学处理

（1）图像分析

1）观察空骨陷窝数：随机任选 5 个高倍视野（400 倍），每个视野计数 50 个骨陷窝，计空缺的骨陷窝数，求出空缺的骨陷窝占正常骨陷窝的百分数，即平均骨陷窝空虚率（%）。

2）细胞凋亡检测：按细胞凋亡检测试剂盒说明的方法进行。以 TUNEL 染色阳性细胞着色定位于胞核内，呈棕褐色或棕黄色，少数胞质内出现阳性颗粒，否则视为假阳性着色。每张切片随机选 10 个高倍镜视野（放大 400 倍），每个区域计数 50 个骨细胞，计算凋亡细胞指数（凋亡细胞数/视野中细胞总数）。

（2）统计学方法：GR 和 HIF-1α 的表达数据处理，采用 SPSS11.5 进行统计，所有资料均用均数 ± 标准差（$\bar{x} \pm s$）表示，各组数据组间比较使用 One-way ANOVA 方法统计，两组均数之间的比较应用 t 检验，多个均数之间的比较应用 S-N-K 检验，计数资料应用 χ^2 检验，$P<0.05$ 说明统计学差异有显著性。

（三）结果分析与讨论

1. 形态观察结果

（1）空白组：毛色光亮，活动活跃，食欲良好，二便正常，体重逐渐上升，抓取时反抗激烈，股骨头外观无改变，骨质坚硬，软骨组织致密而有光泽。

（2）模型组：日渐消瘦，皮下脂肪逐渐消失，毛发干枯无光泽，大量脱毛，双眼略带晦暗，活动少，反应迟钝，个别单侧后肢出现跛行趴伏现象，抓取时无反抗，二便量少偶可见便质稍稀，股骨头外观无明显改变，可见瘀斑，但骨质松脆，软骨组织色晦暗，易切取。

（3）治疗组：毛色较空白组略暗，较模型组光亮。该组家兔食量略低于空白组，体重略下降，但仍能保持每天正常饮食，其体重下降趋势较模型组缓慢，平均水平少于模型组，活动灵活，精神正常，双眼有神，反应较好，抓取时能反抗，皮下脂肪多于模型组，脱毛量少，二便量相对稳定，骨质硬度明显好于模型组。

2. 影像学检查结果

（1）X 线检查

1）空白组：腰骶椎及双侧股骨干骺端骨质致密，双侧股骨头骨质均匀，骨小梁清晰，未见变化，关节间隙正常。

2）模型组：腰骶椎骨小梁稀疏，出现斑片状骨质疏松区。双侧股骨头外形无变化，密度相对高，密度略不均匀，股骨颈及粗隆下出现大范围骨小梁缺少区，关节间隙不窄。

3）治疗组：腰骶椎骨质致密，双侧股骨头外形无变化，双侧粗隆下有少量骨小梁缺损区，股骨头致密，密度均匀，关节间隙正常。

（2）MRI 检查

1）空白组：双侧股骨头表面光滑，形态规整，双侧髋关节骨质信号无异常，关节间隙无狭窄。

2）模型组：双侧股骨头表面毛糙，双侧股骨头形态不对称，双侧关节囊内可见重度条状液样信号，关节间隙变窄，双侧股骨头信号不均匀，扫描示冠状位T1WI 上可见股骨头边缘斑片状低信号，FASTIR 序列见稍高信号影，周围软组织略有肿胀。

3）治疗组：双侧股骨头表面光滑，形态规整，双侧关节囊内可见微量水样信号，关节间隙无变窄，双侧股骨头信号均匀，周围软组织信号正常，纹理清晰。

3. 股骨头病理组织学变化

（1）空白组：骨膜完整光滑，骨皮质质地均匀，软骨细胞排列整齐，骨小梁致密，软骨厚度正常、骨细胞排列整齐均匀，形态正常，软骨下血管较多，空骨陷窝形态规则，分布均匀，股骨头内骨质均匀，骨髓腔内有大量造血细胞，脂肪细胞分布均匀，血管较多。空白组骨陷窝的变化不明显。

（2）治疗组：骨膜较完整光滑，有光泽，骨皮质质地较均匀，软骨细胞有增生，骨小梁厚度变薄，其间填充脂肪较少，形成网状，周围可见大量成骨细胞，新生血管较多，内皮细胞增生，骨陷窝较少，骨髓内有较多造血细胞，脂肪细胞形态基本正常，分布均匀。

（3）模型组：骨膜不完整，软骨表面无光泽，软骨厚度明显变薄，厚薄不均匀，骨皮质变薄，厚度不均匀，骨小梁数量减少，变细疏松，并有断裂，骨细胞减少，软骨下血管减少，空骨陷窝形态不规则，骨髓腔相对增大，造血细胞数量减少，网状结构稀疏，脂肪细胞体积增大，8 周时增大较明显，血管减少。

空骨陷窝变化特点：骨细胞位于骨陷窝内，随着时间的推移，空白组骨陷窝的变化

47

不明显，治疗组和模型组的骨陷窝均呈增加的趋势，在 8 周时各组的空骨陷窝数最多，达到高峰。在相同时间点，模型组的空骨陷窝多于治疗组。治疗组和空白组空骨陷窝数比较差异有统计学意义（$P<0.05$），模型组和空白组比较差异有统计学意义（$P<0.01$），治疗组和模型组比较差异有统计学意义（$P<0.05$）。

4. 骨蚀灵胶囊对SANFH股骨头骨组织细胞凋亡的影响

细胞死亡有坏死（necrosis）和凋亡（apoptosis）两种形式，两者之间有显著差别。细胞坏死是比较强烈的有害刺激或细胞内环境严重紊乱而致细胞被动性死亡的方式，死亡细胞的质膜（细胞膜、细胞器膜等）崩解、组织自溶（坏死细胞被自身的溶酶体消化），可诱发局部炎症反应以致组织细胞损伤进一步加重。细胞凋亡是一个形态学名称，是指细胞在基因控制下一种有序的死亡方式，它是细胞衰老、死亡的一种主动过程，是按着一定的程序进行的，是细胞程序性死亡的一种类型。整个凋亡过程没有细胞内容物的外漏，因而不伴有局部的炎症反应，所以股骨头缺血性坏死的病理表现显然和通常意义上的坏死不同。Weinstein 等研究发现，SANFH 以骨细胞和成骨细胞凋亡为特征，这与股骨颈骨折、酒精性股骨头坏死及镰状细胞贫血所引起的骨坏死不同。Kabata 等在兔子身上验证了凋亡与骨坏死的关系，认为在激素性骨坏死的早期，细胞死亡主要是通过凋亡进行的。Eberhardt 等指出大剂量应用激素引起细胞活性改变，凋亡是激素性骨坏死的首要变化。当骨细胞凋亡广泛发生时，尽管血管无明显变化，但是骨坏死已经发生。骨细胞来源于成骨细胞，其胞质突起在骨小管内伸展到基质中，将相邻骨细胞和骨小梁表面的骨衬细胞连在一起，形成网络完成各种功能。激素引起骨细胞凋亡，骨细胞凋亡累积形成不可修复的损害，将干扰骨细胞网络的机械感觉功能，使骨细胞机械敏感性缺失，在负重情况下导致负重区骨小梁碎裂，发生细微骨折，由于不能及时进行骨重建和修复，逐步发展为骨髓水肿和骨坏死，最终导致股骨头塌陷。Silvestrini 等研究指出，细胞内激素受体浓度受多个因素影响，特别是增生阶段细胞比起其他时相的细胞对激素更敏感，可以设想在关节软骨下的细胞，由于受机械损伤的影响处于增生状态，因而更易对激素产生反应，发生凋亡。

本实验采用的 TUNEL 法是原位检测细胞凋亡最为敏感、快速、特异的方法。从实验结果分析，模型组家兔的 TUNEL 阳性细胞数随着不同时间点的变化而逐渐增加，细胞凋亡的发生是类似瀑布式的进程，不因激素的停用而细胞凋亡停止。从表达部位来看，治疗组和模型组的 TUNEL 阳性细胞主要表达在软骨下骨，表明该处是股骨头坏死最早期的病变，在相同时间点，治疗组与模型组比较，TUNEL 阳性细胞明显低于模型组，两者比较有统计学意义（$P<0.05$），说明中药制剂骨蚀灵胶囊能抑制早期 SANFH 细胞凋亡的发生，从而起到防治作用。

5. 骨蚀灵胶囊对SANFH股骨头骨组织Bcl-2 mRNA表达的影响

目前，越来越多的学者发现，激素与 *Bcl-2* 基因有关，其编码的 Bcl-2 蛋白通过阻断细胞凋亡信号传递系统的最后共同通道而抑制细胞凋亡，从而促进细胞成活，成为重要的细胞生成基因。Tsuji 研究了导致凋亡过程中的基因表达，发现在低氧状态下细胞更容易凋亡。他还发现在低氧并伴有高剂量激素状态下诱导细胞凋亡的 *p53*、*Bax* 基因和抑制凋亡的 *Bcl-2*、*MDM2* 基因均下调，而在氧正常情况下，高剂量的激素可使 *Bcl-2* 基因上调，他认为在低氧状态下应用高剂量激素更易引起凋亡。Zalavras 等也认为股骨头等特殊部位的细胞凋亡是激素和缺氧共同作用的结果。有学者发现，缺氧短期内上调 Bcl-2，而较长时间缺氧则使之下调，加速凋亡进程，而转染 *Bcl-2* 基因能抑制缺氧诱导凋亡的发生。Bcl-2 作为凋亡抑制蛋白，在一些模型中能抑制 MPT 孔开放，阻抑 cyt-C 及凋亡诱导因子（apoptosisinducingfactor，AIF）释入胞质。Bcl-2 高表达可以完全阻断复氧期间 cyt-C 释放及 caspase-3、caspase-9 活化而阻止凋亡发生，即使在缺氧的情况下，Bcl-2 高表达也能保持缺氧/复氧细胞线粒体成分完整，促使复氧期间利用底物而促进 ATP 再生。内质网、线粒体外膜等是 ROS 产生的重要部位，Bcl-2 存在于这些部位，研究证实，Bcl-2 可阻止活性氧簇（reactive oxygen species，ROS）生成、拮抗 H_2O_2 等多种氧化剂诱导的细胞凋亡，这些氧化剂在低浓度时主要通过凋亡途径杀死细胞。细胞凋亡与 Ca^{2+} 从内质网流入胞质有关，Bcl-2 也能阻止这种钙流而阻抑凋亡发生。本实验中运用 RT-PCR 方法，观察不同时间点家兔股骨头 Bcl-2 mRNA 的表达，由于 Bcl-2 是细胞凋亡的上游调控因子，通过 Bcl-2 mRNA 表达的变化可以进一步探讨细胞凋亡发生的原因。治疗组和模型组 Bcl-2 mRNA 随不同时间点的变化而逐渐降低，治疗组和模型组比较差异有统计学意义（$P<0.05$），治疗组表达高于模型组。说明骨蚀灵胶囊能通过促进 Bcl-2 mRNA 的表达增加，从而抑制细胞凋亡的发生，延缓早期 SANFH 的病理进程，从而防治股骨头坏死。

（四）研究结论

（1）中药制剂骨蚀灵胶囊可以减少早期 SANFH 空骨陷窝的发生，促进成骨，加快骨组织修复。

（2）中药制剂骨蚀灵胶囊可以抑制早期 SANFH 细胞凋亡的产生，促进早期 SANFH 骨组织中 Bcl-2 mRNA 的表达。

（3）中药制剂骨蚀灵胶囊能够改善 SANFH 早期缺血低氧状态。

（五）问题与展望

（1）SANFH 发病隐匿，早期很难发现并往往被忽视，随着病情的发展，患者关节功能受限，继续发展可导致股骨头坏死塌陷，发展为骨性关节炎，失去治疗的最好机会，使本病成为不可逆的损害，对患者的身心造成了较大的创伤，严重影响患者的生活质量和劳动生活能力。

（2）人们在各种致病学说的指导下，对 SANFH 进行了一些有效的治疗，如通过降血脂、降低血液黏度、抗凝、钻孔减压（增加静脉回流，降低髓内压）、转子间截骨（增加股骨头的包容度，降低负重）、血管束植入等措施，均取得了较好的疗效，但尚有许多疑问有待进一步探索。

（3）近年来，中医药对 SANFH 的研究已取得了可喜的成绩，体现了根据中医传统理论，结合现代医学对 SANFH 发病机制的研究，对药物及不同治法开展动物实验研究，一般认为补肾、活血、祛痰湿中药防治 SANFH 有效，但因为 SANFH 的病理机制较复杂，所以使用单一药物防治 SANFH 有一定的局限性，联合药物治疗 SANFH 的方法报道尚少；中药复方治疗有很好的疗效，但是中药成分繁杂，药效学研究有一定困难，因此合理的配伍及组方显得尤为重要。

（4）目前对该病的治疗以人工关节材料的研究较多，由于种种原因对该病的早期诊断及防治未引起足够的重视。在发生股骨头塌陷前是治疗该病的黄金时期，根据中医学"治未病"的理论，采用积极的预防措施，早期诊断、早期治疗是防治本病的关键。

三　GR 表达与 SANFH 的关系及中药干预作用机制的研究进展

（一）相关研究

股骨头坏死被认为是骨科三大难题之一，造成股骨头坏死的原因很多。目前认为该病与激素、酒精、创伤或其他多种疾病有关。在众多因素中，GC 已被作为导致股骨头坏死的首位原因，国内外学者对其发病机制进行了多方面研究，但确切的发病机制仍未清楚，提出多种假说，具体内容如下。

1. 骨细胞脂肪变性

在大量 GC 作用下，股骨头骨细胞胞质内小脂滴逐渐增大，形成巨大脂滴泡，挤压骨细胞核靠边，导致细胞膜不连续而细胞解体。Humphreys 等观察到，在光镜下尚未见到明显的骨髓异常改变前，应用 GC 的肾移植患者同健康人相比，股骨头软骨下骨已有明显骨细胞消失。据此其认为 GC 引起骨细胞内脂肪积蓄，细胞肿胀、死亡，这个机制是骨细胞消失的原因。

2. 脂肪栓塞学说

在接受 GC 治疗的各种不同疾病患者身上可发现多种组织发生脂肪栓塞的证据。脂肪栓塞阻碍局部血液灌注，栓子溶解的产物引起局部炎症反应，进而加剧局部组织的损害。当骨内脂肪栓塞时可导致骨坏死。王坤正等还对 SANFH 进行了扫描电镜观察，发现骨细胞质中有脂滴，可见核膜溶解，染色质浓集，脂肪细胞异常肥大，常可见压迫小静脉，使受压处静脉管腔变窄，造成静脉血流不畅。

3. 微血管损伤学说

GC 的应用可引起高脂血症，血中 FFA 含量增高可损害血管内皮细胞的结构和功能，甚至造成严重的血管壁病变。王坤正等采用墨汁动物灌注，观察了 SANFH 微血管形态和密度，结果显示股骨头血管充盈不良，近关节端最为明显，毛细血管稀疏区域和无毛细血管区域明显增多，单位面积内毛细血管密度明显下降。

4. 血管内凝血学说

GC 通过抑制单核-吞噬细胞系统，降低了单核-吞噬细胞的纤维蛋白溶解活性，也能引起血液的高凝血及低纤溶状态。尹良军等动物实验亦证实血液高凝、低纤溶是产生骨内微循环血栓形成的因素。继发性纤溶导致的血流再通可引起细胞内及细胞间水肿等再灌注损伤，引起显微灶性出血而进一步损害髓内灌注。激素使血小板增多，导致血液呈高凝状态，引起静脉血栓形成。

5. 骨内压增高学说

GC 可使体内脂代谢紊乱，出现高脂血症，骨髓内脂肪组织增生，脂肪细胞肥大。仅脂肪细胞的肥大就能增加髓内脂肪体积的 25%～28%，这样在股骨头有限的空间内必然会造成骨内压升高，骨内血窦、毛细血管受压，骨细胞缺血缺氧而发生坏死。Wang 和 Solomon 等发现应用激素后股骨头的脂肪含量增加 24%，脂肪细胞直径为对照组的 112 倍，使血管床窦状隙明显受挤压，骨内压升高，髓腔静脉血淤积，这种现象存在于临床前期和放射学前期，提示在发病机制上起重要作用。

激素致股骨头坏死的发病机制虽然尚未清楚，但激素作为股骨头坏死的主要致病因素已经十分明确。长时间连续或间断地应用激素都可能造成股骨头坏死，而且往往造成双髋关节的股骨头坏死，且致残率更高。

临床上在器官移植、系统性红斑狼疮、类风湿关节炎、皮肌炎、多发性肌炎、SARS 等疾病的治疗中，往往需要长期、大量地应用激素类药物，结果部分患者出现股骨头坏死，特别是在对 SARS 患者的大量激素治疗后，股骨头坏死的发生率更是惊人。陈伟衡等对 86 例经激素治疗后痊愈的 SARS 康复患者的病史、临床表现、体征，以及相关影像和生化检查资料，进行统计、分析和总结，结果显示，86 例患者中，确诊为股骨头坏死 46 例，发病率达 53.5%。沈凌汛等回顾性调查了 474 例系统性红斑狼疮患者和 136 例因各种原因发生股骨头坏死的骨科住院患者，所有系统性红斑狼疮患者都有完整的病历记录，包括临床表现、激素的每日用量和疗程等。对病程在 1 年以上的 262 例系统性红斑狼疮患者中的 28 例股骨头坏死患者的临床资料和 234 例非股骨头坏死患者进行了比较，并和 35 例皮肌炎/多发性肌炎患者进行了对比分析。结果显示，474 例系统性红斑狼疮患者中的股骨头坏死患病率为 5.91% 和皮肌炎/多发性肌炎组为 5.71%。GC 引起脂肪代谢紊乱学说为 SANFH 的预防和早期治疗提供了新的理论思路。1991 年 Maruno 等首次报道降脂药物克利贝特对接受 GC 处理的兔骨细胞的作用。克利贝特显著减轻 GC 引起的高脂血症，减轻肝脂肪变性。

目前类似研究集中在疗效更强、不良反应更小的降脂药物应用中。其中他汀类降脂药物为 HMG-CoA 还原酶抑制剂，被广泛应用于临床，证明对高胆固醇血症有明显疗效。Cui 等对培养细胞应用 GC 的同时加用洛伐他汀，可有效阻止骨髓多能干细胞向脂肪细胞分化，抑制骨母细胞表达特殊基因 422（API），而不影响骨母细胞正常分化为成骨细胞。洛伐他汀还拮抗 GC 对成骨细胞基因表达的抑制效应，恢复骨基质的正常分泌。Cui 等进一步在 GC 诱导的鸡股骨头坏死模型上验证降脂药的效用。单用激素组观察到股骨头软骨下骨坏死、吸收，脂肪细胞增生。激素和洛伐他汀联用组股骨头内脂肪细胞增生程度轻微，没有发现骨坏死。这些研究强烈提示通过使用药物纠正机体脂肪代谢紊乱，可能预防 GC 诱导的股骨头坏死发生，使非手术疗法的前景更加乐观。

Silvestrini 等研究指出，细胞内激素受体浓度受多个因素影响，特别是增生阶段细胞比起其他时相的细胞对激素更敏感。

（二）研究方法

1. 骨组织RNA抽提准备

（1）创造一个无 RNA 酶的环境：其一，避免外源性 RNA 酶的污染（主要来源于操作者的手、试验器皿和试剂）；其二，尽量抑制内源性 RNA 酶的活力（主要来源于样品的组织细胞）。RNA 酶是一类生物活性非常稳定的酶类，它耐热、耐酸、耐碱。蛋白质变性剂可使其暂时失活，但变性剂去除后又可恢复活性。RNA 酶的活性不需要辅助因子，二价金属离子螯合剂对它的活性无任何影响。因此，在提取 RNA 时应尽量减少 RNA 酶对 RNA 的降解作用。

（2）消除外源性 RNA 酶污染的措施：在整个操作中操作者应戴口罩和手套；操作过程应在洁净的环境中进行。空气中灰尘携带的细菌、真菌等微生物也是外源性 RNA 酶污染的一条途径；玻璃器皿常规洗净后，应用 0.1%DEPC 浸泡处理，再用双蒸灭菌水漂洗几次，然后高压灭菌去除 DEPC，最后 250℃烘烤 4 小时以上或 200℃干烤过夜；塑料器材使用灭菌的一次性塑料用品。Eppendorf 管、Tip 头用新的，临用前要进行高压灭菌；所有溶液应加 DEPC 至终浓度为 0.05%～0.1%，室温处理过夜，然后高压处理以去除残留的 DEPC；所有化学试剂应为新鲜包装，称量时使用干烤处理的称量勺。所有操作应在冰浴中进行，因为低温条件可减低 RNA 酶的活性。

（3）抑制内源性 RNA 酶污染的措施：细胞裂碎的同时将 RNA 酶释放出来，这种内源性的 RNA 酶是降解 RNA 的主要危险因素之一。因此原则上要尽可能早地去除细胞内蛋白，加入 RNA 酶抑制剂，力争在提取的起始阶段对 RNA 酶活力进行有效抑制。

2. 骨组织总RNA抽提

（1）兔股骨头的研磨、匀浆：从液氮中取出股骨头，迅速置于无菌的研钵中，倒入液氮，迅速研磨，待其研成粉末状后，将粉末转入离心管，以 1mL TRIZOL 试剂加入该管，剧烈摇晃震荡 2 分钟后，室温下静置 5 分钟。

（2）相分离：加入氯仿 200μL，剧烈摇晃振荡 1 分钟，静置 5 分钟后，4℃离心 12 000r/min，15 分钟。离心后管中液体分为 3 层：上层为无色透明的水相，RNA 即留存于此相中；蛋白质保留于下层的酚-氯仿相中；DNA 保留于上下两层间的中间层。

（3）RNA 沉淀：将上层水相转移至另一离心管中，加入 0.5mL 异丙醇，室温下静置 10 分钟后，4℃离心 12 000r/min，10 分钟。

（4）RNA 洗涤：弃去离心后的上清液，用 75%乙醇 1mL 将 RNA 沉淀洗涤，20℃静置 15 分钟。继之以 4℃离心 7500r/min，5 分钟。

（5）RNA 再溶解：弃上清，以 DEPC 水 200μL 再溶解 RNA 沉淀，振荡混匀后 65℃加热 15 分钟。将提取出的 RNA 备用或于 20℃保存。

3. 骨组织总RNA纯化

（1）60℃加热 RNA 样品 15 分钟，后冰浴 10 分钟。

（2）每管加入 10×buffer（DNase Ⅰ）10μL，4μL DNase Ⅰ，1μL 抑制剂（inhibitor）（40U/μL），37℃水浴 30 分钟。

（3）加入 4μL DNase Ⅰ，37℃水浴 30 分钟。

（4）加入 800μL TRIZOL 后混匀，室温下静置 5 分钟。

（5）加入 200μL 氯仿，混匀，室温下静置 5 分钟。

（6）4℃离心 12 000r/min，15 分钟。

（7）将上清转入另一 EP 管中，加入 500μL 的 100%冰乙醇，摇匀。−20℃冰箱中静置 30 分钟。

（8）4℃离心 12 000r/min，10 分钟弃上清。

（9）加入 500μL 的 75%乙醇（DEPC 水配制），混匀，室温下静置 10 分钟。

（10）4℃ 7500r/min，5 分钟，弃上清。

（11）将 RNA 沉淀于真空状态下 45℃干燥 5 分钟。

（12）DEPC 水 50μL 溶解 RNA 沉淀，振荡，离心。室温下静置 10 分钟。

（13）0.8%的甲醛变性琼脂糖凝胶电泳，通过 28S 和 18S 的条带及其亮度的分析，鉴定 RNA 的质量。

4. RNA样品完整性及纯度检测

组成核酸分子的碱基均具有一定的吸收紫外线特征。核酸最大的吸收波长是 260nm，在波长 260nm 紫外线下，1 "A" 值的吸光度相当于双链 DNA 浓度为 50μg/mL；相当于单链 DNA 或 RNA 浓度为 38μg/mL；相当于寡核苷酸浓度为 33μg/mL，可用此来计算核酸样本的浓度。RNA 浓度计算公式：RNA 浓度 μg/μL＝A_{260}×38×稀释倍数/1000。取 2μL 总 RNA 样品用 2%的琼脂糖胶电泳，观察其 28S、18S、5S 条带亮度比值，判断其完整性；用紫外分光光度计测定其 260nm 和 280nm 波长处的光吸收值（A），得到 A_{260}/A_{280} 值，比值为 1.8～2.0 的 RNA 样品纯度符合实验要求。比值低于 1.8，表明 RNA 存在污染。

本实验应用 TRIZOL 提取骨组织总 RNA，提取后每个标本总 RNA 吸光值经紫外分光光度计检测后，A_{260}/A_{280} 均为 1.8～2.0，表明本实验方法提取的骨组织总 RNA 完整性好，质量高，无降解，无蛋白质和 DNA 的污染。

5. 反转录-聚合酶链反应

（1）反转录-聚合酶链反应（RT-PCR）：合成 cDNA（表 1-1）。

表 1-1　RT-PCR 反应

10 × Buffer	2μL
MgCl$_2$（25mmol/L）	4μL
dNTP（10mmol/L）	2μL
RNase Inhibitor	0.5μL
AMV 反转录酶	15U
Oligo（dT）18Primer	0.5μg
Total RNA	1μg
RNase Free dH$_2$O	至总体积 20μL

注：反应条件为 42℃孵育 50 分钟，95℃孵育 5 分钟，4℃孵育 5 分钟

（2）PCR 反应：见表 1-2。

表 1-2　PCR 反应

10 × Buffer	2μL
MgCl$_2$（25mmol/L）	2μL
dNTP（10mmol/L）	0.5μL
Primer1	1.0μL
Primer2	1.0μL
TaqE（5U/μL）	0.5μL
cDNA	2μL
RNase Free dH$_2$O	至总体积 20μL

（3）琼脂糖凝胶电泳：用天能凝胶成像处理仪在紫外灯下观察并拍照。各样本表达量=各样本目的基因净光密度/各样本 β-actin 净光密度。

6. 实时荧光定量PCR反应

（1）标准曲线样品的制备：10 倍梯度稀释内参基因的质粒，90μL H$_2$O+10μL 内参基因的质粒，一般做 5 个点。

（2）定量 PCR 检测：见表 1-3。

表 1-3 配制主混液

反应成分	浓度	体积（μL）
探针	20μmol/L	0.625
上游引物	20μmol/L	1.125
下游引物	20μmol/L	1.125
H_2O		7.625
ABI TaqMan 2 × PCR Master mix	2 ×	12.5
模板		2
总量	25μL	

注：循环条件为实验条件均一致，92°2分钟；92°5秒；55°10秒；72°15秒；40°循环；72°2分钟

（3）仪器的操作：完成上述步骤后，把加好样品的384孔板放在ABI 7500型荧光定量PCR仪中进行反应，检测标准曲线和样品的质量及浓度范围，标准曲线的相关系数应接近1。

（三）结果分析与讨论

1. 骨蚀灵胶囊对SANFH股骨头骨组织GR-α mRNA和HIF-1α mRNA表达影响

（1）早期 SANFH 缺血低氧状态与 HIF-1α：目前认为造成 SANFH 早期缺血缺氧主要是由以下原因所致。①脂肪栓塞堵塞骨间血管，主要是软骨下区毛细血管和动脉。由于是终末血管，管径特别细，在软骨下区血管内容易形成栓塞。②激素引起脂肪代谢障碍，脂肪栓子和载脂纤维蛋白-血小板栓子造成上述动脉阻塞。③骨内压力增高使得窦状隙中压力增高，静脉淤积，最终动脉堵塞，从而造成缺血性坏死。④激素诱导的胆固醇沉积可降低组织液流动性和细胞膜通透性，从而造成骨细胞死亡。⑤微骨折在骨重建中不断发生，进一步压迫软骨下血管，更加损害了已不稳定的循环状态。因此，可以导致骨组织和细胞缺血、缺氧，细胞对低氧应激是一种适应性反应，这一应激系统最关键的是发现了一组蛋白家族，称为低氧诱导因子。HIF-1 是低氧诱导细胞凋亡或拮抗细胞凋亡的主要调节因子，严重并持久的缺氧状态可以导致细胞凋亡，然而在急性或缓和的缺氧状态下会促使细胞适应环境压力并存活从而拮抗凋亡。HIF-1 是由 HIF-1α 和 HIF-1β构成的异源性二聚体，其中 HIF-1α 是唯一的氧调节亚单位，决定 HIF-1 的活性。HIF-1α的表达严格受细胞内氧浓度的调节。HIF-1α 诱导凋亡的调控有两条途径，一是通过与促凋亡蛋白 p53 的作用，提高 p53 稳定性，在缺氧时导致细胞生长停滞或发生凋亡；二是通过上调其他促凋亡蛋白如 BNIP3、Noxa 等的表达水平，从而导致细胞凋亡。在本实验中的免疫组织化学染色中可发现，在关节面下骨组织可见较多 HIF-1α 表达，提示早期 SANFH 在关节面下可较早出现低氧区。GC 应用后由于早期股骨头局部的病理变化，使血液供应减少，无法满足正常细胞的 ATP 需求，即可发生低氧，HIF-1α 则介导了对低氧

的适应，随着疾病的不断进展，缺氧继续加重，在严重缺氧时 HIF-1α 可能对成骨细胞和骨细胞的凋亡起着重要的参与作用。

（2）GR 和低氧诱导因子关系：对 GC 或低氧各自所引起的病理改变研究较多，然而在复杂的生理或病理环境中，低氧和 GC 的调节反应之间存在紧密联系。近年来，低氧和 GC 介导的细胞反应之间的相互影响已日益引起人们的关注。例如，在高海拔的情况下，由于低氧可造成机体内 GC 的释放，预防性应用 GC 可用来缓解引起的高山病，还有应激所诱导的红细胞生长，是由于低氧暴露下 GC 调节原始红细胞系统扩张及其最终分化停止所引起的。GR 二聚作用缺陷突变的小鼠在常氧条件下有正常的红细胞生成，但在低氧下无法增加红细胞数量；GC 可以通过上调肾脏内的促红细胞生成素来刺激红细胞生成等均提示低氧和 GC 之间存在紧密的联系。在微观局部低氧和 GR 同样关系密切，Martin 等的研究发现低氧可以造成 GR 的上调，并产生一种 GC 依赖的倾向。将 GR 减少后，在低氧中 GC 的作用被减弱。将 HIF-1α 过表达，可造成 GR 的上调，并增强 GC 依赖的活性。由此可见低氧可引起 GR 的上调，从而增加 GC 的敏感性。这不仅是一种 GC 依赖反应的调节，还是一种低氧依赖反应和基因表达的调节。Kodama 等发现在低氧条件下，GC 可以通过 GR 进一步上调 HIF-1 依赖基因的表达。因此可能在早期 SANFH 中 HIF-1α 和 GR 相互作用联系紧密。

（3）对 GR-α mRNA 和 HIF-1α mRNA 表达的影响：从本实验结果分析，GR 和低氧诱导因子互相联系紧密，在早期 SANFH 病理变化过程中起到重要作用。在免疫组化切片上，在不同时间点均可见到 GR 和 HIF-1α 阳性细胞表达，阳性细胞随时间推移而逐渐增加，表达部位主要集中在股骨头边缘软骨下骨区域，表明该处是 GR 和 HIF-1α 表达比较集中的区域，是缺血、缺氧最严重的部位。RT-PCR 检测 GR-α mRNA 和 HIF-1α mRNA 的变化均随时间的变化而增加，在相同时相点模型组的表达均高于治疗组，两者比较差异有统计学意义（$P < 0.05$）。应用 real-time Q-PCR 进行定性和定量分析，4 周治疗组和模型组 GR-α mRNA 的表达量分别为正常组的 1.224 9 倍和 1.465 4 倍。8 周治疗组和模型组 GR-α mRNA 的表达量分别为正常组的 1.437 2 倍和 1.637 5 倍。4 周治疗组和模型组 HIF-1α mRNA 的表达量分别为正常组的 1.358 4 倍和 1.722 6 倍。8 周治疗组和模型组 HIF-1α mRNA 的表达量分别为正常组的 1.687 4 倍和 1.934 8 倍。Real-time Q-PCR 的检测结果同 RT-PCR 检测结果的趋势一致且具体量化两者的关系。两者的表达部位和变化趋势与 TUNEL 阳性细胞数的表达具有相关性，变化规律是一致的，从而反映它们之间互为因果联系紧密。由于 GC 通过 GR 直接发挥作用，所以 GR 表达的升高可导致 GC 的直接作用增强，直接诱导细胞凋亡作用增强。HIF-1α 在缺血缺氧的早期可以具有一定的保护作用，但是随着缺血缺氧程度的加重则会导致其表达增高，从而诱导细胞凋亡。骨蚀灵胶囊能够改善局部血供和氧张力，通过直接和间接作用降低 GR 和 HIF-1α 的表达，拮抗细胞凋亡从而防治股骨头坏死的发生。

2. 骨蚀灵胶囊对SANFH股骨头骨组织VEGF mRNA和Cbfα1 mRNA表达影响

VEGF 是一种特异性作用于血管细胞的多功能细胞因子，具有促进微静脉、小静脉通透性增加，血管内皮细胞分裂、增殖、细胞钙聚集及诱导血管生成的作用。持续终生的骨吸收和骨形成的耦联活动与骨内血管的作用密切相关，而且在骨生长和修复期间，骨形成由骨血管启动和支持。GC 对 VEGF 的抑制作用与 GR 有关，因为有实验证明这种抑制作用可被 GR 拮抗剂完全逆转，说明激素对 VEGF 的抑制作用是由 GR 所介导的。SANFH 中血管内皮细胞的功能受到了破坏，激素的直接毒性作用使 VEGF 的表达降低，组织修复能力下降。Pufe 认为，GC 对 VEGF mRNA 表达抑制，可能参与 GC 诱导骨代谢异常的病理过程。在本实验中，治疗组的 VEGF 表达在各时间点均比模型组明显增加，表明中药一方面能促进内皮细胞分裂、增殖及血管的生长；另一方面中药能刺激成骨细胞和成骨前体细胞增殖，促进股骨头再骨化。中药的应用，使股骨头局部血循环和低氧状态有所改善，使细小血管及毛细血管扩张，并通过促进分泌 VEGF 等细胞因子，刺激血管内皮的增殖、分化，促进血管的生长和修复，加速股骨头的再血管化。另外，VEGF 表达的增多，可促进血管内膜的修复，从而减缓低密度脂蛋白（LDL）等在血管内膜的沉积，防止血栓和脂栓的形成。血管的新生，将有助于血运的恢复，可将代谢产物带离坏死部位，也带去大量的内皮细胞、骨原细胞和成骨生长因子，促进血管内皮和前骨祖细胞向成骨细胞、软骨细胞分化，促进股骨头的再骨化。

低氧对骨组织细胞可产生直接影响，Utting 等就低氧对大鼠成骨细胞功能的影响进行研究发现，低氧可抑制成骨细胞生长、分化及骨形成能力，成骨细胞的充足氧供对骨形成、血管化及维持骨组织的正常功能具有重要意义。在骨骼形成过程中，Cbfαl 的高水平表达首先发生在间充质细胞集缩时期，早于成骨细胞分化，在成骨细胞分化时期及其以后，高水平 Cbfαl 表达主要局限在成骨细胞中，因此 Cbfαl 是骨发生最早最特异性的标志。Park 等应用 MG63 细胞通过研究证实低氧环境下可减少成人成骨细胞内 Cbfαl mRNA 和 I 型胶原 mRNA 的表达。治疗组中 Cbfαl mRNA 在各时间点表达均明显高于模型组，本实验应用中药主动地调节 Cbfαl 基因的表达，通过刺激骨的形成来防治 SANFH。

从本实验结果分析，随着时间推移，VEGF mRNA 和 Cbfαl mRNA 的表达均呈下降趋势，在不同时间点模型组的下降趋势较治疗组大，各时间点的差异有统计学意义（$P<0.05$）。骨蚀灵胶囊含有促进成骨的成分，能通过促进 VEGF mRNA 和 Cbfαl mRNA 的表达，从而促进骨组织的修复，逆转早期 SANFH 的病理变化。同时由于 VEGF 可通过 PI3K-AKT 途径促进细胞抗凋亡基因 Bcl-2 的表达，抑制细胞凋亡，因此通过直接和间接作用促进骨形成和组织修复，拮抗细胞凋亡从而起到防治股骨头坏死的作用。

（四）研究结论

（1）中药制剂骨蚀灵胶囊能够改善 SANFH 早期缺血低氧状态，降低早期 SANFH 骨组织中 HIF-1α 和 GR mRNA 的表达。

（2）中药制剂骨蚀灵胶囊能够促进成骨，加快骨组织修复，促进早期 SANFH 骨组织中 VEGF mRNA、Cbfαl mRNA 的表达增加。

（五）问题与展望

（1）SANFH 的发病机制虽尚未清楚，但随着本病发病的增加和各种模型的研制成功，可以进一步应用最新高科技从生物化学、细胞及分子生物学、免疫学、血液流变学及骨细胞超微结构的动态观察，对 SANFH 的病因、病理进行更深入的研究，从而揭示其发病机制。

（2）针对其中的关键环节，发现干预因素，并且结合传统的中医理论和现代的中医药研究成果，从基础和临床进一步探讨中医药防治 SANFH，开辟新的领域。

四 SANFH 的脂质代谢特点及中药干预作用机制的研究进展

（一）相关研究

造成股骨头坏死的原因很多。目前认为该病与激素、乙醇、创伤或其他多种疾病有关。在众多因素中，GC 已被作为导致股骨头坏死的首位原因。近年来，国内外学者对 SANFH 的发病机制进行了多方面研究并提出多种假说，但确切的发病机制仍未清楚。现有的主要学说包括血管内凝血学说、骨细胞脂肪变性学说、脂肪栓塞机制学说、微血管损伤学说、骨内压增高学说等。而由 GC 引起的脂质代谢紊乱是股骨头坏死发病机制过程中的重要环节。

血清脂质包括血清 TC、TG、磷脂和 FFA。FFA 是血脂中不可或缺的重要组成部分。AA、OA、LA 均是血浆中的 FFA 范畴。其原型及代谢产物有众多生物学功能，在许多疾病的病理、生理中起着重要的作用。AA 是人体中含量最高，分布最广泛的一种不饱和脂肪酸，尤其是在脑和神经组织中含量较多。就调节血脂作用来讲，AA 与脂类代谢有密切的关系，其降脂作用是 LA 和亚麻酸的 4 倍，主要是通过促进肝内 β-氧化限速酶肉碱脂酰转移酶的活性和过氧化物体 β 氧化，加速体内脂肪的氧化分解，从而减少脂肪在体内的堆积并降低血脂中的 TC、TG、LDL，升高 HDL。因此 FFA 的含量多少可以直接或间接地反映血脂代谢的状况。

临床上 SANFH 早期患者的临床表现并不明显，可以没有临床症状。SANFH 的早期诊断主要依靠 MRI 扫描，特别是在骨坏死早期阶段只要有骨髓改变时，常规 MRI 其准确率达 90% 以上，特异性为 100%。MRI 检查已成为早期诊断股骨头坏死的金标准。正常条件下，骨髓内的脂肪或造血细胞的短 T_1 和长 T_2，形成磁共振的强信号。虽然在股骨头内阻断血液供给后 6～12 小时可导致造血细胞的死亡，但是这些细胞数量少于脂肪细胞，因此 MRI 还反映不出来骨内的病变。MRI 最早可以出现有确定意义的骨坏死的信号是在脂肪细胞死亡之后（12～48 小时），由于反应性的纤维组织代替了脂肪和造血细胞，其结果使信号的强度降低。信号强度的改变是骨坏死的早期、敏感的征象，但此时局部已出现骨小梁结构紊乱，骨髓腔脂肪化，骨细胞脂肪变性坏死等病理改变。因此，提示如何在使用 GC 的过程中，股骨头局部骨组织还没有发生明显病理改变之前，找出导致股骨头坏死的风险因子，做出尽早监测，尽早地干预调整整体内脂质代谢网络缺陷，纠正机体脂肪代谢紊乱，避免股骨头骨髓脂肪化、骨细胞脂肪变性坏死的发生，达到真正预防 SANFH 发生之目的是当前研究的重点。

（二）研究方法

1. 实验动物分组与干预方法

选健康成年日本大耳兔 48 只，雌雄各半，适应性喂养 1 周，称重，体重在（2.5±0.2）kg。颗粒饲料、单笼饲养。实验动物由北京工业大学生命科学与生物工程学院动物实验中心提供。随机分为四组：①空白组，12 只，笼内正常饲养，应用蒸馏水进行空腹灌胃，每 2 日 20mL；②模型组，12 只，应用蒸馏水进行空腹灌胃，每 2 日 200mL；③中药组，12 只，骨蚀灵胶囊，粉末，按换算公式换算人-兔的生药量，用蒸馏水调成混悬液 20mL，空腹灌胃给药，每 2 日 1 次；④西药组，12 只，洛伐他汀，粉末，按换算公式换算人-兔的生药量，用蒸馏水调成混悬液 20mL，空腹灌胃给药，每 2 日 1 次。

需要注意的是：①四组实验动物体重经 t 检验（$P>0.05$）无显著性差异。四组实验动物于实验前同一时间每只经耳缘静脉采血 3mL，做 TC、TG、HDL、LDL 检查，其结果经 t 检验（$P>0.05$）无显著性差异，本研究中各组实验动物血清血脂基线值一致。②模型组、中药组、西药组在同一时间连续 1 周每日经左臀部肌内注射醋酸泼尼松龙溶液每只 0.5mL（12.5mg），每日 1 次；空白对照组连续 1 周每日经臀部肌内注射同等剂量的生理盐水。为了预防感染，每只动物每天右臀部肌内注射青霉素每只 0.1mL（4 万 U），每日 1 次，连续 7 天。③根据标准体重动物的千克体重剂量换算公式，换算人-兔的生药量。于激素注射结束后第二天开始，按人与兔体表面积换算出的用药量开始灌胃给药。④根据体重变化调整用药剂量，造模及给药期间均未给予文中所述之外的其他药物。⑤观察动物的生活习惯和饮食规律，并进行死亡例数统计及原因分析。

2. 样品采集

（1）FFA 血样的采集及处理：分别在第 3、5 周时，实验兔耳缘静脉采血 3mL。取肝素抗凝，离心分离血浆，取 100μL 血浆，加入 300μL 甲醇，涡旋 3 分钟于 4℃13 000r/min 离心 20 分钟，取上清液 300μL，在通风橱以氮气吹干，后加入 150μL 甲醇复溶。超声 3 分钟，涡旋 3 分钟，再 13 000r/min 离心 5 分钟，取上清 100μL 进样分析。

（2）血脂生化血样的采集及处理：分别在第 3、5 周时，实验兔耳缘静脉采血 1mL，于 1.5mL Eppendorf 管，3000r/min 离心 5 分钟分离血清，-20℃冰冻保存备用。

（3）股骨头组织的采集及处理：分别于第 3、5 周不同时间点在麻醉下做完 MRI 扫描后，取左侧股骨头，截取一块股骨头留作骨组织形态学观察，其余放入液氮中保存，操作时先将股骨头包裹，用锤子砸碎，后在液氮中于研钵内研磨成碎屑，称取部分其余继续冻存于液氮中，加入 400mL 甲醇，超声 5 分钟，涡旋 3 分钟于 4℃13 000r/min 离心

20 分钟，取上清 300μL，在通风橱内以氮气吹干，后加入 150μL 甲醇复溶，再次混匀，13 000r/min 离心 5 分钟，取上清 100μL 进行分析。

（4）股骨头骨组织形态学观察取材：实验动物分别在第 3、5 周取材，麻醉后，严格无菌手术下，迅速取出左侧股骨头，用 DEPC 水配制的 PBS 溶液冲洗，截取一块股骨头进行固定脱钙，置于 4%多聚甲醛固定液中，固定 3 天。按常规技术进行石蜡切片的制作、石蜡包埋、切片的制作、HE 染色方法、电子染色，制备光、电镜病理片。

3. 检测方法

（1）FFA 检测：色谱柱为 zorbax SBC18 Rapid Resolution（2.1mm × 100mm，1.8μm）柱流动相为 85%乙腈 0.1%甲酸等度洗脱，柱温 30℃，流速 0.2mL/min，进样量为 5μL。检测 AA、OA、LA。

（2）血清血脂、脂蛋白生化分析：应用 Olympus2700 全自动生化分析仪进行血脂检测，检测指标主要为 TC、TG、HDL、LDL。

（3）股骨头骨组织形态学观察：200 倍光学显微镜下观察骨组织、骨髓组织变化、骨组织内血管内皮细胞的变化，以及骨膜、软骨组织、骨小梁、造血组织的变化，并摄片。透射电子显微镜（JEMM-1220 型）下观察骨细胞核染色质、核仁、线粒体、溶酶体等超微结构变化，并摄片。

（4）股骨头影像学检查：磁共振检查由首都医科大学附属天坛医院小动物影像中心协助完成。磁共振仪器，Rang of Bo7.0T；Range of RT bore size31cm；Gradient coil BGA20-S；Optional or insert BGA12-S；Gradient Strength 290mT/m；Slewrate 1160T/m/s。

（三）结果分析与讨论

1. 血浆样品中各指标含量分析

（1）血浆中的 AA、OA、LA 含量分析：3 周时模型组、中药组、西药组血浆中的 AA、OA、LA 与正常对照组比较均有显著升高，有极显著性差异（$P<0.01$），说明在激素作用下实验动物机体的血脂代谢出现明显异常；第 5 周时，模型组、中药组、西药组血浆中的 AA、OA、LA 的含量均有明显降低，其中模型组低于正常对照组，说明随着时间的延长，机体血脂代谢在不断进行调整，但仍处于血脂代谢紊乱状态，中药组、西药组虽降低但仍高于正常对照组、模型组，而西药组表现更为明显，均有显著性差异（$P<0.05$）。

（2）血浆中的 TC、TG、HDL、LDL 含量分析：各组 TC、TG、HDL、LDL 的变化数据显示与各实验组 FFA 呈正相关。第 3 周、5 周时，模型组、中药组、西药组均明显高于正常组（$P<0.05$）；5 周时，中药组、西药组开始降低，虽然仍高于正常组，但低于模型组（$P<0.05$）。

2. 股骨头骨组织形态学观察分析

（1）组织病理学检查结果及分析：股骨头局部病理检查发现，模型组有骨坏死表现：骨小梁结构紊乱，数量增多，骨陷窝塌陷，骨髓腔内造血细胞罕见，大量嗜酸粒细胞浸润，胞质内有脂肪滴，染色质浓集，核膜不规则，部分区崩解；核仁不明显；线粒体增多、肿胀；溶酶体、内质网增多显著。中药组、西药组均未见成骨细胞坏死现象，骨细胞恢复接近正常，髓腔内嗜酸粒细胞数量较少，染色质较均匀，核膜光滑；核仁明显；线粒体、溶酶体、内质网虽有改变但均好于模型组。上述观察结果佐证了在没有中西药早期干预的情况下，GC 导致机体内血脂代谢紊乱易出现骨坏死。

（2）MRI 检查结果及分析：模型组加权像上可见不均匀的低信号区，呈环状、带状及高信号关节腔积液影像，有骨坏死征象；中药组、西药组加权像上仅见高信号关节腔积液影像，股骨头呈不均匀的中等信号，提示早期 MRI 检查可发现骨坏死。

（四）研究结论

（1）中药制剂骨蚀灵胶囊及降脂西药均有调节机体血脂代谢的作用，可有效预防 SANFH。

（2）AA、OA、LA 等 FFA 异常导致的脂质代谢紊乱是激素诱发股骨头坏死的重要病理基础之一。

（3）中药复方与降脂西药比较，以其多"靶点"、整合作用强、毒副反应小而更具优势。

（五）问题与展望

（1）血清脂质和脂蛋白检测数据显示西药组好于中药组，但股骨头局部骨组织病理观察结果显示中药组好于西药组，这可能是中药复方的多"靶点"、综合调节能力及保护骨细胞作用要优于西药的原因，有待于进一步的研究。

（2）由于中药具有"多组分、多靶点"的特点，有待通过代谢组学技术做进一步的研究，以明确中药制剂骨蚀灵胶囊预防 SANFH 的众多"靶点"。

（3）中药复方调整机体脂质代谢的代谢通路是什么？

第四节 医 案

案 1

王某，男，48 岁，农民。

主诉：双髋部疼痛、活动受限 1 年余。

现病史：患者 2003 年 10 月开始出现无明显诱因的双髋关节疼痛、活动受限，劳累后症状加重，休息后缓解，其中以右侧症状较重。未予明确诊治，近 1 个月，上述症状加重，为求明确症状，于 2004 年 11 月就诊。

既往史：否认患有高血压、糖尿病等疾病，平素喜饮酒，不抽烟，酒量每日约为 500g，否认有外伤史、手术史。

婚育史：25 岁结婚，育有 1 子。

家族史：否认有遗传性家族病史。

体格检查：身高 178cm，体重 81kg，体重指数（BMI）25.6kg/m²。

症状与体征：双髋关节疼痛、活动受限，劳累后症状加重，休息后缓解，其中以右侧症状较重。神志清晰，对答如流，舌紫暗，脉沉弦。双下肢"4"字试验阳性，双腹股沟中点压痛，右侧为甚，右侧托马斯征（Thomas 征）阳性，左髋关节活动度：屈曲 120°、后伸 20°、外展 30°、内收 20°、外旋 30°、内旋 30°；右髋关节活动度：屈曲 90°、后伸 10°、外展 15°、内收 15°、外旋 20°、内旋 15°。双下肢末梢血运良好，足趾活动灵活，生理反射存在，病理反射未引出。

辅助检查：骨盆正位 X 线片提示双侧股骨头外形正常，左侧股骨头可见轻度骨质疏松改变，骨小梁稀疏，负重区软骨下可见新月形透光带，右侧股骨头负重区软骨下可见骨密度相对增高，周围见硬化带，骨小梁增粗，可见囊性变。髋关节 CT 显示左侧股骨头星芒结构增粗、扭曲变形，可见透光带，右侧股骨头可见斑片状硬化带及囊肿透光区，星芒结构消失。

西医诊断：双侧股骨头坏死。

中医诊断：骨痹（气滞血瘀型）。

辨证施治：行右侧股骨头坏死骨凿出植骨并旋股外动脉带骨块植入术，术后给予骨蚀灵胶囊口服 3 个月，并嘱患者戒酒，并挂拐以减轻身体对股骨头负重区的压力。

处方：乳香、没药、土鳖虫、自然铜、桃仁、丹参、红花、木香、香附、川芎、白芍、牛膝 12 味药物组成。

功能：益气活血、补肾壮骨。

配伍分析：方中以丹参、白芍为君，其中丹参味苦，性微寒，归心、肝经。功能活血调经，凉血消痈，安神。白芍味苦、酸、甘，性微寒，归肝、脾经，有养血调经、敛阴、缓急止痛之功效。《本草求真》曰："但白芍则有敛阴益营之力……"可抑制激素辛散燥烈之性。两药为君，共奏活血化瘀、敛阴止痛之功效。桃仁、红花、川芎为臣药。其中桃仁味苦、甘，性平，归心、肝、大肠经。《本草经疏》曰："桃仁，性善破血，散而不收，泻而不补……"常用于多种瘀血证，善泻血滞，祛瘀力较强。红花味辛，性温，归心、肝经，能活血祛瘀，畅通血脉，消肿止痛。《本草衍义补遗》曰："红花，破留血，养血。"桃仁破瘀力强，红花行血力胜。两药伍用，相互促进，活血通经、祛瘀生新、消肿止痛的力量增强。川芎味辛，性温，归肝、胆、心包经，具有活血行气、止痛的作用。《本草纲目》曰："川芎血中气药也……辛以散之，故气郁者宜之。"因其辛散温通，既能活血，又能行气，为"血中气药"。三药为臣，使得活血不留瘀，祛瘀不伤正。土鳖虫破血逐瘀，通络理伤，续筋接骨。自然铜散瘀止痛，接骨疗伤。两药为佐用于治疗股骨头坏死早期骨小梁微骨折。乳香辛温香润，能于血中行气，舒筋活络，消肿止痛。没药苦泄力强，功擅活血散瘀，消肿止痛。乳香以行气活血为主，没药以活血散瘀为要。两药合参，气血兼顾，共奏宣通脏腑、流通经络、活血祛瘀、消肿止痛之功。香附理气活血止痛，木香辛温香散，行气止痛。两药伍用，一血一气，气血双调，行气止痛的力量增强。中医理论认为通则不痛，上述四药亦为佐药，对股骨头缺血性坏死的疼痛症状有明显的治疗作用。牛膝为使药，性善下行，补肝肾，强筋骨，引诸药下行。纵观全方，诸药相辅相成，以活血化瘀、通络行气、敛阴止痛为主，兼以补肝肾，续筋接骨。正合中医骨伤科"瘀祛""新生""骨合"的理论。

服法：每次 5 粒，每日 3 次，3 个月为 1 个疗程。

术后 3 个月复查：双髋关节疼痛感消失，活动度明显改善。复查骨盆正位 X 线片可见双侧股骨头外形正常，骨小梁恢复正常，未见骨质疏松改变，右侧股骨头囊性变消失，硬化带无改变。

案 2

周某，女，58 岁，退休。

主诉：左髋部疼痛、活动受限 2 个月。

现病史：患者 2005 年 2 月开始出现无明显诱因的左髋关节疼痛、活动受限，活动后症状加重，休息后缓解，未予明确诊治。近 1 周感疼痛加重，为求明确诊断，于 2005 年 4 月就诊。

既往史：否认有高血压、糖尿病病史，否认有抽烟、饮酒史，既往曾有类风湿关节炎 10 余年，2 年前在医院行醋酸泼尼松龙片口服治疗约半年时间，目前病情稳定。

月经婚育史：23 岁结婚，育有 1 女，绝经年龄 50 岁。

家族史：否认有遗传性家族病史。

体格检查：身高 165cm，体重 62kg，BMI 22.8kg/m^2。

症状与体征：左髋部疼痛，痛处固定，拒按，入夜尤甚，舌紫暗，脉弦细涩。神志清晰，对答如流，左下肢"4"字试验阳性，左腹股沟中点压痛，左侧托马斯征阳性，左髋关节活动度：屈曲 100°、后伸 10°、外展 20°、内收 10°、外旋 20°、内旋 20°，右髋关节活动度正常，双下肢末梢血运良好，足趾活动灵活，生理反射存在，病理反射未引出。

辅助检查：骨盆正位 X 线片显示左侧股骨头外形正常，骨小梁稀疏，负重区软骨下可见囊性变。MRI 检查显示左侧股骨头前上缘可见异常条带影，T1WI 为低信号，T2WI 为高信号。

西医诊断：左侧股骨头坏死。

中医诊断：骨痹（气滞血瘀型）。

辨证施治：给予骨蚀灵胶囊口服 3 个月，并嘱患者禁用激素类药物，拄拐以减轻身体对股骨头负重区的压力。

处方、功能、配伍分析、服法同本章案 1。

3 个月后复查：左髋关节疼痛感消失，活动度改善。复查骨盆正位 X 线片见左侧股骨头外形正常，骨小梁恢复正常，囊性变消失。

参 考 文 献

蔡教英, 欧阳克蕙, 上官新晨, 等. 2011. 脂质代谢组学的研究进展. 动物影响学报, 23(11): 1870-1873.

陈卫衡, 张强, 刘道兵, 等. 2004. SARS 并发股骨头坏死的发病特点分析及临床意义. 中国骨伤, 7(2): 112-113.

崔燎. 2004. 丹参水提取物(DS)和丹参素(DSU)对实验性糖皮质激素性骨质疏松的作用及机制研究. 四川大学.

管恩泽, 朱萱萱, 王广基, 等. 2008. 代谢组学技术在疾病诊断中的应用. 中国临床药理学与治疗学, 13(1): 11-15.

金晶, 胡耀敏, 李圣贤, 等. 2011. 脂蛋白脂肪酶基因敲除小鼠糖脂代谢与脂肪组织内质网应激研究. 上海交通大学学报(医学版), 4(31): 401-405.

刘建仁, 樊粤光, 王海彬, 等. 2005. 中药治疗激素性骨坏死的蛋白质组学分析. 中国中医骨伤科杂志, 13, (5): 4-10.

沈凌汛, 夏菲, 余立凯, 等. 2005. 系统性红斑狼疮患者并发无菌性骨坏死的调查分析. 中华风湿病学杂志, 1: 22-23 .

尹良军, 王爱民, 杜全印, 等. 2001. 激素性股骨头坏死与凝溶紊乱的实验研究. 中国矫形外科杂志, 8(3): 261-264.

张弛, 何洪阳, 杨志伟, 等. 2007. 活血通络法防治激素性股骨头坏死的作用及机制研究. 成都中医药大学学报, 30(1): 39-43.

Cui Q, Wang G J, Balian G. 1994. Steroid-induced adipogenesis in bone marrow and osteonecrosis. Arco News, 6: 117.

Cui Q, Wang G J, Balian G. 1997. Steroid-induced adipogenesis in a pluripotential cell line from bone marrow. J Bone Joint Surg(Am), 79a: 1054-1063.

Ejsing C S, Duchoslav E, Sampaio J, et al. 2006. Automated identification and quantification of glycerophospholipid molecular species by multiple precursor ion scanning. Anal. Chem, 78: 6202.

Gadomska H, Grzechocińska B, Janecki J, et al. 2005. Serum lipids concentration in women with benign and malignant ovarian tumors. Eur J Obstet Gyrecol Reprod Biol, 120: 87-90.

Han X L. 2007. An update on lipidomics: progress and application in biomarker and drug development. Current Opinion in Molecular Therapeutics, 9(6): 586-591.

Huang Y, Shen J, Wang T, et al. 2005. A lipidomic study of the effects of N-methyl-N'-nitro-N-nitrosoguanidine on sphingomyelin metabolism. Acta Biochim Biophyssin, 37(8): 515-524.

Lapsys N M, Kriketos A D, Lim-Fraser M, et al. 2000. Expression of genes involved in lipid metabolism correlate with peroxisome proliferator-activated receptor gamma expression in human skeletal muscle. J Clin Endocrinol Metab, 85(11): 4293-4297.

Maruno H, Shimizu T, Kawai K, et al. 1991. The response of osteocytes to a lipid clearing agent in steroid-treated rabbits. J Bone Joint Surg(Br), 73: 911-915.

Thomas M C, Mitchell T W, Harman D G, et al. 2008. Ozone-Induced dissociation: elucidation of double bond position within mass-selected lipid ions. Anal Chem, 80(1): 303-311.

van Rossum E F, Lamberts S W. 2004. Polymorphisms in the glucocorticoid receptor gene and their associations with metabolic parameters and body composition. Recent Prog Horn Res, 59: 333-357.

第二章

痛风性关节炎

第一节 概　述

一　定义

　　痛风性关节炎（gouty arthritis，GA）是体内嘌呤代谢紊乱进而使尿酸盐结晶沉积在关节和周围组织引起的一种常见的代谢性疾病。尿酸钠盐在滑膜液中的浓度增高，尿酸钠盐容易析出结晶，尿酸钠结晶（monosodium urate crystal，MSUC）会脱落进入关节腔作用于滑膜细胞和单核细胞中，直接或间接促使这些细胞分泌炎性因子或介质，如白细胞介素和肿瘤坏死因子等，从而引发一系列炎症反应，这种炎症反应使局部渗透压升高和血管扩张，进而使炎症加强，引起急性痛风性关节炎的发作。这些白细胞介素和肿瘤坏死因子等炎性因子或介质，激活了环氧化酶2（cyclooxygenase-2，COX-2）合成前列腺素，进而使局部炎症范围进一步扩大、加强。

　　传统中医学认为痛风性关节炎应属"痹证"范畴。历代医家对"痛风性关节炎"一证有很多论述，《金匮要略》名曰"历节"，后世更名曰"白虎历节"。

二　理论基础

（一）现代西医学理论

　　1. 发病原因

　　（1）血清中尿酸增高原因

　　1）摄入富于嘌呤的核蛋白食物，如肝、肾、心、脑、鱼卵、蟹黄、菠菜、豆类、啤酒等，即外源性尿酸。

　　2）患者自身细胞、病态细胞和肿瘤细胞分解代谢体内氨基酸、磷酸核糖及核酸等产生尿酸，即内源性尿酸。

　　3）凡是能引起肾功能减退的各种肾脏疾病，使尿酸排泄能力降低。

　　4）某些利尿药物，如双氢克尿噻类、噻嗪类、乙酰胺类、烟酰胺和吡嗪酰胺等都能抑制肾小管排泄尿酸，造成体内尿酸浓度增高。

　　（2）原发性痛风性关节炎：可有家族遗传史。体内某些酶的缺乏，如黄嘌呤氧化酶等，可影响嘌呤及核酸的代谢。次黄嘌呤-鸟嘌呤-磷酸核糖基转移酶缺乏时，嘌呤不能再利用。原发性患者是内源性尿酸增高，肾脏排泄能力降低所致。酗酒、过劳、饥饿、精神刺激、手术、外伤、着凉等都可诱发本病，多见于喜饮酒，食肉及动物脏器的人。

（3）继发性痛风性关节炎：继发于肾脏病、血液病（如白血病、镰状细胞贫血）、多发性骨髓病、恶性肿瘤等，尤其是恶性肿瘤化疗后，体内核蛋白被大量破坏、核酸大量分解产生大量尿酸。高血脂、高血压、肥胖、糖尿病、动脉硬化、脉管炎、肾结石、肾脏病、尿毒症等都可伴发本病。

2. 发病机制

痛风性关节炎是由于嘌呤和核酸分解产物尿酸在体内积聚，当血清中尿酸过高时，尿酸盐就可沉积在各种间叶组织中并侵犯关节而引起发病。

痛风性关节炎急性发作是由 MSUC 在关节周围组织沉积引发的急性炎症反应。MSUC 是其致炎性反应的主要因子，与关节液中 IgG 结合，被白细胞和滑膜细胞吞噬，促使这些细胞释放组胺、补体及 AA 等物质，AA 经过环氧化酶和脂氧化酶这两种途径分别生成前列腺素 2（PGE$_2$）及白三烯，白三烯刺激产生肿瘤坏死因子 α（TNF-α）、白细胞介素 1（IL-1）、白细胞介素 8（IL-8），所有这些物质可在短期内引起局部血管扩张、通透性增加、渗出、白细胞聚集及发热等炎症反应。与此同时滑膜产生前炎症因子，局部炎症产生及消退的细胞血清蛋白因子，与尿酸盐结合，抑制干扰结晶与细胞之间的相互作用，阻碍炎症循环，使炎症自然缓解。

本病基本病理改变是受累组织可见到典型的痛风结节。结节的形成是由于尿酸盐沉积在组织中，刺激周围组织使其坏死或出现炎症反应，尿酸盐和坏死组织共同形成痛风结节的核心，在此基础上连同周围炎症反应和纤维性改变形成整个结节，即痛风石。

尿酸盐沉积在关节的软骨、骨组织、滑膜上，由于炎性刺激可使关节软骨破坏、糜烂、关节腔变窄，关节面不规则，破坏区被尿酸盐充填。进一步发展，关节软骨下骨质破坏，尿酸盐沉积形成痛风石，由于炎症刺激，软骨及骨组织发生溶解，滑膜增厚、骨关节边缘骨质增生，周围组织纤维化，如反复发作，使病情加重。晚期关节结构变形、关节畸形、僵硬。

痛风结节不仅沉积在滑膜、关节软骨及骨组织上，也可沉积在关节囊、韧带、骨髓、腱鞘、滑囊周围、皮下组织、肌肉、肾脏、心脏内。

痛风性关节炎常常伴有肾脏损害，其病理变化主要为尿酸盐的沉积引起肾脏间质性炎症。尿酸盐沉积在泌尿系统，可形成结石，尿液潴留，使肾脏发生积水，导致肾衰竭。

（二）传统中医学理论

传统中医学认为痛风性关节炎应属"痹证"范畴。历代医家对"痛风性关节炎"一证有很多论述，如《丹溪心法·痛风》描述痛风的症状为"四肢百节痛是也"。《灵枢》谓之贼风，《素问·痹论》谓之痹，曰："风寒湿三气杂至，合而为痹也。其风气胜者为行痹，寒气胜者为痛痹，湿气胜者为著痹也。"《金匮要略》名曰"历节"，后世更名曰"白虎历节"。

1. 病因

（1）内因：禀赋不足，肝肾亏虚。《素问·上古天真论》篇曰："三八，肾气平均，筋骨劲强，故真牙生而长极……七八，肝气衰，筋不能动。"《素问·阴阳应象大论》曰："年四十而阴气自半也，起居衰矣。"中医学认为，肝藏血，肝主筋；肾藏精，肾主骨，精血互生，肝肾同源。肝属木，肾属水，水火相济，两者一荣俱荣，一损皆损。若肝肾亏虚，精血亦亏虚，筋骨失养，肝肾之气衰弱，易感风寒湿邪而发病。

（2）外因：风热湿邪。

2. 病机

风、寒、湿气乘虚袭于经络，气血凝滞所致。急性痛风性关节炎应属中医湿热痹证，由于风、热、湿邪侵袭，痹阻经络，流注关节，导致局部气血运行不畅，表现为关节红肿、灼热、疼痛，入夜尤甚。

三　诊断要点

1. 临床表现

（1）潜伏期（无症状期）：此期除尿酸浓度较高，可历时很长时间，约有 1/3 患者常累及远侧指间关节及近侧指间关节。

（2）发作期（急性关节炎期）：痛风性关节炎发作常在摄入过量肉食、动物脏器、酗酒、疲劳、肾脏和肿瘤化疗后突然发病。首先是关节剧痛，多在清晨 3~6 点时出现，常被惊醒，关节局部红肿。95%侵犯一个关节，75%见于拇指关节，趾关节。除拇趾关节外，还常侵犯踝关节，足部小关节，膝、肘、腕、掌指关节，发作时常伴有体温升高。

（3）间歇期：两次发作之间有数月至一年以上间隔，但发作愈频繁，间隔时间愈短。间歇期可无任何症状，受累关节遗留急性期关节病变。

（4）慢性期（慢性关节炎期）：约有半数病例在急性发作数年或 10 年后转入慢性关节炎期，由于关节炎反复发作，受累关节逐渐增多，关节畸形僵硬。当血尿酸超过较高时，约有半数发生痛风石，可在耳郭、尺骨鹰嘴和受累关节附近沉积。在关节附近易形成瘘管，并可有尿酸盐结晶排出，由于尿酸有制菌作用，瘘管继发感染少见，瘘管呈慢性炎症肉芽，不易愈合。由于尿酸盐沉积在泌尿系统，沉积物或结石可引起尿痛、尿血，甚至造成肾积水，引起肾功能障碍，出现蛋白尿，夜尿增多，肾功能不全，17%~25%痛风患者死于肾衰竭。

2. 辅助检查

（1）实验室检查：血尿酸值，中国男性平均值为 339μmol/L，女性为 256μmol/L。潜伏期一般超过 357μmol/L。急性期、间歇期血尿酸逐渐增高，慢性期血尿酸浓度高于

536μmol/L，可在各种组织上形成痛风石，痛风石尿酸盐试验呈阳性反应。痛风石抽吸镜检：尿酸盐呈针芒状。当痛风性关节炎反复发作处于急性期时，尿酸盐明显增高，高达595μmol/L 以上。在急性期白细胞计数可增高，红细胞沉降率（简称血沉）增快。

（2）X 线检查：痛风性关节炎多发生在跗趾关节处，手部常累及远端指间关节及近端指间关节。早期骨质多无异常，仅能看到关节一般肿胀。但到急性期末期可见骨和关节发生明显变化，主要是软骨破坏；骨侵蚀破坏，骨有穿凿样缺损。当骨缺损大小超过5mm 时，多考虑为痛风所致。在骨破坏区边缘，可见翘起、突出的边界。病变进一步进展到慢性期可见关节腔变窄，关节畸形，并可见在骨、软骨、肌肉、腱鞘附近、肾脏及输尿管处，尿酸盐同钙盐沉积，形成痛风石影。

3. 诊断标准

目前国内尚无统一标准，如果符合下列 7 项中 4 项，即可诊断为痛风性关节炎。

（1）男性，多在 40 岁以上，特别是伴有高血压、高血脂、动脉硬化、冠心病、糖尿病、慢性肾病老年患者。

（2）足跗趾关节，手远侧指间关节或近指间关节，踝、膝、肘、腕等关节有典型急性关节炎或慢性关节炎间歇期急性发作，尤其以晨起惊痛为特点。

（3）血尿酸高于 416μmol/L，关节炎症为急性期常伴白细胞增高，血沉加快。

（4）X 线检查：当骨有穿凿样缺损尤其缺损大小超过 5mm 时，在骨破坏区边缘，可见翘起、突出的边界，恰好位于痛风结节之上。

（5）可有家族遗传史。

（6）秋水仙碱试验治疗敏感。

（7）有典型的痛风石，经检验确认无误。

四 治疗方法

（一）现代医学治疗方法

1. 急性期治疗

（1）秋水仙碱：是本病急性发病期特效药物，可以抑制白细胞对尿酸盐微结晶的吞噬作用。第一日用药每小时 0.5mg，直至症状被控制或发生胃肠道反应为止。一般第一日总量为 4～6mg，最多达 8mg，第二日开始可给予维持量，每次 0.5mg，每日 2～3 次。

（2）保泰松：具有明显消炎、镇痛作用。每日服 600～800mg，分 3 次，饭后服。每日给予 300mg 维持量，持续 3 天，亦有明显效果。

（3）吲哚美辛片：具有消炎、镇痛、抗风湿作用。首次服 50～100mg。以后每日 3 次，每日 25～50mg，连服 23 天。

（4）布洛芬：具有解热、镇痛、抗炎作用。每日 300～500mg，每日 2 次或 3 次。

（5）促肾上腺皮质激素：病情严重者可用 25mg 促肾上腺皮质激素加入葡萄糖中，静脉滴注。

2. 间歇期及慢性期的治疗

（1）丙磺舒：又名羧苯磺胺，促进尿酸排泄，每日 1～2g，分 2 次服用，同时碱化尿液。

（2）磺吡酮：每日最大剂量 600mg，分 3 次服用，可促进尿酸的排泄。

（3）别嘌醇：为抑制尿酸药物，能抑制黄嘌呤氧化酶，阻止尿酸形成。常用剂量为口服每次 100mg，每日 3 次，重症可每次 200mg，每日 3 次。

3. 手术疗法

刮除影响功能的痛风石，或切除经久不愈的瘘管。

（二）传统中医学辨证施治

（1）风湿热型：祛风除湿，退热除痹。方药以清痹汤加减为主。方药组成：忍冬藤、败酱草、络石藤、土茯苓、仙鹤草、丹参、香附。风热胜者可加葛根、连翘。湿热胜者可加防己、白花蛇舌草。

（2）风寒湿型：祛风散寒，降湿通痹。方药以通痹汤加减为主。方药组成：当归、丹参、鸡血藤、海风藤、透骨草、独活、钻地风、香附。风偏胜者可加防风、羌活、威灵仙；寒偏胜者可加制川乌、桂枝、细辛；湿偏胜者可加薏苡仁、萆薢。

（3）瘀血型：活血化瘀，通经除痹。方药以瘀通痹汤加减为主。方药组成：丹参、鸡血藤、制乳香、制没药、延胡索、香附、透骨草。偏寒者可加桂枝、制川乌、制草乌、细辛；偏热者可加败酱草、丹皮；气虚者可加黄芪；久痹关节畸形者可加穿山甲、乌梢蛇、地龙、蜈蚣、全蝎、制马钱子。

上述三型可同时服用防己黄芪汤，达到益气祛风、健脾利水的目的。方药组成有防己、黄芪、甘草、白术。

五　预防及注意事项

痛风石为中老年人疾病，据统计发病年龄有上升趋势，50 岁以上最多。近年来，由于人民生活水平提高，发病率也逐渐地增高。因此，中老年人积极预防是很重要的。

（1）肥胖患者应控制饮食，减肥。

（2）忌饮酒，多喝水，少食丰富核蛋白食物，如动物肝、肾、心、脑等，以及蟹黄、豆类、菠菜、啤酒等。

（3）积极治疗老年患者高血脂、动脉硬化、脉管炎、糖尿病、肾结石、各处肾脏病变等，避免发生痛风性关节炎。

（4）避免过劳、着凉、精神刺激、饥饿等。

（5）有痛风家族史者应经常检查血尿酸浓度。

（6）凡有可疑者，应用秋水仙碱进行试验治疗，以利于早期发现，早期治疗。

第二节　学术研究特点、构想与设计

1996 年秋，笔者到国内同行公认的一流骨科专科医院——北京积水潭医院进修学习。在不到半年的短短时间里，笔者系统学习和掌握了骨与关节疾病、脊柱疾病、小儿骨科疾病的常用手术术式与手术适应证，学会了髋、膝人工关节置换术，脊柱骨折、脱位及滑脱等现代骨科治疗新技术；特别是有机会参加国际学术骨科学术交流会及北京市内各大名牌医院的学术交流会，增长了知识，开阔了眼界，对骨科疾病的研究进展有了一个全新的认识。学习期间，有幸读到积水潭医院某教授撰写的专著《痛风》，这部专著比较详实地介绍了古今内外对痛风发病原因、发病机制、痛风诊断及治疗内容，读后对痛风这一古老的疾病有了一个全新的了解，为后来开展痛风性关节炎的临床与基础研究奠定了基础。

检索相关文献发现，国内从事痛风研究的学者却较少。虽然应用西药（秋水仙碱、丙磺舒、别嘌醇）治疗痛风、痛风性关节炎的疗效已经确定，但其毒副反应较大，不能长期服用的问题一直没有解决；中药治疗痛风的临床报道颇多，效果满意，但尚未见到中药治疗痛风的作用机制研究的报道。鉴于此，笔者利用中医药"多途径、多靶点"的药理作用且毒副反应少的独特优势，深入开展中药治疗痛风性关节炎的临床疗效与作用机制研究，认为此研究具有很好的前景，也有着重要的经济效益和社会效益。

中医把痛风列为"痹症"范畴。痛风的发生，常因诸多因素致使机体正气不足，抵抗力低下，感受风、寒、湿、热之邪侵犯关节所致，病位在四肢关节，进而累及肾脏，致使病情复杂，经久不愈，反复发作。风、寒、湿邪，侵袭人体：由于居处潮湿、涉水冒雨、气候剧变、冷热交错等原因，以致风、寒、湿邪乘虚侵袭人体，注于经络，留于关节，使气血痹阻而为痹证。东汉张仲景的《金匮要略》一书中所述的"历节黄汗出""独足肿大""脚肿如脱，头眩短气，温温欲吐"之症，即今之痛风性关节炎。中医学"痛风"一词是金元医家李东垣、朱丹溪最早提出的，认为痛风的发生是素体脾肾先虚，外感六淫，内伤七情，风湿痰浊流注经络、关节、脏腑而致病。由于感邪偏盛的不同，临床表现也就有所差别，中医证候分为湿热蕴结、瘀热阻滞、痰浊阻滞、肝肾阴虚四型。

进修结束后，笔者开始把中医药治疗痛风性关节炎临床疗效与作用机制研究作为研究方向，积极寻求古方，筛选地道中药材，精心组方，科学配伍，研制了复方豨莶草胶囊辨证施治于痛风性关节炎，取得了满意的临床疗效。随后在国家自然科学基金项目及地方部门科研项目基金的资助下，开展了中药治疗痛风性关节炎的作用机制研究，取得了诸多成果。在以往研究基础上，学生孙贵才博士又在蛋白组学、基因组学、转录组学等方面对复方豨莶草胶囊治疗急性痛风性关节炎进行了诸多深入研究。

一 复方豨莶草胶囊治疗原发性痛风性关节炎的机制研究

（一）研究背景

痛风，早在古代已在埃及、希腊等西方大地蔓延，现代又肆虐侵袭东方民族，成为日本、菲律宾等国的盛行病，为世界范围所关注。目前，欧美发病率为 0.3%，亚太地区发病率为 0.38%。近年来，随着我国人民生活水平的不断提高，饮食结构的改变，富含嘌呤食物的增加，痛风性关节炎的发病率亦有明显上升趋势，发病率为 0.28%。目前痛风的发病机制已非常明确，即嘌呤代谢紊乱及尿酸排泄减少所引起的一种代谢异常，高尿酸血症是痛风的重要生化基础，而 5-磷酸核糖-1 焦磷酸合成酶（5-phosphoribose-1 pyrophoshate synthetase，PRPPS）、次黄嘌呤-鸟嘌呤-磷酸核糖基转移酶（hypoxanthine-guanine phosphoribosyl transferase，HGPRT）、酰胺磷酸核糖基转移酶（amidophosphoribosyl -transferase，APRL）及黄嘌呤氧化酶（xanthine oxidase，XOD）对尿酸的形成又起重要作用。其临床特点是高尿酸血症、特征性反复发作性关节炎，久病者有单钠尿酸盐沉积，引起关节畸形及肾脏、心血管等病变。

应用西药（秋水仙碱、丙磺舒、别嘌醇）治疗痛风性关节炎疗效已经确定，临床有效率达 96.5%。但其毒副反应较大，不能长期服用的问题一直没有解决。中药治疗痛风的临床报道颇多，效果满意，临床有效率达 95.2%，但经检索国内外有关文献均未见中药治疗痛风的作用机制研究报道。

（二）研究基础

（1）复方豨莶草胶囊已有近 10 年的临床应用经验。近 3 年，根据国家中医药管理局发布的《中医病症诊断疗效标准》，严格掌握诊断标准、纳入及排除病例标准、疗效评定标准，治疗原发性痛风性关节炎 86 例，治愈率为 58.8%，好转率为 40%，有效率为 98.8%。并同西药秋水仙碱、磺吡酮、别嘌醇做了比较，疗效相近（$P > 0.05$），但豨莶草复方胶囊无毒副反应，并具有降低血尿酸，促进尿酸排泄，缓解或治愈关节炎的作用。同时与治疗痛风有关报道中的纯中药制剂"麻黄附子细辛汤""痛风定痛汤"做了对比观察，疗效有显著差异（$P < 0.05$）。复方豨莶草胶囊对急慢性痛风性关节炎均有理想的治疗效果。

（2）已建立了具备高尿酸血症的痛风性关节炎的动物模型。取雄性成熟 Wistar 大鼠，体重 200～250g，共 80 只，随机分为两组，模型组和空白对照组，每组 40 只，在同等条件下，模型组连续喂养添加尿酸的特制食物，同时一次性单侧踝关节注射尿酸钠 0.1mL；空白对照组喂养普通食物并单侧踝关节内注射注射用水 0.1mL 一次，一周测一次血尿酸、尿尿酸及体液 pH 和尿液 pH。30 天后造模成功。

尿酸饲料的配制，参照日本林健一高尿酸血症的动物模型中饲料的配制方法，普通饲料未打丸前按重量加入 0.5%的尿酸和 1.5%的草酸，拌匀后打成丸，根据喂养大鼠的数量和喂养天数计算出总量。

尿酸钠混悬液的配制，对照美国 Coderre 和 Wall 的疼痛试验中建立的动物模型的配药方法配制，尿酸钠 4.0g+明胶 3.5g+尿素 2.0g，用 706 羧甲淀粉配制成 100mL 混悬液，用时微热，摇匀。

已初步观察到复方豨莶草胶囊有改善关节液、尿液 pH 的作用，光镜下病理学检查观察到关节内细胞质尿酸盐结晶沉积减少。

（3）完成省科委计划项目《治疗痛风性关节炎的新药研究》（G99c20-18-1 号）。发表《复方豨莶草胶囊治疗原发性痛风性关节炎 86 例临床报道》《复方豨莶草胶囊对高尿酸血症的痛风性关节炎动物模型 XOD 的影响》（均为《中医药信息》杂志）。

（三）提出科学问题

目前对痛风的发病机制已非常明确，是嘌呤代谢紊乱及尿酸排泄减少所引起的一种疾病，高尿酸血症是痛风的重要生化基础，而 PRPPS、HGPRT、APRL，以及 XOD 对尿酸的形成又起了重要作用。应用复方豨莶草胶囊治疗原发性痛风性关节炎已近 10 年，取得了满意的临床治疗效果，并同西药秋水仙碱、磺吡酮、别嘌醇做了比较研究，虽然在降低血尿酸、促进尿酸排泄方面疗效相近，但豨莶草复方无毒副反应，且在缓解或治愈关节炎方面有一定优势。复方豨莶草胶囊治疗原发性痛风性关节炎的作用机制是否与影响 PRPPS、HGPRT、APRI、XOD 活性相关；是否影响肾脏滤出、重吸收、分泌尿酸；是否与影响关节内细胞质[主要是多型核白细胞（PMN）]尿酸盐、关节液生化环境有关，均有待进一步研究。

（四）研究思路与目标

在建立的具备高尿酸血症的痛风性关节炎动物模型的基础上，选择临床上应用十余年，治疗痛风性关节炎疗效显著的自拟方复方豨莶草胶囊，采用先进的分子生物学及细胞生物学实验技术，揭示该制剂对嘌呤代谢及尿酸排泄的影响。

其一，对 PRPPS、HGPRT、APRI、XOD 活性的影响，以抑制血尿酸的生成。

其二，对肾脏滤出、重吸收、分泌尿酸的影响，以促进血尿酸的排泄。

其三，对关节内细胞质[主要是多型核白细胞（PMN）]尿酸盐、关节液生化环境改变的影响，以减少尿酸盐在关节内沉积，控制关节炎发生、发展。

通过复方豨莶草胶囊对嘌呤代谢及尿酸排泄影响结果观察，首次提出中药治疗痛风的作用机制，达到国内外先进水平。为确定新的治疗方案优于现有的中西医疗法治疗痛风性关节炎的方案提供全面的理论基础，为临床上痛风性关节炎的治疗提供疗效肯定、生物活性高、毒性低、应用广泛的理想中药制剂，具有较好的社会效益和经济效益。

（五）复方豨莶草胶囊组成、功效及配伍分析

1. 组成与功效

（1）组成：由豨莶草、金钱草、穿山龙、秦艽、杜仲等药物组成。

（2）功效：清热利湿、散瘀通络、消肿止痛。

2. 配伍分析

豨莶草为君，具有清热、除湿、通络作用，金钱草清热除湿、利水通淋，防己能祛风除湿通经络，清下焦湿热之邪，穿山龙、秦艽、赤芍具有消热、利湿、消肿等作用。

（六）关键技术及解决的关键科学问题

（1）具备高尿酸血症的痛风性关节炎整体动物模型的构建。

（2）影响 PRPPS、HGPRT 活性的主要因素的确认。

（3）明确抑制次黄嘌呤转变为黄嘌呤和尿酸的代谢过程的作用机制。

（4）复方豨莶草胶囊对 PRPPS、HCPRT 活性的影响；对肾脏肾小球滤过、重吸收、分泌尿酸的影响；对关节内细胞质尿酸盐及关节液生化环境的影响。

（七）特色与创新点

1. 特色

通过对复方豨莶草胶囊药理、毒理学研究，特别是应用分子生物学实验技术对 PRPPS、HGPRT 活性影响，以及对嘌呤代谢主要环节影响的观察，揭示抑制血尿酸生成机制。对肾脏滤过、分泌、吸收血尿酸功能检查与测定，揭示对促进血尿酸排泄机制的影响。对局部关节内细胞质尿酸盐光镜、电镜及关节液生化分析，揭示减少关节内尿酸盐沉积机制，最终证实复方豨莶草胶囊既有抑制血尿酸生成，又有促进血尿酸排泄的双重作用，同时具有缓解、治疗痛风性关节炎症状的作用。

2. 创新点

（1）在同类研究中较早地建立了具备高尿酸血症的痛风性关节炎的动物模型。

（2）采用现代医学技术揭示中药治疗痛风性关节炎的作用机制。

二 豨莶草对痛风性关节炎核因子-κB 及相关炎性因子影响的研究

（一）研究背景

痛风性关节炎是体内嘌呤代谢紊乱进而使尿酸盐结晶沉积在关节和周围组织引起

的一种常见的代谢性疾病，痛风是 21 世纪对人类健康最具挑战的几个问题之一。痛风性关节炎急性发作是由 MSUC 在关节周围组织沉积引发的急性炎症反应。MSUC 是其致炎性反应的主要因子。尿酸钠盐在滑膜液中的浓度增高，尿酸钠盐容易析出结晶，MSUC 会脱落进入关节腔作用于滑膜细胞和单核细胞中，直接或间接促使这些细胞分泌炎性因子或介质，如 IL 和 TNF 等，从而引发一系列炎症反应，这种炎症反应使局部渗透压升高和血管扩张，进而使炎症加强，引起急性痛风性关节的发作。这些白细胞介素和肿瘤坏死因子等炎性因子或介质，激活了 COX-2 合成前列腺素，进而使局部炎症范围进一步扩大、加强。

尿酸钠盐溶解度在人体正常生理状态下（pH 7.4，温度 37℃）为 375μmol/L，但是在某些条件改变情况时，如其与白蛋白和 α1 球蛋白、α2 球蛋白的结合减少，还有局部温度降低，局部 pH 降低时，尿酸钠盐在体液中浓度会明显增高，当其溶解度高于 465～535μmol/L 时，MSUC 就容易析出，并且沉积在相应的无血管软骨内及其表面、骨膜中和关节周围软组织中，从而导致局部急性炎症。

国内外许多专家、学者研究发现并证明体内 MSUC 作用在血小板、中性粒细胞、滑膜细胞，以及单核细胞，可以刺激这些细胞释放多种炎症介质，如组胺、PGE 等物质，这些物质在痛风性关节炎发病的过程中发挥着非常重要的作用，他们可引起局部血管的扩张和渗透性的增加，使血浆渗出及白细胞集聚等；炎症细胞释放 IL-1、IL-8 等细胞因子和 TNF，进而激活 COX-2 合成前列腺素，使局部炎症范围进一步扩大，组织被溶解和侵蚀，出现急性痛风性关节炎表现。核转录因子 κB（nuclear factor-kappaB，NF-κB）参与了很多免疫和炎症反应基因的表达，其在痛风性关节炎的发病中的作用已引起了人们的关注。

（二）研究基础

通常认为，痛风和高尿酸血症、环境因素、遗传障碍、嘌呤合成和尿酸排泄障碍等密切相关。人体尿酸的分解和排泄代谢有两种途径：①白细胞内过氧化酶把尿酸降解成为尿囊素和二氧化碳；②分泌入肠道的尿酸被细菌分解，第二种途径比第一种途径要多得多，每日人产生的尿酸 1/3 被肠道分解排出。痛风患者肠道分解排出尿酸量会增加，尤其是有肾功能不全的患者。因此，嘌呤的合成与代谢增加和尿酸排泄量的减少是痛风患者血清尿酸高原发的机制。血液里尿酸的浓度取决于尿酸的生成与排泄之间的平衡。如果尿酸的生成增多、增速与排泄减少、减慢；再者虽然已排出的量比正常人多，但是尿酸生成量超出排泄的速度，均可使血液中尿酸浓度提高，成为痛风发病的重要环节。多囊肾、高血压、尿崩症、肾功能不全、酸中毒（乳酸性、饥饿性酮症、糖尿病酮症）、铅中毒、甲状旁腺功能减退症、结节病、甲状腺功能减退症及阿司匹林、利尿剂、左旋多巴、乙醇、乙胺丁醇、烟酰胺、吡嗪酰胺、环孢素等均可以导致尿酸盐排出量少而引起高尿酸血症。尿酸盐生成的过多占原发性高尿酸血症的 10% 左右，是一种 HGPRT 缺陷和 Lesch-Nyhan 综合征；PRPPS 活性增强、溶血、红细胞增多症、银屑病、骨髓增生性疾病、Paget 病、横纹肌溶解症、糖原累积症、剧烈运动、肥胖、饮酒、多食富含嘌呤多的食物，均可以导致尿酸盐生成的过多从而引发高尿酸血症。

痛风的急性发作大多是有诱因的，如外伤、饮酒、饮食不当、药物和相关疾病都有可能诱发急性关节炎。对于痛风的治疗，目前尚无法根治，现行的治疗目的是及时控制痛风性关节炎急性发作和降低血尿酸水平，以预防尿酸盐沉积、关节破坏和肾脏损害。现在常用的治疗痛风的药物主要为非甾体抗炎药（nonsteroidal anti-inflammatory drug，NSAID）、秋水仙碱、磺吡酮与别嘌醇。对与急性痛风性关节炎的处理，首选的药物是秋水仙碱、NSAID，但因为其严重的毒副反应限制了其临床的运用。例如，秋水仙碱，80%的患者临床症状完全缓解之前还出现恶心、腹泻、呕吐、腹痛，更甚者出现骨髓抑制、肝细胞的损害、肾功能的衰竭，甚至死亡。NSAID 类药物，其有良好的止痛、解热效果良好及价格低廉，在急性痛风性关节炎的治疗中被广泛应用，常见的不良反应包括胃肠道反应、胫前水肿、头晕、荨麻疹、白细胞减少等，其严重的不良反应也须高度重视，如神经精神症状、肾脏损害、高血压、心律失常等。因此寻找高效低毒的新药、新方法，仍是目前医学界的一项攻关难题。

如上所述，西药治疗急性痛风性关节炎虽然能迅速，但是不良反应明显限制了其临床应用。中药治疗痛风疗效显著，且毒副反应小，越来越受到医学界的关注和高度重视。国内近年医学杂志发表的文章来看，国内学者在古人的基础上，结合了现代科学技术，对中医药的防治痛风进行了深入的研究，取得了长足的进展。目前就中医药治疗痛风的研究概括起来可分为几种治法：一是辨证治疗，多采用的是复方治疗，治法方面多用清热化湿解毒、宣痹通络止痛；二是专方治疗，医生对病机理解的不同，以某一基本方加减治疗；三是用单味药及其有效成分研究，雷公藤或者雷公藤总苷治疗痛风性关节炎；四是中药外治法，如以中药外敷、外洗和针灸治疗；五是实验研究，最近几年有关中医药治疗痛风的实验研究报道有所增多，从某些角度阐释了中药治疗痛风部分疗效的机制，但是研究的广度和深度还不够，在今后的研究中还亟待加强。很多研究表明，中医药治疗痛风具有毒副反应小、疗效肯定、可以长期服用等特点，在痛风性关节炎的防治上有不可代替的优势。

本课题所选中药豨莶草有利水渗湿、通络除痹和消肿止痛之功效。其味苦，性寒，归肝、肾经，而酒蒸制后味性甘温，又兼有补益肝肾、强筋健骨之效。临床应用比较广泛，如风湿痹证、痿证、中风等疾病。现代药理表明豨莶草可以显著抑制和降低风湿聚合素合成酶、三磷腺苷酶、溶酶体酶、透明质酸酶等的生物活性，抑制风湿聚合素等致炎物质合成，减低毛细血管通透性，使炎性渗出减少、水肿消失，从而达到镇痛消炎的效果。对细胞免疫和体液免疫都有着抑制作用，对非特异性免疫也有很好的抑制作用。其对于微循环的影响：减轻关节组织血液微循环障碍，以提高血液流动速度和含量，使积液通过血管排出，防止滑膜腔液体黏稠、混浊、瘀浊，也为受损的组织细胞提供充足脂氧素，帮助修复损伤。在临床上以其为主药的复方豨莶草胶囊治疗痛风取得了显著的疗效，但其治疗痛风性关节炎的药理机制尚不清楚。因此，本实验进行豨莶草抗炎机制探讨，以阐明其作用机制，为其在临床上应用提供科学的理论基础和实验依据。

（三）提出科学问题

在痛风性关节炎的发病过程中，NF-κB 激活有助于过量或持续表达炎症介质、趋化因子、细胞黏附分子及炎性相关酶类，因此炎症部位积累了大量炎性细胞，引起炎症反应放大和持续。而对于急性痛风的治疗，目前为止世界上暂时没有好的办法来根治，治疗的目的是及时控制痛风性关节炎的急性发作，降低血液中的尿酸水平，防止 MSUC 的沉积，防止关节破坏和肾功能损害。临床上常用药物为秋水仙碱、非甾体类抗炎药（NSAID）、磺吡酮和别嘌醇等药物，秋水仙碱、非甾体抗炎药可以迅速减轻症状，但因有严重的不良反应，故限制了其临床上的应用。中医药治疗痛风的疗效比较确切而且不良反应相对较少，引起医学界越来越多的关注和重视。本项目以滑膜细胞 NF-κB 与炎性细胞因子/介质的相互作用为切入点，而在痛风性关节炎的大鼠模型上给予秋水仙碱和豨莶草进行相应干预，通过观察大鼠滑膜组织中 NF-κB 及 TNF-α、IL-1β、IL-8 表达变化情况，探讨痛风性关节炎的发病机制及祛风湿的中药豨莶草治疗痛风性关节炎作用机制。

（四）研究思路与目标

近几年，随着医学和药理学的不断发展，对急性痛风性关节炎发病的原因有了进一步的了解和加深，认为痛风性关节炎的发病过程与一系列的细胞因子如 NF-κB、TNF-α、IL-1β、IL-8 等有着重要的关系。豨莶草对治疗急性痛风有着独特的优势，如以豨莶草为主药的复方豨莶草胶囊治疗痛风取得了显著的疗效，但豨莶草在治疗痛风性关节炎中的药理机制尚不清楚。本实验旨在研究高、中、低剂量的豨莶草给药后，对急性痛风大鼠滑膜组织中 NF-κB 的作用，以及对炎性因子表达的影响。

（五）复方豨莶草胶囊组成、功效及配伍分析

复方豨莶草胶囊组成、功效及配伍分析详见本章第二节"一"。

（六）关键技术及解决的关键科学问题

1. 滑膜细胞原代培养时注意事项

（1）处死大鼠后迅速剥离滑膜组织（无菌条件下），用培养液和冰块暂时保存。

（2）滑膜组织应尽量剪碎，剪时注意迅速，时间不宜过长，以碎至 $1mm^3$ 小块为宜。

（3）培养滑膜组织时应从瓶壁缓缓加入培养液，避免将组织块冲起而导致分离培养失败。

2. 动物模型的构建

作为本实验的研究对象，建立具备高尿酸血症的急性痛风性关节炎实验大鼠模型是完成本实验的关键，另外大鼠滑膜组织的采集也是一个重要环节。

（七）特色及创新点

（1）丝裂素原活化蛋白激酶（mitogen-activated protein kinase，MAPK）和 NF-κB 参与了很多免疫和炎症反应基因的表达，其在痛风性关节炎的发病中的作用已引起人们的关注，本研究重点探讨 MAPK 和 NF-κB 在痛风性关节炎发病过程中局部 NF-κB 的激活与 IL-1β、IL-8、TNF-α 的活化中的作用。

（2）在生物体、离体两种状态下探讨豨莶草对痛风性关节炎 NF-κB 及相关炎性因子的影响，更全面地了解中药防治急性痛风性关节炎的作用机制。

三 痛风性关节炎急性期 c-jun 氨基末端激酶信号通路表达及中药干预作用机制的研究

（一）研究背景

痛风性关节炎是由于嘌呤代谢紊乱，导致血尿酸水平增高，MSUC 沉积在关节周围引起的急性炎症反应，可经常反复发作，严重可致关节残疾、功能障碍。近年来有些国家的发病率已超过 20%，痛风性关节炎已是世界性第二大代谢性疾病。我国高尿酸血症和痛风性关节炎患病率亦呈直线上升趋势。痛风已成为男性关节炎性病变中最常见的疾病之一，男女比例为（7～9）∶1，而且发病年龄也有降低的趋势。痛风性关节炎对人类健康造成严重危害。目前对痛风机制尚不是很明确，因此对痛风性关节炎发病机制的研究有着重要的社会现实意义。

目前痛风性关节炎尚无根治的治疗方法，现在主要的治疗目的是及时控制急性发作并降低血尿酸，预防尿酸盐的沉积，以及对关节、肾脏的损害。现常用药物主要包括秋水仙碱、NSAID、丙磺舒与别嘌醇。急性痛风性关节炎的治疗，首选秋水仙碱、NSAID，但由于严重的毒副反应限制了其临床的运用。例如，服用秋水仙碱，在临床症状完全缓解之前，80% 的患者会出现恶心、呕吐、腹泻、腹痛症状，严重者会出现骨髓抑制，肝、肾衰竭甚至死亡；NSAID，止痛、解热效果良好，价格又低廉，故在急性痛风治疗中使用广泛，其常见的不良反应主要有胃肠道反应、头晕、荨麻疹、白细胞减少等，但有时也会出现严重的不良反应，如神经精神症状、肾脏损害、心律失常等。故寻找低毒高效的治疗药物，仍是目前医学界的一项攻关难题。

（二）研究基础

痛风性关节炎急性发作是 MSUC 在关节周围沉积引起的急性炎症反应。MSUC 与关节液中 IgG 结合，被白细胞和滑膜细胞吞噬，促使这些细胞释放组胺、补体及 AA 等物质，AA 经过环氧化酶和脂氧化酶这两种途径分别生成 PGE_2 及白三烯，白三烯刺激产生

TNF-α、IL-1、IL-8，所有这些物质可在短期内引起局部血管扩张、通透性增加、渗出、白细胞聚集、发热等炎症反应。在这一过程中滑膜同时产生前炎症细胞因子，局部炎症产生及消退的细胞血清蛋白因子，与 MSUC 结合，抑制干扰结晶与细胞之间的相互作用，阻碍炎症循环，使炎症自然缓解。从文献资料分析，推测 MSUC 沉积于关节后，通过多种信号传导通路引起细胞分泌的保护因子与损伤因子的竞争，这两类因子的失衡是启动因素，即细胞分泌双重作用因子（NF-κB）、保护因子/介质（IL-4、IL-10）和损伤因子/介质（TNF-α、IL-1、IL-8）相互影响，从始动环节形成"局部系统障碍"。

在生物体内，MAPK 超家族广泛分布于胞质内，是一族含有丝氨酸/苏氨酸残基的蛋白激酶，是将细胞外刺激信号传递到细胞核，引起细胞生物学反应的重要信号传导系统，是细胞外与细胞内的信号转导的交汇点。目前 MAPK 超家族在哺乳动物中至少发现 4 种亚家族，分别为细胞外信号调节激酶（extracellular signal-regulated kinase，ERK）、c-jun 氨基末端激酶（c-jun N-terminal kinase，JNK）、p38 和 ERK5。JNK 信号通路是 MAPK 家族的重要成员之一，在细胞受到胁迫性刺激而发生凋亡的过程中发挥着重要作用。JNK 位于细胞质内，一旦被激活迅速转移入胞核，激活活化转录因子 c-jun、AP-1、junB、junD、ATF-2、ELK-1 等的转录活性，活化的转录因子与顺式作用元件相结合，引起大量与凋亡有关的基因表达，同时与炎症的发生有非常重要的关系，但机制尚不清楚。

西药在治疗急性痛风性关节炎时虽能迅速缓减症状，但其明显的不良反应限制了临床应用。中医药治疗痛风性关节炎疗效显著，且不良反应轻，已越来越受到医学界的普遍关注和高度重视。近几年，中医药治疗痛风性关节炎的研究报道逐渐增加，目前从某些角度阐释了中医药治疗痛风性关节炎的部分疗效机制，但是研究的广度和深度还远远不够，在今后的研究中须亟待加强。众多研究表明，中医药治疗痛风性关节炎具有疗效肯定、不良反应轻、可长期服用等特点，在痛风的防治尤其是预防方面具有西医、西药不可代替的优势。

本课题所选中药豨莶草有利水渗湿、通络除痹和消肿止痛的功效。以往的实验已经证明了豨莶草对急性痛风性关节炎治疗效果显著，且毒副反应小。现代药理研究表明豨莶草主要含有豨莶苷、生物碱、皂苷等有效成分，有明确的抗炎、镇痛、改善微循环作用，能有效控制痛风性关节炎的炎症改变；豨莶草味苦性寒，有祛风除湿、利关节、清热解毒、通经活络的功效，常用于风湿痹证、关节疼痛、脚弱无力等症，辛散苦燥，祛筋骨间风湿，通痹止痛。《本草图经》云："治肝肾风气，四肢麻痹骨间疼痛，腰膝无力者。"《本草经疏》称其为"祛风除湿，兼活血之要药"。《本草正义》言其"气味颇峻，善逐风湿诸毒"。

（三）提出科学问题

MSUC 在关节周围沉积引起急性炎症反应导致痛风性关节炎急性发作。从文献资料分析，推测 MSUC 沉积于关节后，通过多种信号传导通路引起细胞分泌的保护因子与损伤因子的竞争，这两类因子的失衡是启动因素，即细胞分泌双重作用因子（NF-κB）、保护因子/介质（IL-4、IL-10）和损伤因子/介质（TNF-α、IL-1、IL-8）相互影响，引起局部血管扩张、通透性增加、渗出、白细胞聚集、发热等炎症反应；前期研究发现豨莶草能抑制痛风性关节炎 NF-κB 的表达，有抑制炎症反应产生、放大和持续的作用，但 NF-κB 上游基因的调控机制还不清楚。

（四）研究思路与目标

在以往的临床和实验研究中发现以豨莶草为主药的复方豨莶草胶囊能明显改善急性痛风性关节炎的症状，并能抑制 IL-1β、IL-8 等炎性因子的表达，在上个已结题的国家自然基金项目研究中发现豨莶草能抑制痛风性关节炎 NF-κB 的表达，从而抑制炎症反应的产生、放大和持续。为了进一步阐明 NF-κB 上游基因的调控机制，设计了本研究项目，旨在通过 c-jun 氨基末端激酶信号通路进一步阐明痛风性关节炎病理基础，以及祛风湿中药在治疗痛风性关节炎中的作用机制，为中药在该病的防治方面提供可靠的理论（祛风湿）依据，也将为成功解决痛风性关节炎这一医学难题提供新的中医药研究思路，并为进行下一步临床研究打好基础。

（五）复方豨莶草胶囊组成、功效及配伍分析

复方豨莶草胶囊组成、功效及配伍分析详见本章第二节"一"。

（六）关键技术及有待解决的关键问题

（1）构建携带大鼠关键功能基因 shRNA 结构慢病毒相关技术问题：根据已知基因 mRNA 全序列设计出 siRNA，如何有效地筛选高效的片段，如何制备并能够鉴定出细胞内持续表达 shRNA 重组慢病毒的浓度，是 RNAi 慢病毒构建的难点。

（2）明确痛风性关节炎滑膜细胞 JNK 信号传导通路对 NF-κB 影响，进一步分析保护因子和炎性因子之间的关系，从而分析影响细胞炎性因子失衡而产生炎性病理机制及中药的保护机制。

（3）在痛风性关节炎早期加以本方案设计的干预因素，确定阻断/启动、拮抗乃至逆转痛风性关节炎的保护/损伤环节。

（4）筛选出可靠、有效的数据并分析：从大鼠、体外培养的滑膜细胞中，以及在模型组、豨莶草治疗组和慢病毒组中，检测关键基因表达差异的数据，并进行严格的后期鉴定，是整个实验的核心。

（七）特色与创新点

1. 特色

（1）本项目利用 RNAi 技术和慢病毒载体的重组技术，深入探讨豨莶草防治急性痛风的分子机制，从基因水平阐明祛风湿中药通过抑制 JNK 信号传导通路进而影响 NF-κB、细胞因子/介质表达，达到抑制炎症反应机制及作用途径，为临床开展急性痛风的中药治

疗及新药研制开发提供分子生物学研究依据。

（2）本项目具备了基因治疗疾病的准确靶向性，体现了功能基因对疾病发生、发展的决定作用，揭示中药作用途径，并说明祛风湿中药防治急性痛风关节炎的分子基因机制。

（3）独创性地利用基因调控机制揭示豨莶草通过抑制 JNK 信号传导通路抑制急性痛风的炎性反应，说明祛风湿中药抑制 JNK 信号传导通路从而抑制 NF-κB 及炎性细胞因子表达达到抑制急性痛风炎性反应的目的。

（4）首次应用慢病毒和 RNAi 局部注射技术，探讨急性痛风性关节炎滑膜组织中抑制 JNK 信号传导通路，为急性痛风性关节炎的局部治疗提供理论依据或新的治疗方法。

（5）首次在生物体、离体两种状态下探讨通过 JNK 信号传导通路调节 NF-κB 功能的作用机制，更全面地了解中药防治急性痛风性关节炎的作用机制。

（6）首次在体实验中采用 C_{18}-不饱和脂肪酸（C_{18} fatty acids）+MSUC 制作急性痛风模型。Joosten 经研究发现脂肪酸与尿酸钠过量才是痛风炎症反应的炎性激活因素，MSUC 和 FFA 接触后能发生急性痛风炎症反应，在离体培养的滑膜细胞上已得到证实。本实验依此首次应用 C_{18}-不饱和脂肪酸+尿酸钠在大鼠体内制作急性痛风性关节炎模型，这种模型更接近急性痛风性关节炎的病理基础，可更有效地探讨重组慢病毒和豨莶草的作用机制。

2. 创新点

实验已经证明豨莶草对急性痛风性关节炎作用明显，不良反应少。本研究利用慢病毒和 RNAi 技术并特异性地抑制 JNK 基因，在分子基因水平研究豨莶草防治急性痛风性关节炎分子机制。

（1）新的作用途径：本项目所针对的药物靶点 JNK 是影响 NF-κB 的关键基因。因此，以 JNK 为靶点设计的 siRNA 具有高效、高特异性，尝试从分子水平为临床豨莶草治疗急性痛风性关节炎提供理论依据。

（2）创新的实验设计：本项目四部分环环相扣，组成完整的课题；其中每一步都可能单独获得新的有重要价值的发现和成果，如筛选的 siRNA 慢病毒有可能用于防治急性痛风性关节炎等炎性疾病。

（3）新的技术，前瞻性强：利用 RNA 干扰技术研究急性痛风性关节炎，探讨急性痛风性关节炎病理的分子机制，寻找与急性痛风性关节炎发病相关的关键基因，提出治疗急性痛风性关节炎的基因疗法。这在疾病治疗领域研究中已初步显示，这种技术由于其自身的优势性必将成为药物设计新的突破点。相对于传统的新药研制，RNAi 技术有许多优点：针对性强，针对治病基因；特异性好，无须知道蛋白的三维结构，无须筛选大量的候选化合物；它是利用哺乳动物自身的防御系统治疗疾病；作用时间长，机体有 RNAi 放大的机制。

本项目开创性地用慢病毒联合 RNAi 技术揭示豨莶草治疗急性痛风性关节炎分子机制，可以说具有很强的前瞻性，将为中医药治疗学提供新的思路。

四	基于代谢组学技术的高尿酸血症与痛风性关节炎的生物代谢共性特征及中药干预作用机制的研究

（一）研究背景

高尿酸血症（hyperuricemia，HUA）是痛风（gout）发生的生化基础，长期的高尿酸血症会造成关节、肾脏及心血管等一系列器官的损害。流行病学研究显示：痛风的发病率在世界范围内呈逐年上升趋势，目前在成人中已经达到 1%～2%。痛风性关节炎是痛风最常见的表现形式，是由于嘌呤代谢紊乱，血尿酸水平增高，进而 MSUC 沉积在关节和周围组织引起的急性炎症反应，可经常反复发作，严重可致关节残疾、功能障碍。因此，对于痛风性关节炎病理生理机制的研究，以及药物治疗效果与机制研究也越来越受到医学界的高度重视。

近年来，有关高尿酸血症和痛风性关节炎的研究如火如荼，但由于人体缺乏啮齿动物所具有的尿酸氧化酶，常用于实验造模的鼠、兔等体内嘌呤核苷酸代谢途径与人体体内代谢存在很大差异，因此很难从嘌呤代谢入手构建出具备高尿酸血症的痛风性关节炎动物模型，加之以往研究手段与研究方法的局限，到目前为止，有关高尿酸血症、痛风性关节炎的研究尚存在如下问题没有得到科学论证。

其一，目前被广泛采用的外源性尿酸钠盐溶液局部关节腔注射构建的痛风性关节炎动物模型，其局部关节炎性损伤与痛风发病的生化改变有所差异，不符合痛风性关节炎建立在血尿酸升高生化基础上的发病机制。

其二，对痛风性关节炎的研究还仅限于对局部病变关节的滑膜组织病理学及 IL-1、IL-8、TNF-α 等炎性因子、致痛物质的免疫组织化学研究，其研究结果没有真正反映出高尿酸血症与痛风性关节炎之间的生物代谢的本质性联系，从而限制了痛风性关节炎疾病发生、发展机制的研究，以及药效、药物作用机制的研究。

鉴于上述两大问题，对高尿酸血症、痛风性关节炎的研究，亟待改变原有研究视角，调整研究思路，优化研究手段，更新研究内容，从整体观念出发，探讨高尿酸血症与痛风性关节炎之间的生物代谢的本质及其相关性，由此也为中医药治疗痛风性关节炎的作用机制研究开拓出一条新路。

（二）研究基础

课题组在以往临床和实验研究中发现以豨莶草为主药的复方豨莶草胶囊能明显改善急性痛风性关节炎的症状，治疗效果显著，且毒副反应小，能抑制 IL-1β、IL-8 等炎性因子的表达，且通过抑制痛风性关节炎 NF-κB 的表达，抑制炎症反应的产生、放大和持续。方中豨莶草味苦性寒，有祛风除湿、利关节、清热解毒、通经活络之功效，可辛散苦燥，祛筋骨间风湿，通痹止痛，常用于风湿痹证的关节疼痛、脚弱无力等症，《本草经疏》称其为"祛风除湿，兼活血之要药"。《本草正义》言其"气味颇峻，善逐风湿诸毒"。现代药理研究表明豨莶草主要含有豨莶苷、生物碱、皂苷等有效成分，有明确的抗炎、镇痛、改善微循环作用，能有效控制痛风性关节炎的炎症改变。上述研究从不同角度阐释了中医药治疗痛风性关节炎的部分疗效机制，但是研究的广度和深度还远远不够，在今后的研究中须亟待加强。众多研究表明，中医药治疗痛风性关节炎具有疗效肯定、不良反应轻、可长期服用等特点，在痛风的防治尤其是预防方面具有西医、西药不可代替的优势。

目前关于利用代谢组学进行高尿酸血症、痛风性关节炎研究的报道甚少。余家会等对维吾尔族和汉族健康体检人群尿酸水平的差异及其与脂代谢之间相关性进行研究，结果证实维吾尔族和汉族健康体检人群尿酸水平存在差异，尿酸水平与脂代谢之间存在相关性。Liu 等采用高效液相色谱——二极管阵列检测器技术检测和鉴定了痛风患者血清和尿液中的新生物标志物，研究结果证实急性痛风期患者嘌呤、蛋白质及葡萄糖代谢异常更为显著。马文峰等利用代谢组学技术研究高尿酸血症患者与健康人血浆的代谢差异情况，初步确认六种化合物为区分高尿酸血症与健康人的潜在的血浆差异性代谢物，为高尿酸血症的发病机制、预测和防治研究奠定了基础。陈娇等基于气相色谱-质谱联用技术对痛风患者血清代谢特征进行了分析。但上述报道仅为单纯对高尿酸血症或痛风性关节炎的研究，还没有阐明高尿酸血症与痛风性关节炎之间生物代谢的本质性联系，以及痛风性关节炎的发病机制研究，从而也限制了痛风性关节炎治疗药物的药效及作用机制的研究。笔者采用超高效液相色谱分析技术，对 30 例高尿酸血症男性患者、20 例男性痛风性关节炎患者、15 例男性健康志愿者的血清样本进行脂质组学研究，初步证明不饱和 FFA 代谢异常是 HUA、痛风性关节炎发生的重要病理基础之一。

（三）提出科学问题

课题组以往研究[前国家自然科学基金项目（批准号 03050303）资助]证实：以豨莶草为主药的复方豨莶草胶囊通过下调痛风性关节炎滑膜细胞 NF-κB 的表达抑制 IL-1β、IL-8 等炎性因子而发挥抗炎镇痛作用，能明显改善急性痛风性关节炎的症状，治疗效果显著，且具有毒副反应小之优点；特别是近年来对高尿酸血症和痛风性关节炎患者与健康志愿者的血清样本进行了脂质代谢组学研究，研究结果证实在高血尿酸环境下高尿酸血症和痛风性关节炎患者的全身与局部的血脂代谢出现明显异常，不饱和 FFA 代谢异常是高尿酸血症、痛风性关节炎发生的重要病理基础之一，豨莶草胶囊对高尿酸血症和痛风性关节炎的血脂代谢异常具有明显的调节作用及治疗效果。基于上述研究基础并参考国内外有关对高尿酸血症、痛风性关节炎研究的最新动态，提出"高尿酸血症与痛风性关节炎之间存在生物代谢内在联系及生物代谢共性特征，豨莶草胶囊对共性代谢生物标志物的干预有可能是其作用机制之一"的科学假说。

（四）研究思路及目标

鉴于目前缺少理想的基于嘌呤代谢路径构建的痛风性关节炎动物模型，课题组拟以多中心筛选的高尿酸血症、具有高尿酸血症的痛风性关节炎患者及健康志愿者为直接研究对象，基于代谢组学理论，运用超高效液相色谱——飞行时间质谱、主成分分析法和偏最小二乘法-判别分析的代谢组学技术分析平台，建立高尿酸血症、痛风性关节炎患者与健康志愿者血浆、尿液、关节液样本中的生物代谢轮廓谱。首先，对比观察高尿酸血症、痛风性关节炎患者与健康志愿者的代谢轮廓谱差异，运用特定靶标的定性、定量分析，确证能够表征高尿酸血症、痛风性关节炎病理生理状态的共性代谢生物标志物，探讨高尿酸血症与痛风性关节炎之间的生物代谢共性特征及生物代谢的本质性联系，从生物体内代谢层面揭示建立在血尿酸升高生化基础上的痛风性关节炎发病机制；其次，比较湿热型痛风性关节炎与非湿热型痛风性关节炎的生物代谢轮廓谱差异性，寻找、确证能够表征湿热型痛风性关节炎的特异性差异生物学标志物，探索痛风性关节炎湿热证的实质及临床中医辨证的物质基础，亦为临床诊断提供全新的科学依据；再次，对比观察中药豨莶草胶囊治疗组和西药治疗对照组患者的代谢网络缺陷的回归变化趋势及临床疗效，通过关联分析，推测药物作用途径及作用"靶点"，并阐释其作用机制，为中药豨莶草胶囊治疗急性痛风性关节炎的有效性提供科学依据。本项目的开展不仅从新的研究视角揭示高尿酸血症与痛风性关节炎之间生物代谢本质性联系，也将为治疗痛风药物药效及作用机制的研究提供一种全新的研究方法与思路。

（五）复方豨莶草胶囊组成、功效及配伍分析

复方豨莶草胶囊组成、功效及配伍分析详见本章第二节"一"。

（六）关键技术及解决的关键科学问题

（1）各试验中心研究者遵从共同制定的同一试验方案，课题启动前要根据同一试验方案培训参加该试验的研究者。

（2）重视液相色谱条件优化，注意考察流速、进样体积、柱温等对样品分离的影响；重视质谱条件优化，注意考察正、负离子模式脱溶剂气流量、温度等因素。

（3）在 PLS-DA 判断分析之前，应用 OPLS-DA 分析对正交信号进行滤过处理，以滤除与类别判断无关的变量信息，只保留与类别判断相关的变量，有助于提高判别的准确性和针对性。

（4）基于代谢组学技术分析方法，建立以高尿酸血症、痛风性关节炎患者及健康志愿者为研究对象的血浆、尿液、关节液样本中的生物代谢轮廓谱，确证能够表征高尿酸血症、痛风性关节炎病理生理状态的共性代谢生物标志物。

（5）通过湿热型（急性）痛风性关节炎与非湿热型痛风性关节炎的生物代谢轮廓谱的差异性比对，获得能够表征湿热型痛风性关节炎实质的特异性差异生物学标志物，并完成结构鉴定与确证。

（6）对临床治疗组与对照组的组间代谢调控网络差异分析，明确湿热型痛风性关节炎中西药干预后的代谢谱型向正常回归的变化趋势；获得各组观察对象的临床疗效评估结果。

（七）特色与创新点

鉴于目前缺少从嘌呤代谢入手构建的具备高尿酸血症的痛风性关节炎动物模型，对痛风性关节炎的研究还仅仅限于对局部病变关节的滑膜组织病理学及 IL-1、IL-8、TNF-α 等炎性因子、致痛物质的蛋白组学、转录组学的认识。检索文献发现，关于利用代谢组学进行高尿酸血症、痛风性关节炎研究的报道甚少，且仅为单纯对高尿酸血症或痛风性关节炎的研究，还没有阐明高尿酸血症与痛风性关节炎之间生物代谢的本质性联系，缺乏对建立在高血尿酸生化基础上的痛风性关节炎生物代谢发病机制的科学论证，从而也限制了对痛风性关节炎治疗药物的药效及作用机制的研究。

（1）课题组紧紧抓住医学代谢组学研究的最新进展，改变原有研究视角，以代谢组学技术为分析平台，以多中心筛选的高尿酸血症、具有高尿酸血症的痛风性关节炎患者及健康志愿者为直接研究对象，以代谢生物标志物为突破口，探讨高尿酸血症与痛风性关节炎之间生物代谢的本质性联系，寻找生物代谢共性特征，揭示建立在高血尿酸生化基础上的痛风性关节炎生物代谢发病机制。

（2）运用代谢组学技术分析方法，寻找、确证能够表征湿热型痛风性关节炎的特异性差异生物学标志物，探索痛风性关节炎湿热证的实质及临床中医辨证的物质基础，为临床诊断提供全新的科学依据。

（3）以传统中医学的"整体观"及中药"多组分、多靶点、整合调节作用"的特点与代谢组学整体性、系统性、综合性相吻合为切入点，推测药物作用途径，寻找作用"靶点"，从生物代谢的更深层面揭示豨莶草胶囊治疗痛风性关节炎的作用机制，为抗痛风药物药效及作用机制的研究提供一种全新的研究方法与思路，亦充分体现了"局部"与"整体"相结合的传统中医学的"整体"观念。

第三节　研究进展及成果分析

一　复方豨莶草胶囊治疗原发性痛风性关节炎机制的研究进展

（一）相关研究

痛风在西方是一种常见病、多发病，有文献报道欧美发病率为 0.3%，其中 93%～97%

为中年以上体胖男性，女性仅占 3.7%。1931 年 Garrod 肯定了痛风是一种嘌呤代谢紊乱的疾病。Buchanan 和 Creenberg 等阐明了嘌呤化合物途径的酶，确定了嘌呤合成调节的特征，以及尿酸排泄过程。半个世纪以来，对痛风的病因、病机有了较明确的认识，一般认为嘌呤合成与尿酸代谢异常是痛风症的重要生化基础。人体内的嘌呤主要以嘌呤核苷酸的形式存在，嘌呤核苷酸的从头合成途径在 20 世纪 50 年代就已由 John Buchanan 在实验室内确定，另外嘌呤核苷酸还有补救合成途径作用，PRPPS、APRT、HCPRT 在两个合成途径中起重要作用，而尿酸则是嘌呤核苷酸的分解、代谢的最终产物，主要由细胞代谢分解的核酸和其他嘌呤类化合物，以及食物中的嘌呤经酶的作用分解而来。嘌呤代谢速度受 PRPP 和谷酰胺的量，以及鸟嘌呤核苷酸、腺嘌呤核苷酸和次黄嘌呤核苷酸对酶的负反馈控制来调节。5-磷酸核糖和三磷腺苷在 PRPP 合成酶催化下生成 PRPP。后者和谷氨酰胺受磷酸核糖焦磷酸酰胺移移酶催化生成 1-氨基-5-磷酸核糖，是嘌呤代谢的首步反应，上述 3 种嘌呤核苷酸对它有负反馈抑制作用。人尿酸生成的速度主要决定于细胞内 PRPP 的浓度，而 PRPPS、HGPRT、APRT、XOD 对尿酸生成又起重要作用。MSUC 在关节内可激活 Hageman 因子及激肽，使内皮细胞的渗透力增加，PMN 移向 MSUC，并将其吞噬。结果 PMN 坏死，释放溶解酶，后者可引起典型的急性痛风性关节炎。

痛风可分为原发性和继发性两大类。原发性痛风因先天性嘌呤代谢紊乱引起，一部分由遗传缺陷引起已比较明确，另一部分虽然与遗传有关，但机制尚未阐明。多数学者认为原因不明的分子缺陷痛风，其一为尿酸排量正常，但尿酸生成过多；其二为肾脏清除减少。酶与代谢缺陷的痛风，其一是 PRPPS 活性增加，PRPP 合成过多，尿酸产生过多；其二是 HGPRT 部分缺乏，PRPP 浓度增加，尿酸产生过多。单纯高尿酸血症动物模型、单纯痛风性关节炎动物模型只在国外有关文献上见有报道，日本的林健一，用喂养尿酸食物的方法建立了高尿酸血症的动物模型，英国 Gentle 用大鼠踝关节注射尿酸钠混悬液法建立了痛风性关节炎的动物模型；而具备高尿酸血症的痛风性关节炎动物模型在国内外的有关文献中均未见报道。

在对痛风的治疗上，主要应用非甾体类抗炎制剂和控制血清尿酸浓度的治疗方法。1950 年 Talbo 和 Gutman Yu 介绍了第一个有效促进尿酸排泄的药物——丙磺舒，随后又有磺吡酮、苯溴马隆问世。1963 年 Rundles 提出采用黄嘌呤氧化酶抑制剂——别嘌醇治疗痛风，到目前为止仍是西药中唯一抑制血尿酸生成的药物。秋水仙碱治疗痛风性关节炎历史悠久，沿用至今，仍是治疗急性痛风性关节炎的一种有效药物。以上药物，对治疗痛风虽有良好效果，但均有恶心、呕吐、腹痛、腹泻等胃肠反应及肝肾损害、白细胞减少、皮疹等毒副反应，不能长期服用。

近年来，随着我国人民生活水平的不断提高，饮食结构的改变，富含嘌呤食物的增加，痛风性关节炎的发病率亦明显增高，已达 0.28%。1958 年前有关治疗痛风的临床报道仅见 7 篇，至今有关治疗痛风的临床报道已达 300 余篇。其中还未包括大量误诊漏诊的病例。国内以孟昭亨、秦淑兰为代表的从事痛风研究的众多学者，在痛风的病因、病理、诊断、治疗等方面均有较深入的研究。孟昭亨出版的《痛风的防治》，是国内有关痛风的第一部专著。1987年华鸿宝等对118例原发性痛风做了临床分析，孟昭亨等于1981年对拉萨地区44例急性继发性痛风性关节炎和1998年对160例痛风性关节炎分别做了临床报道。1992年马真梓等对别嘌醇治疗痛风的不良反应进行了分析。1995年荣康泰等对非甾体抗炎药治疗痛风进行了报道。1996年杨岫岩等在痛风的流行病学方面进行了报道。1997年万杰等报道了奥尔芬注射剂治疗急性痛风性关节炎的临床效果。1999年陈文照等对痛风外周疼痛介质的动态变化进行了实验观察。

中医学把痛风列为"痹症"范畴，早在《素问·痹论》篇中，对本病的病因、病机、证候分类及预后方面，都做了详细论述。东汉张仲景的《金匮要略》一书中所述的"历节黄汗出""独足肿大""脚肿如脱，头眩短气，温温欲吐"之症，即今之痛风性关节炎。中医"痛风"一词是由金元医家李东垣、朱丹溪最早提出的，认为痛风的发生是素体脾肾先虚，外感六淫，内伤七情，风湿痰浊流注经络、关节、脏腑而致病。痛风的中医治疗，发作期以散寒祛湿止痛为主要原则；缓解期当以滋肾健脾、化痰除湿为主。中医还特别强调痛风的"将摄调养"。张惠臣等用《金匮要略》中乌头汤合薏仁汤加减治疗痛风急性期，辨证属寒湿型，既可驱散骨节之寒湿，以缓解隐性关节疼痛，又可顾及运脾渗湿，从而降低血尿酸。徐华刚用麻黄细辛附子汤加减治疗寒湿阻滞经络的急性痛风，效果较好。刘再朋认为痛风属"痹证"范畴，因多食膏粱厚味，脾胃运化失健，积湿生热，邪热湿浊流注四肢所致，以清利湿热之法治之。崔向军等引《温病条辨》"湿聚热蒸，蕴于经络，寒战热炽，骨骱烦痛，舌色灰滞，病名湿痹，宣痹汤主之"并应用清化湿热法治疗痛风14例，取得了良好的临床疗效。赵芬引朱丹溪《格致余论》"痛风者。大率因血受热，已自沸腾，其后或涉冷水，或立湿地，寒凉外抟，热血得寒，污浊凝滞，所以作痛，夜则痛甚，行于阴也"，但病久则痛入血分，化痛伤阴，故中医治疗，先要区别新、久、虚、实。综述中医有关文献，中医药治疗痛风性关节炎的临床报道颇多，而相关机制研究甚少，因此本课题复方豨莶草胶囊治疗原发性痛风性关节炎的机制研究将为中药治疗痛风性关节炎提供重要的理论基础。

（二）研究方法

1. 动物模型的建立

取雄性成熟 Wistar 大鼠，体重 200～250g，连续喂养添加尿酸的特制食物，同时单侧踝关节注射尿酸钠 0.1mL；空白对照组喂养普通食物并单侧踝关节内注射注射用水 0.1mL，1周1次测血尿酸、尿尿酸及体液 pH 和尿液 pH。30天后造模成功。

2. 实验药物

（1）尿酸饲料的配制：参照日本林健—高尿酸血症的动物模型中饲料的配制方法，普通饲料未打丸前按重量加入 0.5%的尿酸和 1.5%的草酸，拌匀后打成丸，按喂养大鼠的数量和喂养天数计算出总量。2.3%尿酸钠溶液制备 MSUC，批号（09671）。尿酸钠 4.0g+明胶 3.5g+尿酸 2.0g 用 706 羧甲淀粉配制成 100mL 混悬液，用时微热、摇匀。

（2）复方豨莶草胶囊制备：此工艺为按处方比例称取中药材（豨莶草、金钱草、穿山龙、秦艽、杜仲等），加 11 倍量水，煎 2 次，每次 2.5 小时，水煎液过滤，浓缩，加乙醇，调含醇量至 50%，过滤，滤液回收乙醇至稠膏状，向稠膏内加入适量的淀粉，搅拌混合，过 80 目筛，整粒，烘干，装胶囊。规格：0.125g。用时加水，混悬液灌胃。

3. 实验动物分组与给药

（1）模型分组：将具备高尿血症的痛风性关节炎动物模型，随机分成 5 组，即正常对照组、模型空白组、复方豨莶草胶囊治疗组、促进血尿酸排泄组、抑制血尿酸生成组。

（2）给药方法：按实验动物与人用药量的换算公式（大鼠用药量=生药量×0.018 5×5），给药剂量与方法如下。

正常对照组：水 2mL，每日 2 次，灌胃。

模型空白组：水 2mL，每日 2 次，灌胃。

复方豨莶草胶囊组：豨莶草有效成分提取物 0.25g，每日 2 次，灌胃。

促进血尿酸排泄组：磺吡酮 4.5mg，每日 2 次，灌胃。

抑制血尿酸生成组：别嘌醇 9.0mg，每日 2 次，灌胃。

4. 检测内容（每周检测 1 次）

（1）血尿酸测定。

（2）嘌呤生物合成率检测 B15N 标记的甘氨酸测定。

（3）放免法检测 PRPPS、HGPRT、APRT、XOD 活性。

（4）关节液中 IL-1β 的表达。

（5）关节液中 TNF-α 的表达。

（6）光电镜观察实验大鼠踝关节组织结构变化。

（三）结果分析与讨论

1. 复方豨莶草胶囊对血尿酸、尿尿酸、甘氨酸的影响

嘌呤核苷酸是由谷氨酰胺、甘氨酸、二氧化碳、天冬氨酸和甲酰四氢叶酸"一碳基团"与磷酸核糖经过 10 个酶促反应步骤进行的生物合成，首先生成次黄嘌呤核苷酸（inosine monophosphate，IMP 或称肌苷酸），再转化成腺苷酸（adenosine monophosphate，AMP）和鸟苷酸（guanosine monophosphate，GMP），这种由小分子物质逐步合成的过程称为从头合成途径。嘌呤核苷酸从头合成途径的第一个酶为 PRPP 酰胺转移酶，它是调节嘌呤核苷酸合成的关键酶。人体内红细胞、粒细胞、脑和骨髓等组织细胞缺乏 PRPP 酰胺转移酶，不能进行嘌呤核苷酸的从头合成，而是直接利用嘌呤核苷磷酸化或嘌呤碱与 PRPP 作用生成嘌呤核苷酸，此称为补救合成途径。

本研究结果表明：复方豨莶草胶囊能够显著降低血浆中甘氨酸的水平，说明复方豨莶草胶囊使嘌呤的"从头合成途径"合成率降低，从而抑制尿酸的产生。

2. 复方豨莶草胶囊对XOD、PRPPS、APRT、HGPRT活性影响

（1）嘌呤核苷酸在核苷酸酶的作用下降解成核苷和磷酸。腺苷脱氨酶（adenosine

deaminase，ADA）将腺苷脱氨生成次黄苷。次黄苷和鸟苷经核苷酸磷酸化酶作用生成磷酸核糖、次黄嘌呤、鸟嘌呤。前者经 XOD 作用生成黄嘌呤，在同一酶作用下黄嘌呤被氧化成尿酸。

本研究结果表明：复方豨莶草胶囊能够显著降低高尿酸血症大鼠的 XOD 的活性，说明复方豨莶草胶囊治疗痛风的机制之一为降低 XOD 的活性，从而使黄嘌呤生成减少，抑制尿酸产生。

（2）PRPP 合成酶催化 5-磷酸核糖与 ATP 反应生成 PRPP，此酶是变构酶，其活性受 ADP、GDP 浓度的调节，而突变的 PRPP 合成酶不受 ADP 或 GDP 的反馈抑制，因此细胞内 PRPP 浓度升高。而 PRPP 是嘌呤核苷酸合成时的磷酸核糖供体，浓度高则引起酰胺转移酶活性增加，又因此是嘌呤核苷酸从头合成途径的关键酶，从而造成嘌呤核苷酸浓度增加，必然导致分解产物亦即尿酸的增加。本研究结果表明，复方豨莶草胶囊能够显著降低高尿酸血症大鼠的 PRPPS 活性，表明复方豨莶草胶囊治疗痛风有如下作用机制：降低高尿酸血症大鼠的 PRPPS 活性，造成嘌呤核苷酸浓度降低，导致分解产物亦即尿酸的量降低。

（3）APRT 是嘌呤代谢的关键酶之一，其活性可直接影响尿酸的生成。本研究结果表明，复方豨莶草胶囊能够显著降低高尿酸血症大鼠的 APRT 的活性，推测豨莶草胶囊治疗痛风的作用机制是降低高尿酸血症大鼠的 APRT 活性，减少尿酸的生成。

（4）HGPRT 缺陷：可表现为以下三种类型。

1）酶的活性完全丧失，先天性痛风的嘌呤过度合成可能来自两个效应：由于 HGPRT 缺陷，不能补救鸟嘌呤与次黄嘌呤的合成，GMP 与 IMP 浓度因此减少，结果使 PRPP 酰胺转移酶活性增高，进而生成了过量的 5-磷酸-D 核糖胺。另一种情况是 HGPRT 的缺乏可引起 PRPP 的积累，从而促进 PRPP 酰胺转移酶的活性增高。两种情况均导致 5-磷酸-D 核糖胺浓度的异常升高及嘌呤的过多合成。

2）酶不稳定（新生红细胞的酶活性高于衰老红细胞，但两者均低于正常值），酶的生物化学参数发生改变，如基质浓度饱和时酶活性正常；当基质浓度与细胞中的浓度相当时酶活性下降到患病水平。当 HGPRT 活性降低时，细胞中 PRPP 积蓄，从而使嘌呤核苷酸的从头合成途径加速。

3）HGPRT 部分缺陷，有研究发现痛风患者红细胞 HGPRT 活性低于正常的 0.01%～17%，由于 HGPRT 活性降低，IMP 和 GMP 的补救合成量减少，PRPP 酰胺转移酶失去反馈抑制，致使此酶活性升高；由于 PRPP 不被用于嘌呤核苷酸的补救合成则必然引起尿酸堆积。

本研究结果表明：复方豨莶草胶囊能够显著升高高尿酸血症大鼠 HGPRT 的活性，说明复方豨莶草胶囊治疗痛风的机制之一为使嘌呤代谢补救途径中的关键酶 HGPRT 提高、从而使 IMP 和 GMP 的补救合成量减少，PRPP 酰胺转移酶失去反馈抑制，活性得到恢复，又由于 PRPP 可用于嘌呤核苷酸的补救合成则必然引起尿酸量减少。

3. 复方豨莶草胶囊对实验大鼠关节液中IL-1β、TNF-α表达的影响

从分子生物学角度认为痛风性关节炎病理实质是中性粒细胞介导的炎症，而 IL-1β、TNF-α 在此过程中是起关键作用的炎症细胞因子，是炎症反应的重要调节剂。IL-1β 被认为是最经典的炎症调节剂，是调节炎症的始动因素。TNF-α 被认为是炎症细胞因子网链中的第 1 个细胞因子，能诱导其他细胞因子，包括 IL-1、单核细胞刺激因子，而 IL-1 又能提高 TNF-α 的活性。一般循环中的中性粒细胞呈非活化状态，必须在趋化因子和激活因子作用下被激活。继而侵入炎症组织引起组织损伤并在组织损伤中起重要作用。IL-1β、TNF-α 增加中性粒细胞和血管内皮细胞的黏附，通过改变血管内皮细胞骨架，破坏血管内皮细胞完整性，导致毛细血管通透性增强。中性粒细胞合成和释放的 TNF-α，反过来又促进中性粒细胞的聚集，并激活中性粒细胞产生多种炎性介质，它们相互作用，相互影响，加重组织的损伤和炎症。

本研究结果表明：复方豨莶草胶囊抑制痛风性关节炎关节局部炎症反应的机制之一是通过限制 IL-1β、TNF-α 的表达来实现的。

4. 复方豨莶草胶囊对实验大鼠踝关节周围组织病理学改变的影响

（1）光镜下病理学改变

1）模型空白组：踝关节及其周围组织结构正常清晰，无任何组织病理学改变。

2）模型组：多数大鼠病例踝关节局部肿胀，局部解剖时发现有 MSUC 沉着于踝关节腔内。光镜下可见明显的关节炎病理改变，胫骨跗骨周围出现明显的异物肉芽肿，表现为异物肉芽肿组织中出现较多的异物多核巨细胞、新生小血管形成及较多的成纤维细胞；局部软骨组织被破坏。

3）西药组：少数大鼠病侧踝关节局部肿胀，较多大鼠右侧踝关节肿胀已不明显。局部解剖时也发现有 MSUC 沉着于踝关节腔内。光镜下可见关节炎病理改变，胫骨跗骨周围有异物肉芽肿形成，但异物多核巨细胞较少见到，有新生小血管形成及不少成纤维细胞；局部软骨组织亦有破坏。但总体结构上，明显要比模型组好。

4）中药组：大多数大鼠病侧踝关节肿胀明显消退，几乎已恢复正常；少数大鼠病侧踝关节仍有局部肿胀。局部解剖时发现有 MSUC 沉积于踝关节腔内。光镜下可见关节炎病理改变，胫骨跗骨周围有异物肉芽肿形成，但异物多核巨细胞较少见到，有新生小血管形成及不少成纤维细胞；局部软骨组织亦有破坏。但总体结构上，明显要比模型组好。中西药两组差异不大。

（2）电镜下病理学改变

1）模型空白组：踝关节周边组织细胞超微结构正常。关节软骨细胞核形规则，各类细胞器结构正常，骨胶原纤维呈拱形规则排列；关节滑膜细胞基部无基膜，含较多的溶酶体，细胞含较多的骨胶原纤维，有些滑膜细胞粗面内质网较丰富。

2）模型组：关节软骨细胞可见明显大量的骨胶原纤维增生，细胞核呈扁圆形，线粒体结构明显被破坏，呈空泡状改变；含有溶酶体的滑膜细胞明显减少，整个超薄切片

难以找到；在关节滑膜周边可见微血管增生，周边包围着大量骨胶原纤维。

3）西药组：软骨细胞核形状接近正常，关节软骨及滑膜细胞结构与正常组基本接近，虽可见线粒体空泡状改变，但比模型组轻得多；含溶酶体的滑膜细胞与正常无异；未见明显的骨胶原纤维大量增生。

4）中药组：软骨细胞核形接近正常，关节软骨及滑膜细胞结构与正常组基本接近，可见线粒体空泡状改变，但比起模型组轻得多；含溶酶体的滑膜细胞与正常无异；未见明显的骨胶原纤维大量增生。中西药组间未见明显差异。

（四）研究结论

（1）首次成功地建立了具有高尿酸血症的关节局部炎性反应和MSUC沉积的典型的痛风性关节炎的动物模型，在实验模型组中各酶值的变化更加证实了该动物模型的稳定性和可靠性。

（2）甘氨酸是尿酸从头合成途径的基础，在高尿酸血症大鼠中其合成率含量增高，复方豨莶草胶囊能够显著降低血浆中甘氨酸的含量，从而抑制尿酸的产生。

（3）在尿酸合成过程中PRPPS、HGPRT、APRT、XOD的变化直接影响尿酸的合成，在高尿酸血症大鼠中这些酶都有明显改变，复方豨莶草胶囊使高尿酸血症大鼠嘌呤代谢过程中酶的活性改变而最终使血尿酸降低。其中：①HGPRT活性升高；②APRL活性降低；③XOD活性降低；④PRPPS活性降低。

（4）复方豨莶草胶囊可以促进高尿酸血症大鼠尿酸的排泄。

（5）IL-1β被认为是最经典的炎症调节剂，是调节炎症的始动因素，TNF-α被认为是炎症细胞因子网链中的第1个细胞因子，能诱导其他细胞因子，高尿酸血症大鼠关节中IL-1β、TNF-α呈高表达状态，复方豨莶草胶囊通过降低IL-1β、TNF-α的水平，抑制炎症反应。

（6）高尿酸血症大鼠关节中有MSUC沉着，关节软骨细胞骨胶原纤维增生，线粒体结构明显被破坏，含有溶酶体的滑膜细胞明显减少，在关节滑膜周边可见微血管增生，周边包围着大量骨胶原纤维。复方豨莶草胶囊可减轻高尿酸血症大鼠关节的这些病理变化。

（五）问题与展望

（1）复方豨莶草胶囊是在大量临床实践基础上研制的，在前期研究中，按中药新药技术要求完成了主要药效学、制剂学、毒理学等研究，特别是在国家自然科学基金的资助下，做了进一步深入的作用机制研究，取得了满意的结果。但是针对该药临床应用的情况分析，有些基础领域的研究有必要进一步深入探讨。

（2）复方豨莶草胶囊对由痛风性关节炎所引起的肾病、心血管病在临床上有效，作用机制有待于进一步研究。

（3）复方豨莶草胶囊促进尿酸排泄机制有待于进一步研究。

二 | 豨莶草对痛风性关节炎 NF-κB 及相关炎性因子影响的研究进展

（一）相关研究

痛风性关节炎急性发作是由 MSUC 在关节周围组织沉积引发的急性炎症反应。MSUC 是其致炎性反应的主要因子。尿酸盐在滑膜液中的浓度增高，尿酸盐容易析出结晶，MSUC 会脱落进入关节腔作用于滑膜细胞和单核细胞中，直接或间接促使这些细胞分泌炎性因子或介质，如 IL、TNF 等，从而引发一系列炎症反应，这种炎症反应使局部渗透压升高和血管扩张，进而使炎症反应加强，引起急性痛风性关节的发作。这些 IL 和 TNF 等炎性因子或介质，激活了 COX-2 合成前列腺素，进而使局部炎症范围进一步扩大、加强。

尿酸盐溶解度在人体正常生理状态下（pH 7.4，温度 37℃）为 375μmol/L，但是在某些条件改变情况时，如其与白蛋白和 α1 球蛋白、α2 球蛋白的结合减少，还有局部温度降低，局部 pH 降低时，尿酸盐在体液中浓度会明显增高，当其溶解度高于 465～535μmol/L 时，MSUC 就容易析出，并且沉积在相应的无血管软骨内及其表面、骨膜中和关节周围软组织中，从而导致局部急性炎症。

国内外许多专家、学者研究发现并证明，体内 MSUC 作用在血小板、中性粒细胞、滑膜细胞及单核细胞，可以刺激这些细胞释放多种炎症介质，如组胺、PGE 等物质，这些物质在痛风性关节炎发病的过程中发挥着非常重要的作用，他们可引起局部血管的扩张和渗透性的增加，使血浆渗出及白细胞集聚等；炎症细胞释放 IL-1、IL-8 等细胞因子和 TNF，进而激活 COX-2 合成前列腺素，使局部炎症范围进一步扩大，组织被溶解和侵蚀，出现急性痛风性关节炎表现。

MSUC 与滑膜液中 IgG 结合，被白细胞和滑膜细胞吞噬，使这些细胞迅速释放组胺和凝血因子及补体、AA 等物质，AA 通过环氧化酶与脂氧化酶两条途径各自生成 PGE_2 及白三烯，白三烯刺激 IL-1、IL-8、TNF-α 产生，这些物质短期能引起局部血管的扩张、通透性的增加、渗出、水肿、白细胞的聚集、发热等一系列炎症反应。

MSUC 沉积在滑膜细胞导致痛风发作，与滑膜细胞产生细胞因子如血管细胞黏附分子、IL-1、IL-8 等的功能密切相关。1988 年 Freudweiler 用硫酸钠结晶进行第一次实验性炎症研究到现在的研究充分证明，很多因素可以促成尿酸的沉积。急性发作与尿酸之间的关系，是某些因素引起 MSUC 脱落，激起一系列的炎症反应。此过程中滑膜也产生前炎症因子，产生局部炎症和炎症消退的细胞血清蛋白因子，抑制和干扰结晶与细胞的相互作用，阻止炎症循环，使其炎症自然缓解。

研究证明痛风性关节炎滑膜中的许多炎性细胞因子水平升高，如 TNF-α、IL-1β、IL-8、ICAM1、MMP 等。导致这些促炎细胞因子表达增加及其对关节破坏作用机制的研究，已经引起越来越多学者的兴趣。在外界刺激因素如 TNF-α、IL-1β、生长因子等与细胞膜上受体结合时，激活的中性鞘磷脂酶，可使鞘磷脂水解为神经酰胺。CM 作为第二信使，可部分激活 MAPK，部分激活 NF-κB。

NF-κB 最初是 Sen 等从 B 细胞核提取物中发现的一种可与免疫球蛋白 κ 轻链基因增强的子 κB 序列（GGGACTTTCC）特异结合的核蛋白，可以促进轻链基因的表达。随后又发现它广泛存在于许多细胞类型中，能控制多种基因的表达。这些基因可以编码细胞因子、生长因子、化学趋化因子、细胞黏附因子及一些急性期反应蛋白等。MAPK 是细胞增殖和传递应激信号的关键蛋白激酶，其在许多细胞因子的信号传导过程中起着重要的中介作用。其研究表明磷酸化可激活许多转录因子，如 c-fos、c-jun 和 c-myc 等，进而诱发一些炎性细胞因子产生的增加。因为 MAPK 和 NF-κB 参与了很多免疫和炎症反应基因的表达，其在痛风性关节炎的发病中的作用已引起人们的关注，但在痛风性关节炎发病过程中局部 NF-κB 的激活与 IL-1β、IL-8、TNF-α 的活化关系尚不清楚。

IL-1 主要是由单核巨噬细胞产生，还能由中性粒细胞合成，分为两种：膜结合型（IL-1α）和可溶型（IL-1β）。IL-1 大多存在于血液和组织中，具有诱导血管内皮细胞使其表达细胞膜黏附分子；活化巨噬细胞、粒细胞，增强其活性；刺激单核巨噬细胞使其合成 IL-8、IL-1β 和 TNF-α；增强 T 细胞和 B 细胞对抗原和丝裂原刺激反应；增强致炎症反应等诸多生物学活性。IL-1β 在关节滑膜、滑液、软骨等组织中被发现，并且被认为是最经典炎症调节剂，为炎症调节的始动因素。Vandenberg 等研究发现：IL-1β 对关节破坏起着关键的作用。IL-1 受体有两种类型：IL-1Rt1 与 IL-1Rt2。IL-1Rt2 无活性，只能和 IL-1 结合，但不能传递信号。IL-1Rt1 和白细胞介素 1 受体抗体（IL-1Ra）有着更大的亲和力，在这一种结构上还有和 IL-2 受体相关的拮抗剂 IL-1Ra，能拮抗 IL-1 的生物学活性。IL-1Ra 主要靠单核巨噬细胞产生，以四种蛋白的形式存在，受体水平阻断因 IL-1 的生物效应引起的抗炎作用，认为是保护因子。Maneiro 等发现了炎性因子能刺激内源性 IL-1Ra 合成，IL-1 刺激作用最强。PaLmer 等用 IL-1 或者 IL-6 刺激软骨细胞从而得到相同的结论。Cunnane 等发现 IL-1Ra 能下调选择素 E 和血管黏附分子的表达。Maneiro 等发现非甾体抗炎药能刺激软骨细胞产生高于原来水平 46 倍的 IL-1Ra。用 IL-1Ra 阻滞 IL-1 活性，能减少 IL-8 产物。

IL-8 主要由单核巨噬细胞和中性粒细胞产生，此外嗜酸粒细胞、内皮细胞、成纤维细胞等细胞也能产生。其主要作用为趋化中性粒细胞、淋巴细胞等炎症部位引起局部炎症，另外其还能激活嗜酸（碱）粒细胞，扩张血管，促进血管增生，是一有效的嗜酸粒细胞激活和趋化因子。Matsukwa 等证明 IL-8 mRNA 表达在 MSUC 诱导后 2 小时出现第一次高峰，这次高峰是由于 MSUC 刺激的滑膜内皮细胞引起的；IL-8 mRNA 表达在 MSUC 诱导后 12 小时出现第二次高峰，这次高峰是由于 IL-8 激活并趋化嗜酸粒细胞的募集而释放 IL-8 引起的，而且 IL-8 的表达和 MSUC 在一定剂量时呈线性关系，在超过一定剂量后无此关系，所以急性痛风性关节的发病和 IL-8 有关。经过文献和本实验的研究可以确定，MSUC 进入滑膜组织，作用外周血管与中性粒细胞，直接刺激滑膜细胞都可以引起 IL-8 的释放并持续稳定升高，是关节滑膜炎症的起始。由于 IL-8 不能被血清灭活，所以其可以在局部组织积累和放大炎症。Jaeschkea 等认为痛风性关节的炎症部位 IL-1β 表达的增强和减弱与 IL-8 表达具有相关性。

（二）研究方法

1. 豨莶草对大鼠急性痛风性关节炎动物模型干预作用的研究

（1）实验动物模型的建立

1）实验动物：清洁级 Wistar 大鼠，雄性，体重 200g 左右，购自黑龙江中医药大学 GLP 实验室，动物合格证：SCXK 黑 2008004，置于独立大鼠送回风净化笼具中，分笼饲养，每笼 4 只，在室温（18±2）℃的自然昼夜安静条件下，饲养 14 天，自由饮食、饮水。

2）模型制作：根据 Coderre 等经典方法为参考依据，并用 6 号注射针在受试大鼠后侧左右膝关节背侧倾斜插入膝关节内，感觉有突破感时将浓度 25g/100mL 的 MSUC 溶液 0.2mL 注射到关节腔内（推注时注意迅速拔出注射器），用此法造模以使模型成功。

3）模型验证：比较造模前后每只大鼠毛色、精神状态、饮食情况、体重变化及膝关节肿胀、颜色、皮温情况；模型制作后 1 天、2 天、3 天分别将大鼠脱臼处死，处死后用 75%乙醇浸泡 15 秒左右将其固定。在无菌环境下，用手术刀划开膝关节上的皮毛，可见白色光亮组织，分离肌肉，露出膝盖骨，拨开膝盖骨，可见嫩粉色组织，其为滑膜组织。每一大鼠可采双侧滑膜组织 15～20mg，做滑膜组织病理学检查。

（2）动物分组与给药

1）空白组：每日灌胃生理盐水 2mL，第 4 天用 0.2mL 生理盐水注射大鼠双膝关节周，然后再灌胃 3 天。

2）模型组：每日灌胃 2mL 生理盐水作为安慰剂，4 天后用尿酸盐溶液造模，然后再连续灌胃 3 天。

3）秋水仙碱组：每日灌胃 2mL 秋水仙碱混悬液（使用时摇匀），4 天后用尿酸盐溶液造模，继续开始给药，并连续灌胃 3 天。

4）豨莶草低剂量组：每日每只灌胃 1mL（使用时摇匀），4 天后用尿酸盐溶液造模，继续开始给药，并连续灌胃 3 天。

5）豨莶草中剂量组：每日给予提纯豨莶草混悬液 2mL 灌胃，4 天后用尿酸盐溶液造模，继续开始给药，并连续灌胃 3 天。

6）豨莶草高剂量组：每日给予提纯豨莶草混悬液 3mL 灌胃，4 天后用尿酸盐溶液造模，继续开始给药，并连续灌胃 3 天。

实验用药：豨莶草（由黑龙江中医药大学制剂室提供）300g，加入适量蒸馏水浸泡过夜后，加 6 倍量的水煎煮 3 小时，过滤，将药渣加 6 倍量水煎煮 2 小时后，过滤，合并 2 次滤液，将滤液 8000r/min 离心 10 分钟，取上清液 300mL 后，药液置于 4℃冰箱保存，注意每次使用时涡旋混合。西药组秋水仙碱，用蒸馏水按 0.01mg/mL 配成悬浊液。药物每次使用时注意涡旋混合。豨莶草高剂量组每只 3mL，豨莶草中剂量组每只 2mL，豨莶草低剂量组每只 1mL，秋水仙碱组每只 2mL。

（3）标本采集：以上各组第 4 天处死，各组取 2 只用 75%乙醇浸泡 15 秒左右将其固定做病理切片。其余在无菌环境下，用手术刀划开膝关节上的皮毛，可见白色光亮组织，分离肌肉，露出膝盖骨，拨开膝盖骨，可见嫩粉色组织为其滑膜组织。每一只大鼠可采双侧滑膜组织 15～20mg，将其放入液氮中保存，用以 RT-PCR 实验，注意不应含有软骨细胞和骨骼肌（采样的剪刀、镊子需要高温灭菌，冻存管、枪头需要事先由 DEPC 水处理 24 小时，取出滑膜组织后迅速放入冻存管中马上投入到液氮中，大约 30 秒后密封好，放于 70℃冰箱中保存，以备以后使用）。采用 RT-PCR 方法对 IL-1β、IL-8、TNF-α、NF-κB 等基因进行表达分析。

（4）检测项目及其方法：HE 染色、RT-PCR 检测。

（5）实验步骤

1）样品 RNA 的提取。

2）将细胞悬液进行离心，5000r/min 离心 510 分钟。去上清，留下细胞沉淀以备用。每管细胞个数保持在 10^7 左右。

3）每管中加入 1mL TRIZOL，并用移液器反复地吹打，直到组织完全的裂解。于室温放置 510 分钟（注意 TRIZOL 具有腐蚀性），12 000r/min，4℃离心 10 分钟。

4）取上清液至另一 Eppendorf 管，加入 200μL 氯仿:酚（体积比 5:1，实验的前一天配制，于 20℃保存）剧烈摇晃 1 分钟左右，于 4℃放置 5 分钟，并 12 000r/min，4℃离心 10 分钟。

5）步骤 3、4 重复做 1 遍，共 2 遍。注明：吸取上清时注意不要吸到液面分层处液体，吸取时尽量缓慢，否则会污染 DNA 及蛋白质。

6）取上清液加入 500μL 异丙醇，室温下放置 10～15 分钟（室温下放置时会减少多糖析出），12 000r/min，于 15℃离心 10 分钟。

7）弃上清，75%乙醇洗涤并沉淀 3 次，且每次要将沉淀悬起，最后一遍要弃去上清并离心 2 分钟，吸尽残液。

8）重复做步骤 6 一次。

9）置于冰上晾干残留的乙醇。因残留的乙醇对后续操作会产生影响，加入 18μL DEPC 水以溶解 RNA。

10）反转录。

11）PCR 的扩增。

12）半定量 PCR 的结果分析。

观察各组 NF-κB 表达：模板 cDNA 由各组大鼠混合提供，各组剂量处理的大鼠膝关节滑膜 cDNA 的 NF-κB 基因片段由半定量引物 P2 扩增所得出，引物片段长度为 165bp，摸索出的最佳退火温度为 58℃，用凝胶成像系统扫描 RT-PCR 的结果图片，之后使用

BANB SCAN 灰度分析软件进行灰度分析，所得到的灰度值用 EXCEL 处理数据做成柱状图以方便观察其差异。

观察各组 TNF-α 表达：模板 cDNA 由各组大鼠混合提供，各组剂量处理的大鼠膝关节滑膜 cDNA 的 TNF-a 基因片段由半定量引物 P2 扩增所得出，引物片段长度为 204bp，摸索出的最佳退火温度为 55℃，用凝胶成像系统扫描 RT-PCR 的结果图片，之后使用 BANB SCAN 灰度分析软件进行灰度分析，所得到的灰度值用 EXCEL 处理数据做成柱状图以方便观察其差异。

观察各组 IL-1 表达：模板 cDNA 由各组大鼠混合提供，各组剂量处理的大鼠膝关节滑膜 cDNA 的 IL-1β 基因片段由半定量引物 P2 扩增所得出，引物片段长度为 192bp，摸索出的最佳退火温度为 57℃，用凝胶成像系统扫描 RT-PCR 的结果图片，之后使用 BANB SCAN 灰度分析软件进行灰度分析，所得到的灰度值用 EXCEL 处理数据做成柱状图以方便观察其差异。

观察各组 IL-8 表达：模板 cDNA 由各组大鼠混合提供，各组剂量处理的大鼠膝关节滑膜 cDNA 的 IL-8 基因片段由半定量引物 P2 扩增所得出，引物片段长度为 102bp，摸索出的最佳退火温度为 56℃，用凝胶成像系统扫描 RT-PCR 的结果图片，所得到的灰度值用 EXCEL 处理数据做成柱状图以方便观察其差异。

组织病理学检查：重点观察各实验组关节滑膜组织中 MSUC 沉积、滑膜细胞增生、成纤维细胞增生、炎细胞浸润、组织坏死及炎性渗出等情况的有无及轻重比较。

2. 豨莶草对大鼠急性痛风性关节炎体外模型干预作用的研究

（1）原代细胞培养

1）实验动物：清洁级 Wistar 大鼠 36 只，雄性，体重 200g 左右，购自黑龙江中医药大学 GLP 实验室，动物合格证：SCXK 黑 2008004，置于独立大鼠送回风净化笼具中，分笼饲养，每笼 4 只，在室温（18±2）℃的自然昼夜安静条件下，饲养 14 天，自由饮食、饮水。

2）大鼠滑膜的采集：将 Wister 大鼠脱臼处死后用 75%乙醇浸泡 2 分钟，仰卧固定，膝关节局部用乙醇消毒后于膝关节正中纵行切开皮肤，分离出肌肉，露出髌骨，继续向下分离，可见到平滑光亮的滑膜组织，用手术剪分离出关节囊的滑膜层与纤维层，然后取出滑膜层组织。置于无菌的小烧杯中用温热 DHanks 洗涤大鼠的滑膜组织 3 次，然后用同样方法采集另一侧膝关节的滑膜层组织。

3）滑膜细胞的培养：将分离出的滑膜组织在无菌状态下用含青链霉素混合液的 DMEM 液漂洗 3 次，以减少污染机会；用手术刀剔除脂肪组织，将滑膜组织用手术剪剪碎后，将滑膜组织放入 15mL 离心管中离心洗涤 2 次（1500r/min，离心 6 分钟），弃去上清液，吸取胰蛋白酶 800μL 置于离心管中，轻轻地吹打使组织块重新悬浮，移入培养瓶中，放入二氧化碳培养箱中消化，观察其组织成絮状后，加入 20%FBS 终止消化，用移液枪吸出后移入离心管离心（2500r/min，离心 6 分钟）。弃上清液，放入培养瓶内，用少量 20%FBS 人工贴壁，20～30 分钟再加入 3mL 20%FBS。48 小时后换液。此后每隔 3 天换液。待滑膜细胞大面积贴壁后，用枪轻轻地吹去组织块并继续培养。此时细胞生长迅速，待细胞长满培养瓶 70%～80%时再进行胰蛋白酶消化并细胞传代。

4）细胞冻存：滑膜细胞在培养瓶内培养，待生长至 70%～80%融合时，用 0.25%的胰蛋白酶/0.02% EDTA 消化、离心，用 20%FBS 培养液洗涤 3 次，再用 20%的 FBS 培养液调配成细胞悬液，置于冷存管中。传统冻存方法：冷存管置于 4℃，10 分钟 > 20℃，30 分钟 > 80℃，16～18 小时（或隔夜）> 液氮槽长期储存。选取过程跳过 20℃，30 分钟，防止胞内冰晶过大，造成细胞的大量死亡，所以跳过此步骤直接放入 80℃的冰箱中。冻存后用于以后实验。培养 9 天后，用倒置的显微镜观察各培养瓶内细胞的成活个数和生长状况。

（2）体外模型制作：滑膜细胞在培养瓶中培养，待生长到 70%～80%融合时，以 0.25%胰蛋白酶/0.02% EDTA 消化、离心，20%FBS 培养液洗涤 3 次，再用 20%FBS 培养液调制成细胞悬液，植入两个 24 孔板（每孔 200μL）上，培养 24 小时进行以下实验，两个 24 孔板各分 6 组，每组各 4 孔，设定为空白组和刺激组，用 PBS 配置成 1000μmol/L 的尿酸钠，分别用终浓度为 0μmol/L、50μmol/L、125μmol/L、250μmol/L、500μmol/L、1000μmol/L 的尿酸钠，处理滑膜细胞，加液后继续放在 37℃、5%二氧化碳培养箱中，两个 24 孔板分别培养 24 小时、48 小时后，轻吸出上清液，剩余的滑膜细胞测定细胞活力。

1）滑膜细胞活力的检测：每孔再加 0.5mg/mL MTT 液 400μL 继续放在 37℃、5%二氧化碳恒温培养箱中培养 4 小时后，弃 MTT 液，再加入二甲基亚砜 400μL 溶解，震荡 10 分钟后，每孔吸 100μL 至两个 24 孔板，用酶标仪读取吸光度，波长为 492nm。细胞活力值为各刺激组吸光度值与对照组吸光度值的比值。

2）培养液中滑膜细胞分泌的 IL-1β、IL-8、TNF-α 的检测：每孔分别加入相应标准品或待测样品 100μL，将反应板充分混匀后置于 37℃下 120 分钟，用洗涤液将反应板充分洗涤 5 次，放滤纸上印干，每个孔中加入第一抗体工作液 100μL。将反应板充分混匀后置于 37℃下 60 分钟，用洗涤液将反应板充分洗涤 5 次，向滤纸上印干，每孔加抗体工作液 100μL。将反应板置于 37℃下 30 分钟。用洗涤液将反应板充分洗涤 5 次，向滤纸上印干。每孔加入底物工作液 100μL，置于 37℃暗处反应 15 分钟。每孔加入 100μL 的终止液混匀。用酶标仪在 492nm 测吸光度值。以各标准品的浓度为纵坐标，OD 值为横坐标，绘制标准曲线。将各待测样品的 OD 值代入标准曲线，算出相应的浓度值。

统计学处理：结果以（$\bar{x} \pm s$）表示，数据处理用 F 检验，两组间用 q 检验，应用 SPSS11.0 软件分析，$P < 0.05$ 统计学差异有显著性。

3）观察分析：①刺激组与空白组比较，不同浓度的尿酸钠在刺激滑膜细胞 24 小时和 48 小时内，对细胞活力的影响；②刺激组与空白组比较，不同浓度的尿酸钠在刺激滑膜细胞 24 小时和 48 小时内，培养液中的 TNF-α、IL-8、IL-1β 浓度增加情况。

（3）豨莶草对体外模型的干预作用观察

1）实验用药

豨莶草：由黑龙江中医药大学制剂室提供。300g 加入适量的蒸馏水浸泡过夜后，加入 6 倍量的水煎煮 3 小时，过滤，将药渣加入 6 倍量水煎煮 2 小时后，过滤，合并两次滤液，将滤液 8000r/min 离心 10 分钟，取上清液 300mL 后药液置于 4℃冰箱中备用。

阳性对照药秋水仙碱：（国药准字 H53021369）用蒸馏水按 0.01mg/mL 配制成悬浊液。药物使用时涡旋混合以免灌胃剂量不同。豨莶草高剂量组每只 3mL，豨莶草中剂量组每只 2mL，豨莶草低剂量组每只 1mL，秋水仙碱组每只 2mL。

2）实验试剂：①RNA 提取试剂，TRIZOL(Invitrogen)；②反转录试剂，AccuPowerR RocketScriptTM RT Premix（Bioneer）；③PCR 反应试剂；④基因序列引物合成及序列（略）。

3）方法

A. 含药血清的制备：分为五组大鼠，中药高剂量组、中药中剂量组、中药低剂量组、西药组、空白组。每组 5 只大鼠连续灌胃 5 天后眼眶采血每只 10mL，置于有肝素的 15mL 离心管中 4℃静止 2 小时，3000r/min，离心 5 分钟后取含药血清。56℃ 60 分钟灭活，70℃保存。

B. 细胞模型制备与分组：使用第四代滑膜细胞，每组 3 瓶细胞，共分为 6 组，空白组、模型组、中药高剂量组、中药中剂量组、中药低剂量组、西药组。除空白组外，因为 24 小时尿酸钠浓度为 500μmol/L 时滑膜细胞 IL-1β、IL-8、TNF-α 的浓度最高。每瓶加入尿酸钠浓度为 500μmol/L 作用 24 小时后，分别加入含药血清。作用 24 小时后吸出全部培养液，并用胰蛋白酶 3mL 消化细胞，在倒置显微镜下观察，细胞全部脱落洗出放入 15mL 离心管中。

C. 样品 RNA 提取：将细胞悬液进行离心，5000r/min，510 分钟。去上清，留下细胞沉淀以备用，每管细胞保持在 10^7 左右；每管中加入 1mL TRIZOL，并用移液器反复地吹打，直到组织完全裂解。于室温放置 510 分钟（注意 TRIZOL 具有腐蚀性），12 000r/min，4℃离心 10 分钟。

D. 取上清液至另一 Eppendorf 管，加入 200μL 氯仿：酚（体积比为 5∶1，实验的前一天配制，于 20℃保存）剧烈摇晃 1 分钟左右，4℃放置 5 分钟，并 12 000r/min，4℃离心 10 分钟。

E. 步骤 C、D 重复做 1 遍，共 2 遍。注明：吸取上清时注意不要吸到液面分层处液体，吸取时尽量缓慢，否则会污染 DNA 及蛋白质。

F. 取上清液加入 500μL 异丙醇，室温放置 10～15min（室温放置时会减少多糖析出），12 000r/min，于 15℃离心 10 分钟。

G. 弃上清，75%乙醇洗涤并沉淀 3 次。且每次要将沉淀悬起，最后一遍要弃去上清并离心 2 分钟，吸尽残液。

H. 重复做步骤 E 一次。

I. 置于冰上晾干残留的乙醇。因残留的乙醇对后续操作会产生影响，加入 18μL DEPC 水以溶解 RNA。

J. 反转录。

K. PCR 的扩增。

L. 半定量 PCR 的结果分析。

模板 cDNA 由各组滑膜细胞混合提供，各含药血清组的滑膜细胞 cDNA 的 NF-κB 基因片段由半定量引物 P2 扩增所得出，引物片段长度为 165bp，摸索出的最佳退火温度为 58℃，用凝胶成像系统扫描 RT-PCR 的结果图片，之后使用 BANB SCAN 灰度分析软件进行灰度分析，所得到的灰度值用 EXCEL 处理数据做成柱状图以方便观察其差异。由柱状图可看出各组中都有 NF-κB 表达。

模板 cDNA 由各组滑膜细胞混合提供，各含药血清组的滑膜细胞 cDNA 的 TNF-α 基因片段由半定量引物 P2 扩增所得出，引物片段长度为 204bp，摸索出的最佳退火温度为 55℃，用凝胶成像系统扫描 RT-PCR 的结果图片，之后使用 BANB SCAN 灰度分析软件进行灰度分析，所得到的灰度值用 EXCEL 处理数据做成柱状图以方便观察其差异。由柱状图可看出各组中都有 TNF-α 表达。

模板 cDNA 由各组滑膜细胞混合提供，各含药血清组的滑膜细胞 cDNA 的 IL-1β 基因片段由半定量引物 P2 扩增所得出，引物片段长度为 192bp，摸索出的最佳退火温度为 57℃，用凝胶成像系统扫描 RT-PCR 的结果图片，之后使用 BANB SCAN 灰度分析软件进行灰度分析，所得到的灰度值用 EXCEL 处理数据做成柱状图以方便观察其差异。由柱状图可看出各组中都有 IL-1 表达。

模板 cDNA 由各组滑膜细胞混合提供，各含药血清组的滑膜细胞 cDNA 的 IL-8 基因片段由半定量引物 P2 扩增所得出，引物片段长度为 102bp，摸索出的最佳退火温度为 56℃，用凝胶成像系统扫描 RT-PCR 的结果图片，之后使用 BANB SCAN 灰度分析软件进行灰度分析，所得到的灰度值用 EXCEL 处理数据做成柱状图以方便观察其差异。由柱状图可看出各组中都有 IL-8 表达。

（三）结果分析与讨论

本实验在痛风性关节炎动物模型上给予秋水仙碱和中药豨莶草进行干预，在离体实验上给予中药血清进行干预，探讨致炎因子的致病机制及 NF-κB 与 TNF-α、IL-1β、IL-8 表达变化规律，以及他们之间的相互关系，同时阐明中药豨莶草对这些炎症因子或介质分泌表达作用机制。

1. 构建急性痛风性关节炎动物模型

临床试验证明，急性痛风性关节炎患者患处 MSUC 大量沉积，MSUC 是其致炎性反应的主要因素。尿酸盐在正常生理状态下是无结晶的（pH7.4，温度 37℃）375μmol/L，但是在过渡饮酒或寒冷时，会导致白蛋白的结合减少及 α1 球蛋白、α2 球蛋白的结合减少；尿酸盐在滑膜液中的浓度增高，尿酸盐容易析出结晶，MSUC 会脱落进入关节腔并沉积于相应的周围软组织和无血管软骨中，从而引发急性痛风性关节炎的发作。大鼠关节囊外层为纤维膜；内层为滑膜，由柔软的疏松结缔组织膜所形成，贴附于纤维膜内面。滑膜富含血管网，能产生滑膜液。滑膜液是透明的蛋白样液体，呈弱碱性，为关节内提供了液态环境，是关节软骨新陈代谢的主要媒介。

MSUC 作用于血小板、中性粒细胞、滑膜细胞和单核细胞，刺激这些细胞释放多种炎性细胞因子，这些炎性细胞因子可以通过自分泌和旁分泌，引起局部血管扩张和渗透性增加、血浆渗出和白细胞集聚等炎症反应：炎症细胞释放 IL-1β、IL-8、TNF 等细胞因子，激活 COX-2 合成前列腺素类，可使炎症范围进一步扩大，组织被溶解侵蚀，从而使关节出现痛风性关节炎红、肿、热、痛的表现。

目前痛风性关节炎模型主要有 MSUC 诱导动物足跖肿胀模型、MSUC 诱导动物急性关节炎模型和 MSUC 诱导动物皮下气泡模型，其中 MSUC 诱导急性关节炎模型在痛风性关节炎研究中广泛使用。早在 20 世纪 60 年代，Mccarty 用 MSUC 注射到人的正常关节内，诱发了急性痛风性关节炎的发作，其特点与临床痛风性关节炎表现相似。目前这种方法已在多种动物身体上成功诱导出急性痛风性关节炎模型，其局部表现和病理机制与人痛风性关节炎相似，该法简单、快速，成功率高。因此，MSUC 诱导动物急性痛风性关节炎模型对痛风性关节炎病理生理机制的研究及治疗药物的筛选和药效评价具有较高价值。

痛风最基本的类型是急性痛风性关节炎，急性痛风性关节肿胀是痛风最常见的首发症状，发病迅速，基本无前兆，病灶关节在短时间内皮肤发热及充血，关节柔软，轻微肿胀而敏感。炎症继续发展会出现滑膜组织水肿、毛细血管明显增生，淋巴细胞浸润，严重者达到组织坏死，1 天左右炎症最为严重，症状如刀割或咬噬样疼痛剧烈。

本实验造模是根据高尿酸血症患者的软骨、滑膜及关节周围容易被 MSUC 沉积，从而激发痛风性关节炎发作的理论而设计的。尿酸钠盐在正常生理状态下是无结晶的，但是急性痛风性关节炎患者患处 MSUC 大量沉积，所以选用 MSUC 制作大鼠急性痛风性关节炎的动物模型，未造模时，每只大鼠毛色光洁且顺，有精神，活泼，饮食正常，体重正常增长；造模 3 天左右，模型组大鼠毛色发黄不顺且杂乱，倦怠懒，少食，出现了不同程度的迟钝和体重减轻，大鼠膝关节局部皮肤温度升高，活动明显减少，明显不敢发力，并且红肿明显，从症状上看造模成功。病理切片显示滑膜组织水肿炎细胞浸润、血管增生、血管内皮细胞增生、组织坏死合并炎性渗出，也符合痛风性关节炎发作时的炎性表现。

2. 原代细胞培养与体外模型制作对本实验的意义

（1）原代细胞培养：本实验研究在于针对急性痛风大鼠滑膜组织中 NF-κB 的作用，以及对炎性因子表达的影响，而滑膜组织中滑膜细胞分泌炎性因子，并且与滑膜细胞核内 NF-κB 表达有关。滑膜细胞主要分为两种：纤维样的滑膜细胞和滑膜巨噬细胞，其中纤维样的滑膜细胞比滑膜巨噬细胞要参与更多的反应，大量的炎性细胞因子和免疫反应介质都是由纤维样的滑膜细胞刺激所直接或间接分泌的。由于 MSUC 作用滑膜组织中与滑膜细胞作用促使这些细胞释放出多种炎性的细胞因子/介质，而炎症的反应是由于炎性细胞因子/介质自身分泌和其他分泌所引起的导致血管扩张等一系列反应，急性痛风性关节炎细胞中 NF-κB 与 IL-1β、IL-8、TNF 等细胞因子相互作用，刺激炎性细胞所释放。成纤维样滑膜细胞体外模型的建立对于研究急性痛风机制与药物对炎性因子的作用有重要意义。本研究探讨以 NF-κB 为主要靶向治疗痛风性关节炎的中药单方有效组分，探讨可能会存在的抑制和拮抗乃至逆转 NF-κB 而过度激活表达的细胞损伤与保护机制，故进行原代滑膜细胞培养。

关节的基本结构包括关节面和关节囊还有关节腔。而关节囊是纤维结缔组织所构成的囊，附着于关节的周围与骨膜融合连续，它包围着关节形成封闭关节腔。关节囊分为两层，外层为纤维膜，内层为滑膜，由柔软的疏松结缔组织膜形成，贴附于纤维膜内面，滑膜富含血管网，能产生滑膜液。滑膜液是透明的蛋白样液体，呈弱碱性。

滑膜组织主要作用是产生滑液，它为关节内提供了液态环境，不仅能增加润滑作用而且还为关节软骨半月板提供新陈代谢的媒介。滑膜最下层紧邻关节腔部位，是滑膜衬里层，血管覆盖较少，其下层血管网丰富，由下层血管为其提供营养物质，有滑膜液提供所需的基础物质，在 20 世纪光学显微镜和电子显微镜下没有提出滑膜细胞有基本形态差异，所以都称作滑膜衬细胞（synovial lining cell，SLC），20 世纪 19 年代中期 Barland 等用超微结构的观察方法把滑膜细胞较为系统地分为两种形态，同时指出 A 型细胞中的细胞质有大量吞噬泡，吞噬作用强，然而 B 型细胞有少量吞噬泡、线粒体与小泡，粗面的内质网在泡内含有量丰富。滑膜组织在正常人的关节中的纤维样滑膜细胞（fibroblast like synoviocyte，FLS）为两种表型：内膜型和内膜下型。前者表达一系列基因产物，包括尿苷二磷酸葡萄糖脱氢酶、血管细胞间黏附分子 1 及补体降解加速因子；内膜下型则仅微量表达或不表达这些物质。这两种细胞都来自间充质细胞内膜型 FLS 的表型特征，可能是对局部某种刺激应答的结果，这种刺激究竟是什么尚不清楚，在鸡胚培养中，没观察到内膜型滑膜细胞形成，表明影响因素确实是明确存在的。

滑膜内膜衬里与体腔衬里（如心包和胸膜）都表达衰变加速因子（decay-accelerating factor，DAF），在这些部位的 DAF 的表达与局部巨噬细胞的免疫球蛋白受体 FcrRa 的表达相关。免疫复合物的应答是由于两种分子都吸附于细胞周围肌原蛋白的微纤维被一同调控的组织。这种早期预警很可能是由于关节受到微生物的侵入所引起的。生理杀伤机制对白细胞不起作用是因为应答 DAF 具有保护白细胞的作用，其与在各阶段发育的白细胞密不可分，并与关节炎的炎症反应持久化相关，从个体发生与发育过程方面看，具有淋巴细胞分化潜能的白细胞前体，起始在胚胎脏壁层的体腔衬里层尾部，这使人们对滑膜成纤维细胞与白细胞的关系有了新的认识，滑膜成纤维细胞与骨髓成纤维细胞有多方面的相似性，它们共同的基因表达产物有骨髓基质因子 1、基质细胞衍生因子 1 和骨形成蛋白 2（BMP-2），这可以解释成骨髓细胞进入滑膜组织的结果，但是更简单的观点认为滑膜与骨髓的基质细胞可能具有相同的祖先和同样的特化基因表达潜能，因此潜能的表达与否取决于局部环境因素。关节腔局部环境导致了基质成分的合成与白细胞相互作用因子在此部位的同时表达，而在骨髓内就不表达，而滑膜基质细胞与淋巴样基质细胞在转录调控方面具有重合的机制，这可能使得滑膜基质的细胞在骨髓和淋巴样的环境中更易转化，使其对某些类型免疫失调更具有敏感性。总体来说，滑膜是一个高度特化的免疫微环境，FLS 与骨髓和脏壁层关系密切，这很可能是急性痛风性关节炎病变易发生在此部位的原因之一。FLS 在此病变过程中，可能既是一个被动应答者，同时也是一个主动参与者。

滑膜组织是指位于关节腔最内面的内衬膜状结构。一般含有 1～3 层的细胞，细胞一般为叠瓦状排列，无明显的基膜。胚胎间充质细胞和骨髓单核巨噬细胞中含分别提供两种滑膜细胞成分：巨噬细胞样滑膜细胞（macrophage like synoviocyte，MLS）和 FLS。它们的功能各不相同，免疫反应和清除滑膜腔内细胞碎片和异物主要是通过 MLS；提供透明质酸并且形成关节滑液，起到保护的作用的是 FLS。还要关注的是，FLS 基因表达的模式与骨髓间充质干细胞的基因表达模式基本相同，许多类型的间质细胞是由滑膜细胞中的成纤维样细胞分化而来的，这些分化而来的细胞参与骨组织再生和修复过程，与其类似的成骨细胞和软骨细胞都能参与进来。滑膜的增生和肥厚是由于炎性因子大量浸润滑膜层，与 B 淋巴细胞和滑膜 A 型细胞相互集成结节状，再加上增生的细胞和血管新生所共同引起的。FLS 还有转化细胞的特性，在体外培养失去接触抑制，有原癌基因的激活和突变的存在，表现为过度增殖和侵蚀特性，FLS 可分泌很多基质金属蛋白酶，可刺激促炎细胞表达和黏附分子表达，使关节直接或间接受到破坏。

FLS 体外模型针对急性痛风性关节炎等各种滑膜性疾病发病机制的研究具有十分重要的意义。常用的原代培养细胞方法有双酶消化法、组织块贴壁培养方法和胰蛋白酶消化培养法。胰蛋白酶消化培养法是一种化学方法，而且消化时间不宜掌握，又由于酶的活性高低和很多因素有关，所以不好掌握；滑膜样本较少而使用酶消化法需要多次摸索；滑膜细胞生理因素所限，细胞爬出的较慢，如果使用酶消化培养法，比较浪费时间。因此，笔者改进了上述常规方法，用人工贴壁的方法，这样确保了组织不会因为培养液的浮力而飘起浪费组织，又可以避免使用消化酶的缺点，还比较节约经费。在原代培养滑膜细胞时，第一代培养中 FLS 大约占总细胞数量的 1/2，另一半为巨噬细胞样的滑膜细胞。但是通过 34 次传代培养，由于 FLS 的生理性质和胰蛋白酶的消化，将有超过 99% 是 FLS 细胞。因此，自然净化，酶消化，并多次传代的细胞贴壁组合进行分离和纯化，可以逐步得到更纯净的 FLS。成纤维细胞样滑膜细胞受到异物的刺激能分泌大量的炎性因子，所以其在痛风性关节炎中为一个重要的效应细胞。FLS 还可以提供大量的趋化因子，以及周围的基质细胞和免疫细胞浸润的激活信号。在体外培养的 FLS 通过一些方式的刺激可以释放各种细胞炎性因子，如 IL-1β、IL-8 等，非滑膜成纤维细胞不能分泌出这些因子。所以现在使用滑膜细胞来作为急性痛风性关节炎的离体实验研究。FLS 释放效应分子参与关节炎中的作用受到越来越多人的关注。

大鼠的关节滑膜细胞的分离培养方法较多，可以不经过酶消化直接培养，也可单独用胰蛋白酶或胶原酶消化滑膜组织从而获得滑膜细胞，还可以联合使用胰蛋白酶与胶原酶消化的方法。本实验的创新是采用了人工贴壁培养方法，并将其和自然贴壁方法做比较，最终确立了组织剪碎不加消化酶人工贴壁培养为最好方法。

滑膜细胞原代培养时应注意：①处死大鼠后迅速剥离滑膜组织（无菌条件下），用培养液和冰块暂时保存；②滑膜组织应尽量剪碎，剪时应迅速，时间不宜过长，以碎至 $1mm^3$ 小块为宜；③培养滑膜组织时应从瓶壁脱落时缓缓加入培养液，避免将组织块冲起而导致分离培养失败。

（2）体外模型制作：根据 MSUC 进入关节腔所诱导的急性痛风性关节炎模型，实为根据痛风性关节炎的局部症状所制作的体内模型。大鼠关节周围生态环境复杂，要研究 MSUC 对单纯的滑膜细胞的影响机制，必须做离体实验来考察和验证。本实验通过 MSUC 干预 FLS 从而影响细胞核内 NF-κB 表达，以及 TNF-α、IL-8、IL-1β 因子分泌进而加重炎性反应。

在痛风性关节炎关节内 MSUC 作用于血小板、中性粒细胞、滑膜细胞、单核细胞，刺激这些细胞释放多种炎性细胞因子，进而形成炎症反应，炎症反应主要由局部渗透压升高和血管扩张引起的。滑膜细胞受到刺激，释放出的炎性因子 IL 和 TNF 等增加，进而使炎症加强，溶解组织侵蚀，引起痛风性关节炎。NF-κB 的激活表达是炎性细胞因子分泌和旁分泌的中心环节。本研究在滑膜细胞模型上探讨可能存在抑制和拮抗乃至逆转 NF-κB 过度激活表达的细胞损伤和保护机制，故首先制造痛风性关节炎的体外模型。

临床试验证明，急性痛风性关节炎患者滑膜患处 MSUC 大量沉积，MSUC 是其致炎性反应的主要因子。高尿酸血症患者的软骨、滑膜及关节周围存在 MSUC 形成并沉积。尿酸盐在正常生理状态下是无结晶的（pH7.4，温度 37℃）375μmol/L，但是在过度饮酒或寒冷时，会导致白蛋白的结合减少及 α1 球蛋白、α2 球蛋白的结合减少；尿酸盐在滑膜液中的浓度增高，尿酸盐容易析出结晶，MSUC 会脱落进入关节腔并沉积于相应的周围软组织和无血管软骨中等，从而引发痛风性关节炎。为模拟体内急性痛风模型所以制作了体外模型试验。关节滑膜细胞主要可以分为 MLS 和 FLS，前者具有吞噬、降解和清除关节腔内颗粒物质及细胞碎片的合成并释放溶解酶和分泌 IL-1β、TNF 等功能，后者被认为是滑膜特征性细胞，能合成和分泌前列腺素、透明质酸、胶原蛋白、基质金属蛋白酶及 IL-8 等细胞因子。本实验细胞经过 2 次传代培养后含有以上两种滑膜细胞，但以 FLS 为主，因此本实验采用 MSUC 刺激大鼠滑膜细胞，经过试验证明，MSUC 可诱导滑膜细胞分泌炎性因子 IL-1β、IL-8、TNF-α 的升高，随着浓度与时间的变化而发生变化。

　　临床试验研究表明，IL-1β、IL-8、TNF-α 在影响痛风性关节炎的发病过程中起着重要作用，认为 IL-1β、TNF-α 是前炎症网链中的一级细胞因子，而 IL-8 是由 IL-1β、TNF-α 诱导的二级前炎症细胞因子。在急性痛风性关节炎与慢性痛风性关节炎中起着重要作用的是 IL-1β，它是中性粒细胞的趋化调节炎症的始动因素和介质。TNF-α、IL-1β 和 IL-8 等重要细胞因子在急性痛风性关节炎与慢性痛风性关节炎的发病过程中有着密切的联系。所以设计离体实验研究炎性因子之间的相互关系，本实验表明，在 24 小时和 48 小时两个时间段中分别用终浓度为 1000μmol/L、500μmol/L、250μmol/L、125μmol/L、50μmol/L 的尿酸盐刺激体外培养的大鼠滑膜细胞时，24 小时尿酸盐浓度为 500μmol/L 时滑膜细胞 IL-1β、IL-8、TNF-α 的浓度最高。

　　研究结果证实，TNF-α、IL-1β、IL-8 的表达随着 NF-κB 表达的增加而加强，呈正相关。原因分析：可能是 MSUC 作用于滑膜细胞，引起细胞分泌的保护因子与损伤因子竞争，导致两类因子失衡的启动因素，损伤因子/介质（TNF-α、IL-1β、IL-8）和双重作用因子（NF-κB）相互影响。TNF-α 的转录也受到 NF-κB 的调控，炎性信号的增强是由于 NF-κB 的活化而它的活化恰好可以增强 TNF-α 基因的转录，而 TNF 又可以自分泌或旁分泌的方式作用于细胞又激活了 NF-κB 从而相互影响，这一结果更证实了我们的推断。MSUC 进入关节后，引起细胞分泌的保护因子与损伤因子竞争，两类因子的失衡是启动因素，即细胞分泌保护因子/介质（主要为 IL-4、IL-10、NO）、损伤因子/介质（TNF-α、IL-1β、I-L8）和双重作用因子（NF-κB）相互影响，从始动环节形成"局部系统障碍"。而炎症反应的持续和放大是由于 NF-κB 的激活促进了炎症介质等使一些和炎性相关的酶类过度或持续表达，从而在炎症部位蓄积了大量炎性细胞。由于 NF-κB 的激活表达是炎性细胞因子/介质自分泌和旁分泌的中心环节。NF-κB 是真核细胞的转录因子，不同的 NF-κB/Rel 蛋白双双结合形成不同的 NF-κB，以 p50/p65 分布和作用最为广泛，即通常所说的 NF-κB。只有通过细胞核与 κB 基序相结合，才能转录调控作用。20 世纪 70 年代发现血清中含有一种能使肿瘤细胞坏死并产生炎症反应的因子，称为 TNF，其有强大诱导细胞凋亡的作用。TNF-α 是一种单核因子，通过信号转导途径与其受体结合可以诱导多种细胞的凋亡。在急性痛风动物模型中 TNF-α 蛋白和基因高表达，凋亡和炎症反应相对不足，主要表现为细胞增生在膜组织中。TNF-α 具有双重作用，推测 TNF-α 激活 NF-κB 信号通路促进了炎症反应，从而抑制细胞凋亡。动物实验研究得出剔除 NF-κB 基因的小鼠对真菌、细菌感染及内毒素攻击后炎症的反应缺失，非特异或特异免疫应答被抑制，体内 TNF-α、IL-1β 及 IL-8 等炎症介质的水平很低。NF-κB 在细胞内的主要调节方式是正反馈调节和负反馈调节。前炎症介质 TNF-α、IL-1 与 NF-κB 相互作用是炎症反应放大的重要机制，此为正反馈调节。蛋白 I-κBα、I-κB、MAIL、p105 基因转录和表达上调被抑制，当胞质内 NF-κB 活化后又下调 NF-κB 活性，此为负反馈调节。TNF-α 可刺激抗炎性细胞因子的产生，抗炎性细胞因子抑制 NF-κB 的活化，NF-κB 的活化取决于机体内正、负反馈同时进行时优势的一方。在炎症反应过程中 NF-κB 起着关键性作用，正反馈调节增强炎症信号此时正反馈是优势的一方。实验研究发现，减弱正反馈调节或者加强负反馈调节都可以减少炎性细胞聚集于炎症部位，从而抑制炎症放大和持续。

当关节周围组织 MSUC 大量沉积时尿酸盐在滑膜液中的浓度增高，尿酸盐容易析出结晶，MSUC 会脱落进入关节腔作用于滑膜细胞和单核细胞等，直接或间接促使这些细胞分泌炎性因子，从而引发一系列炎症反应。炎症反应主要由局部渗透压升高和血管扩张引起。滑膜细胞受到刺激释放出的炎性因子 IL 和 TNF 等增加进而使炎症加强，溶解组织侵蚀，故引起痛风性关节炎。炎症范围进一步扩大是因为滑膜受到刺激释放出 IL 和 TNF 等，激活了 COX-2 合成前列腺素。

3. 中药豨莶草药理学分析

中药豨莶草味苦性寒，归肝、肾经，有祛风湿、通经络、清热解毒的功效，而酒蒸制后味甘性温，又兼有补益肝肾、强筋健骨之效。临床应用比较广泛，如风湿痹证、痿证、中风等疾病。现代药理表明豨莶草可以显著抑制和降低风湿聚合素合成酶、三磷腺苷酶、溶酶体酶、透明质酸酶等的生物活性，抑制风湿聚合素等致炎物质合成，减低毛细血管通透性，使炎性渗出减少、水肿消失，从而达到镇痛消炎的目的。对细胞免疫和体液免疫都有着抑制作用，对非特异性免疫也有很好的抑制作用。其对于微循环的影响：减轻关节组织血液微循环障碍，来提高血液流动速度和含量，使积液通过血管排出，防止滑膜腔液体黏稠、混浊、瘀浊，也为受损的组织细胞提供充足脂氧素，帮助修复损伤。

4. 对痛风性关节炎 IL-1β 的影响

IL-1 主要是由单核巨噬细胞产生，成纤维细胞、内皮细胞和中性粒细胞也可产生，大多存在于血液及组织液中，它的生物学活性主要为诱导血管内皮细胞表达活化巨噬细胞、细胞黏附分子、粒细胞，刺激单核-巨噬细胞等合成 IL-1β、IL-8 及 TNF-α。IL-1β 被医学界认为是最经典的炎症调节剂，为炎症调节的始动因素。Chapman PT 等在实验中证实 MSUC 刺激血液中或者关节液中的单核细胞及吞噬细胞，能引起 TNF-α、IL-1β、选择素 E 的大量分泌，普遍认为 IL-1β 为急性痛风性关节炎的一个炎性介质。Pugin 等也通过实验认为 MSUC 是单核细胞所产生 IL-1 的潜在刺激物，认为其产生是由于尿酸盐刺激单核细胞介导的内皮细胞所引起的，并能引起急性炎症反应。用转基因方法在兔关节内表达 IL-1β，结果几乎所有在痛风性关节炎中发现的病理现象都产生了，包括关节内炎症加剧，炎症细胞积聚，滑膜细胞肥大、增生，高度侵略性的血管翳形成，并伴随关节软骨和骨破坏；系统性的症状包括腹泻、发热、体重下降和红细胞花环率升高等；同时兔关节滑液内 IL-1β 和 TNF-α 升高，其作用可被 IL-1β 受体拮抗剂、抗 IL-1β 抗体、胶原酶抑制剂抑制。Digi Ovine 认为 IL-1β 是痛风性关节炎的一个重要的炎症介质，在急性与慢性痛风性关节炎中都起到重要作用。

本实验结果显示：尿酸盐在诱导大鼠产生的急性痛风性关节炎膝关节组织中，有较高含量的细胞因子 IL-1β 的存在，结果表明细胞因子 IL-1β 在尿酸盐诱导大鼠所产生的急性痛风性关节炎中起到了重要作用。秋水仙碱及各剂量的豨莶草组对急性痛风性关节炎大鼠模型细胞因子 IL-1β 的水平均有明显降低作用。豨莶草组通过降低 IL-1β 的水平，一者通过减少其诱导血管内皮细胞的细胞黏附分子表达，来降低巨噬细胞、粒细胞的活性；二者通过降低 IL-1β 的水平，来减少刺激单核-巨噬细胞等合成 IL-8 及 TNF-α，从而起到共同作用，减轻炎症反应。

5. 对痛风性关节炎 IL-8 的影响

IL-8 主要由单核-巨噬细胞和中性粒细胞产生，此外嗜酸粒细胞、内皮细胞、成纤维细胞等细胞也能产生。其主要作用为趋化中性粒细胞、淋巴细胞等炎症部位引起局部炎症，另外其还能激活嗜酸（碱）粒细胞，扩张血管，促进血管增生，是一种有效的嗜酸粒细胞激活和趋化因子。Matsukwa 等证明 IL-8 mRNA 表达在 MSUC 诱导后 2 小时出现第一次高峰，这次高峰是由于 MSUC 刺激的滑膜内皮细胞引起的；IL-8 mRNA 表达在 MSUC 诱导后 12 小时出现第二次高峰，这次高峰是由于 IL-8 激活并趋化嗜酸粒细胞的募集而释放 IL-8 而引起的。而且 IL-8 的表达和尿酸盐在一定剂量时呈线性关系，在超过一定剂量时则无此关系，所以急性痛风性关节炎的发病和 IL-8 有关。经过文献和本实验的研究可以确定，MSUC 进入滑膜组织，作用于外周血管与中性粒细胞，直接刺激滑膜细胞都可以引起 IL-8 的释放和持续稳定升高，是关节滑膜炎症的起始。由于 IL-8 不能被血清灭活，所以其可以在局部组织积累并放大炎症。Jaeschkea 等认为痛风性关节炎的炎症部位 IL-1β 表达的增强和减弱与 IL-8 表达具有相关性。我们在离体实验中也发现了其相关性，离体实验和载体实验互相吻合，提供了有力的证据。此外由于滑膜组织受到 MSUC 的刺激分泌的 IL-8、IL-1β 等多种细胞因子和巨噬细胞及软骨细胞相互作用，可以对骨关节软骨造成损伤和破坏。在实验中我们发现各剂量的豨莶草组对急性痛风性关节炎大鼠模型及体外细胞模型中细胞因子 IL-1β 的水平均有明显降低作用。

6. 对痛风性关节炎 TNF-α 中的影响

TNF 主要由单核巨噬细胞、活化的 TH 细胞分泌产生。TNF-α 被作为是一种炎症趋化因子和激活因子，其在痛风性关节炎的发生、发展过程中起着十分重要的作用。其作用主要有①激活磷脂酶 A2，使 AA 分解代谢为白三烯和前列腺素等物质；②增加中性粒细胞的吞噬活性，从而合成和释放 IL-1β、IL-8 等炎症因子；③直接作用于血管上皮细胞，抑制血管上皮细胞抗凝血功能，从而促进血栓形成；④改变血管上皮细胞骨架，破坏血管上皮细胞完整性，导致血管通透性增强。中性粒细胞合成和释放 TNF-α，后者又反过来促进中性粒细胞聚集，并激活中性粒细胞产生多种炎性介质，它们相互作用、影响，从而加重组织的损伤和炎症。

Mstsukana 等通过实验发现，在尿酸盐诱导痛风性关节炎的模型中测出 TNF-α mRNA 的高表达，认为尿酸盐可直接刺激滑液中单核细胞产生 TNF-α，并且 TNF-α 对 IL-1β 的产生有重要作用，认为是由于 TNF-α 增强中性粒细胞活性而致使 IL-1β 释放，同时指出 TNF-α 在 MSUC 沉积病中发挥着十分重要的作用。Chapman 在 MSUC 诱发的痛风性关节炎模型中，通过阻断 TNF-α 产生可明显地抵制中性粒细胞的聚集，从而证明了 TNF-α 在痛风性关节炎发病中的重要作用。抗 TNF-α 可明显抑制中性粒细胞在体内的聚集，从而可抑制炎症的发生。

因此，在控制痛风性关节炎时，可以设法抑制 TNF-α 的产生，抑制由它介导和激发的炎症发病过程，对缓解疾病有十分重要的作用。尤其是在关节病变局部，抑制 TNF-α 的产生，是临床治疗痛风性关节炎时可采取的途径。

尿酸盐诱导大鼠产生的急性痛风性关节炎踝关节软组织中，有较高含量的细胞因子 TNF-α 存在，表明细胞因子 TNF-α 在尿酸盐诱导大鼠产生的急性痛风性关节炎中起到重要作用。复方豨莶草胶囊对急性痛风性关节炎大鼠模型细胞因子 TNF-α 的水平有明显降低作用。提示其可能通过减少或抑制 TNF-α 的产生，抑制血管内皮细胞的激活和 PMN 在体内的聚集，减轻产生多种炎性介质的激活效应，弱化它们之间的相互影响，从而抑制炎症的发生。

在本次试验研究中发现，在整体实验中的模型组对照空白组发现 TNF-α mRNA 的表达模型组显著高于空白组，而豨莶草高剂量组和秋水仙碱组的大鼠 TNF-α mRNA 表达要比模型组大鼠的 TNF-α mRNA 表达有显著性差异。在离体实验中，在滑膜细胞中加入 MSUC 后与未加入 MSUC 的空白组对照，发现的结果与整体实验相一致。高剂量组豨莶草对于急性痛风性关节炎大鼠模型 TNF-α 的水平有明显降低作用。提示有可能是通过减少或抑制 TNF-α 的产生，从而抑制血管内皮细胞的激活和中性粒细胞在体内的聚集，减轻产生多种炎性介质的激活效应，来弱化它们之间的相互影响，从而抑制炎症的发生。

7. 对痛风性关节炎 NF-κB 影响

NF-κB 是由 Sen 等在 1986 年首先报道的，他们发现 B 细胞核的提取物中有一种特殊蛋白，其可与免疫球蛋白 κ 轻链基因上的增强子 κB 序列特异性结合，故此被命名为 NF-κB。NF-κB 为细胞内十分重要的一种核转录因子，其于淋巴细胞及非淋巴细胞中都广泛存在，并在细胞因子诱导的相关基因表达中起关键性的作用，在炎症、免疫、细胞凋亡等各种生理、病理过程中起到重要的基因调控作用。当细胞受到细胞因子、脂多糖、DNA 损害剂等多种因素刺激后，NF-κB 可被活化并与相应的细胞因子、受体等调节的基因增强子区结合，启动基因的转录。细胞在正常静息状态下，NF-κB 则以无活性的状态潜在于胞质中，与抑制因子结合为三聚体 P50-P65-IκB，当细胞受到 TNF-α、IL-1 等激活剂刺激时，NF-κB 即从这种三聚体中解离释放出来，暴露出 P65 亚基上 DNA 结合位点，从而表现出活性，并易位到细胞核中，与 κB 基序结合，发挥转录调控作用。

NF-κB 的基础活性是机体正常生理发育所需要的。实验发现，把小鼠 NF-κB 基因剔除后，小鼠对细菌、真菌感染的炎症反应缺失，特异或非特异免疫应答均受到抑制，体内 IL-1、TL-6 及 TNF-α 等炎症因子或介质的水平低而迟缓。由此表明 NF-κB 在启动众多炎性细胞因子的表达及机体免疫应答中均起到关键性的作用。TNF-α 转录受到 NF-κB 调控，NF-κB 活化可增强 TNF-α 基因转录，同时 TNF-α 通过自分泌或旁分泌方式作用于细胞，可进一步加强 NF-κB 的激活，从而加强炎症信号，加重病变发展。NF-κB 的激活可促进局部炎症介质、趋化因子和一些相关酶类过度或者持续表达，从而使大量的炎性细胞积聚，引起局部炎症病变的持续和放大。

本实验 RT-PCR 结果显示：模型组滑膜细胞中 NF-κB 表达和空白组相比有显著性差异。豨莶草和秋水仙碱可抑制滑膜细胞中 NF-κB 表达和活化。如前所述 NF-κB 在细胞增生与凋亡、炎症的调控中起重要作用，故豨莶草对 NF-κB 激活的抑制作用可能为减轻滑膜炎症机制之一。

研究表明，TNF-α 和 IL-1β 等能通过其受体和连接蛋白形成的复合物来激活 NF-κB 诱导激酶，诱导激酶再激活 IκBa 激酶，使 NF-κB 与 IκBa 解离，NF-κB 的核定位信号得以暴露，从而进入细胞核。COX-2 启动子含有 NF-κB/Rel 家族转录因子激活的靶基因 NF-κB 结合部位，所以相互作用而促进基因表达。豨莶草既能降低急性痛风性关节炎大鼠滑膜细胞因子 TNF-α、IL-1β 的水平，又能够抑制 NF-κB 在滑膜组织中的表达。但是否通过降低 TNF-α、IL-1β 水平的表达来抑制 NF-κB 在急性痛风性关节炎大鼠滑膜细胞中的表达，需要进一步的研究阐明。

本实验研究发现急性痛风性关节炎大鼠模型与空白组相比，NF-κB 表达明显增多。说明在急性痛风大鼠模型的滑膜中，NF-κB 在某种刺激的作用下被激活，即 IκB 从 NF-κB 上降解，使 NF-κB 的 NLS 序列暴露而发生核移位，进而调节一些基因的表达，如 IL-1β、IL-8、INF-α 等，从而使炎症细胞因子表达增加，造成滑膜病变。从实验结果中也发现 NF-κB 与 TNF-α、IL-1β 和 IL-8 有着正相关的关系。

实验发现 NF-κB、IL-1β、IL-8 和 TNF-α 水平显著高于空白对照组，这与国外文献报道一致。NF-κB、IL-1β、IL-8 和 TNF-α 水平的升高与痛风性关节炎的发病关系密切，说明免疫机制参与急性痛风性关节炎发病过程。实验也表明，秋水仙碱和豨莶草均可降低急性痛风性关节炎大鼠关节滑膜组织 NF-κB、IL-1β、IL-8 和 TNF-α 的表达，对关节的病理损伤也具有一定的改善作用。

空白组大鼠膝关节组织中 IL-1β 的表达量较少，模型组 IL-1β 含量明显多于空白组，西药组及中药各剂量组与模型组比较，造模大鼠膝关节组织中 IL-1β 含量明显减少（$P < 0.05$），说明造模成功后，秋水仙碱和豨莶草能降低大鼠膝关节组织中 IL-1β 的表达，且作用显著。

空白组大鼠膝关节组织中 TNF-α 的表达量较少，模型组与空白组比较 TNF-α 的含量明显增多，西药组及中药各剂量组与模型组比较，造模大鼠膝关节组织中 TNF-α 含量明显减少（$P < 0.05$），说明造模后，秋水仙碱和豨莶草能明显降低大鼠膝关节组织中 TNF-α 的表达。

空白组大鼠膝关节组织中 NF-κB 表达较少，模型组与空白组比较 NF-κB 含量明显增加，西药组及中药各剂量组与模型组比较，造模大鼠膝关节组织中 NF-κB 含量明显减少（$P < 0.05$），说明造模后，秋水仙碱和豨莶草能降低大鼠膝关节组织中 NF-κB 表达，且作用明显。

由此试验结果可进一步推测尿酸盐进入关节后，引起细胞分泌的保护因子与损伤因子的竞争，两类因子的失衡是炎症的启动因素，即细胞分泌保护因子/介质（主要为 IL-4、IL-10、NO）、损伤因子/介质（TNF-α、IL-1β、IL-8）和双重作用因子（NF-κB）相互影响，进而形成"局部系统障碍"。由实验发现在 MSUC 导致的痛风性关节炎动物模型与急性痛风体外模型中检测出的 NF-κB 是高表达，推测 MSUC 可以刺激滑膜细胞 NF-κB 表达，NF-κB 可结合细胞基因的启动子和增强子从而调控细胞因子，尤其是 TNF-α、IL-1β 和 IL-8，这些炎性因子也可以激活 NF-κB 信号通路，从而对炎症进行调节，因此本课题对 NF-κB 及其相关炎性因子的研究和对急性痛风性关节炎发病及治疗有着重要意义。

（四）研究结论

（1）本实验结果表明 MSUC 可以刺激滑膜组织，使 NF-κB 的激活与 IL-1β、IL-8、TNF-α 的表达加强，这与文献报道一致。

（2）在模型组中 NF-κB 与 IL-1β、IL-8、TNF-α 的表达同时升高，在治疗过程中各组中 NF-κB 与 IL-1β、IL-8、TNF-α 的表达同时降低，NF-κB 激活与 IL-1β、IL-8、TNF-α 的表达有关，呈正相关。

（3）豨莶草对痛风性关节炎有明显的作用，可以减少炎性反应，减少 NF-κB 的表达及 TNF-α 和 IL-1β、IL-8 的表达，且与剂量有关。

（4）豨莶草高剂量抑制 MSUC 引起的急性痛风模型的药效与秋水仙碱相似，且有剂量依赖性。

（5）本实验结果显示中药治疗急性痛风性关节炎与西药相比毒性反应小，对大鼠生理状态影响小，为中药治疗痛风性关节炎做了良好的基础研究，阐明了痛风性关节炎的部分病理基础及祛风湿中药在痛风性关节炎治疗中的部分作用机制，为中医药在该病的防治方面提供了一定的理论依据。

（五）问题与展望

痛风性关节炎关节内的 MSUC 作用于滑膜细胞、中性粒细胞、单核细胞等，通过多种信号传导通路释放多种炎性介质/细胞因子，这些炎性介质/细胞因子通过自分泌和旁分泌，从而引起局部血管扩张、渗透性增加、血浆渗出、白细胞集聚等炎症反应。在生物体内，促分裂素原活化 MAPK 超家族广泛分布于胞质内，是一族含有丝氨酸/苏氨酸残基的 MAPK，是将细胞外刺激信号传递到细胞核，引起细胞生物学反应的重要信号传导系统，是细胞外与细胞内的信号转导的交汇点。氨基末端激酶（JNK）信号传导通路是 MAPK 通路的一重要分支，JNK 对运行炎症机制起十分重要的介导作用。NF-κB 的激活表达是炎性细胞因子/介质自分泌和旁分泌的中心环节。研究选择性抑制细胞内 JNK 信号传导通路从而抑制 NF-κB 激活表达，继而影响痛风性关节炎局部炎症产生、放大和持续的机制，来进一步探讨痛风性关节炎相关信号传导通路之间的交汇作用及可能存在的抑制和拮抗乃至逆转细胞损伤和保护的机制，在此基础上筛选以 JNK 信号传导通路为主要靶向的治疗痛风性关节炎中药单方有效组分，为临床更好地防治痛风性关节炎提供坚实的理论依据。

第四节　医　案

案 1

李某，男，52 岁，个体商人。

主诉：右足红肿疼痛 1 周。

现病史：患者 1 年前体检发现血尿酸 450μmol/L，当时未在意，1 周前于吃海鲜后出现右足跖趾关节红肿疼痛，疼痛剧烈，如刀割，活动时加剧，偶有缓解，凌晨疼痛最剧烈。其余关节无明显肿胀疼痛，无发热，遂来院就诊。

既往史：否认有高血压、糖尿病病史，无溃疡病史，否认有肝炎、肺结核、血吸虫病等传染病病史，否认有药物等过敏史，无手术史、输血史、冶游史。

家族史：家族无类似病史及特殊遗传病史。

体格检查：体温 37.8℃，脉搏 70 次/分，呼吸 20 次/分，血压 115/75 mmHg。

症状与体征：神清，精神差，急性病容，步入病房。全身皮肤黏膜无黄染，浅表淋巴结无肿大。颈软，双肺呼吸音清，无干湿啰音。心率 70 次/分，律齐，无杂音。腹平，无压痛，无反跳痛及肌紧张，肝脾肋下未触及，右足红肿疼痛，活动受限，神经系统无异常

实验室检查：血尿酸 8mg/dL；血常规示白细胞 $12.5×10^9$/L，中性粒细胞 0.85，淋巴细胞 0.20，血红蛋白 100g/L；尿素氮 9.35mmol/L，血肌酐 121mmol/L；肝功能、风湿全套[类风湿因子（RF）、C 反应蛋白（CRP）、血沉（ESR）、抗链球菌溶血素]、肿瘤标志物正常。

辅助检查：X 线检查（2015 年 8 月 19 日）示在第一跖趾关节见受累关节周围非对称性软组织肿胀，关节软骨下骨质破坏，出现偏心性圆形改变。B 超检查（2015 年 8 月 19 日）示在第一跖趾关节发现关节积液、滑膜增生，关节内有痛风石及钙质沉积。

西医诊断：痛风合并感染。

中医诊断：痹证。

辨证施治：给予复方豨莶草胶囊治疗。

组成：豨莶草 25g，苍术 20g，威灵仙 15g，土茯苓 15g，秦艽 10g，金钱草 10g，丹参 20g，汉防己 15g。

配伍分析：复方豨莶草胶囊中豨莶草、苍术、威灵仙为一寒二温，一君二臣，豨莶草为君药，有祛风湿、利关节、清热解毒、善通经活络之功，苍术为臣药，可健脾燥湿祛风湿，其性辛散苦燥，长于祛湿，用于中焦湿阻，运化失常。威灵仙为臣药，其辛温

而散寒，性猛善走，通行十二经脉，既能祛风除湿、舒筋活络，又能止痹痛，其相互配合既能清热止痹痛，又能祛风除湿，相辅相成，能使药力速达病所，迅速缓解肿痛症状。土茯苓、秦艽、金钱草、汉防己四味药为佐药，土茯苓味甘、淡，性平，有利湿、解毒、利关节之功效；秦艽味辛、苦，性平，功能祛风湿、清湿热、止痹痛；金钱草味甘淡性平，功能利水通淋、除湿泻浊、解毒消肿，为治疗湿热淋浊之常用药；汉防己味苦，性寒，有利水消肿、祛风止痛的作用，四味药连用增强祛风湿、清湿热、止痹痛、清虚热之功效。本方的配伍特点是诸药合用共奏清热除湿、利关节消肿止痛之功，使病瘀解除，关节滑利。

服法：每日 3 次，每次 3 粒，口服，连服 2 周。

1 周后复查：右跖趾关节疼痛缓解，舌淡红苔白，脉弦紧，实验室检查血常规正常，血尿酸及尿素氮稍微降低。嘱患者继续服用。

2 周之后：右跖趾关节疼痛肿胀明显缓解，行走自如，舌体适中、舌红苔白。实验室检查指标明显向好的方向发展。

案 2

张某，男，65 岁，退休。

主诉：趾指关节夜间反复肿痛 10 年，加重 7 天。

现病史：患者 10 年前在无明显诱因的情况下下突发第一跖趾关节红肿热痛，以夜间发病多见，持续数天后自行缓解，未予足够重视，后渐累及趾指各关节，同时伴关节功能障碍，疼痛发作时不能屈伸，曾于上海长征医院就诊，确诊为"痛风"，平时不规则服用"小苏打片、别嘌醇"，患者关节肿胀渐为严重，关节畸形变硬，近 7 天来患者前述症状更为明显，经当地游医针刺疗法后，关节出现溃烂，疼痛难忍，故来本院要求住院治疗。本病程中患者无畏寒、发热，无恶心、呕吐，无呼吸困难，无咳嗽、咳痰，无腹泻、黑便，无尿频、尿急、尿痛、血尿，无双下肢水肿。发病以后食欲差、睡眠尚可，大小便正常。于 2015 年 7 月 21 日来我院门诊治疗。

既往史：否认有肝炎、肺结核、血吸虫病等传染病病史，否认有高血压、糖尿病病史，无溃疡病史，无食物、药物等过敏史，无手术、重大外伤史，无输血史，预防接种随社会进行。

个人史：出生本地，未长期居住外地，无疫水接触史，无烟酒等特殊嗜好。适龄结婚，配偶体健，育有三儿两女，子女体健。

家族史：家族中无传染病接触史、无遗传病史。

体格检查：身高 168cm，体重 60kg，体温 38℃，脉搏 68 次/分，呼吸 19 次/分，血压 120/80 mmHg。

症状与体征：畏寒喜暖，舌淡红苔白，脉弦紧。趾指各关节肿胀明显，关节僵硬、畸形，活动受限，无一定形状且不对称，关节面破溃，红肿，压痛明显，见豆渣样物排出，双下肢无水肿。

实验室检查：血常规示白细胞 14.76×10^9/L，中性粒细胞 0.75，淋巴细胞 0.20，血红蛋白 99g/L；血尿酸 640μmol/L。肝功能、风湿全套、肿瘤标志物正常。

辅助检查：X 线检查（2015 年 7 月 21 日）示在第一跖趾关节边缘可见偏心性半圆形骨质破坏，似虫噬状缺损。

西医诊断：痛风石合并感染。

中医诊断：痹证（寒湿痹阻型）。

治疗：复方豨莶草胶囊。

处方、配伍分析、服法同本章案 1。

1 周后复查：关节疼痛缓解，舌淡红苔白，脉弦紧，实验室检查无明显变化。嘱继续服用。

2 周后复查：各掌跖关节疼痛肿胀明显缓解，疼痛发作减少，关节僵硬感降低，走路有劲，面色红润，舌体适中、苔薄白、脉弦紧。实验室检查如血尿酸等指标明显向好的方向发展。

参 考 文 献

陈娇, 周佳, 韦双双, 等. 2016. 基于气相色谱-质谱联用技术的痛风患者血清代谢特征分析. 分析测试学报, (2): 137-142.

何泳龙, 青玉凤, 周京国. 2015. 高尿酸血症及痛风性关节炎动物模型及其中药复方治疗概况. 川北医学院学报, 30(4): 574-578.

蒋芳萍, 傅旭春, 白海波. 2013. 豨莶草的小鼠急性毒性及抗小鼠急性痛风性关节炎作用. 中国现代应用药学, 30(12): 1289-1291.

马文峰, 马志刚, 王万山, 等. 2013. 基于液相色谱-质谱技术的高尿酸血症血浆代谢组学研究, 重庆医学, 42(2): 176-179.

涂继方, 文成平, 谢志军, 等. 2012. 系统生物学在痛风中医药研究中的应用与设想. 中华中医药学刊, 30(9): 1967-1969.

吴锦秋, 李盛华. 2014. 中药治疗急性痛风性关节炎的研究进展. 中国中医骨伤科杂志, 22(2): 79-80.

解纪惠, 刘梅珍, 崔丽芹. 2011. 清痹汤治疗膝骨关节炎的 VAS 评分 WOMAS 骨关节炎指数的变化. 河南中医杂志, 26(1): 16-17.

阎胜利. 2010. 痛风的流行病学特点及诊治. 山东医药, 50(43): 107.

杨良山, 钟琴. 2014. 痛风性关节炎中医病因病机研究综述. 风湿病与关节炎, 3(8): 53-56.

于泓, 袁良东, 姚观平, 等. 2013. 抗痛风胶囊对急性痛风性关节炎大鼠的抗炎作用及机制探讨. 中国实验方剂学杂志, 19(6): 283-286.

Aguilar-Alonso F A, Solano J D, Vargas-Olvera C Y, et al. 2015. MAPKs' status at early stages of renal carcinogenesis and tumors induced by ferric nitrilotriacetate. Molecular and Cellular Biochemistry, 404: 161-70.

Chouchani E T, Pell V R, Gaude E, et al . 2014. Ischaemic accumulation of succinate controls reperfusion injury through mitochondrial ROS. Nature, 515 (7527): 431-435.

Duarte I F. 2011. Following dynamic biological processes through NMR-based metabonomics: a new tool in nanomedicine?. Journal of Controlled Release, 153 (1): 34-39.

Hu S L, Chang A, Perazella M A, et al. 2016. The nephrologist's tumor: basic biology and management of renal cell carcinoma. Journal of the American Society of Nephrology, 27: 2227-2237.

Joosten L A, Netea M G, Mylona E, et al. 2010. Engagement of fatty acids with toll-like receptor 2 drives interleukin-1β production via the ASC/caspase 1 pathway in monosodium urate monohydrate crystal–induced gouty arthritis. Arthritis Rheum, 62 (11): 3237-3248.

Rashid S, Ali N, Nafees S, et al. 2013. Amelioration of renal carcinogenesis by bee propolis: a chemo preventive approach. Toxicology International, 20: 227-234.

Yun L, Xiaoming S, Duolong D, et al. 2011. A metabolic profiling analysis of symptomatic gout in human serum and urine using high performance liquid chromatography diode array detector technique. Clinica Chimica Acta, 412 (23): 2132-2140.

Zenobi R. 2013. Single-cell: metabonomics: analytical and biological perspectives . Science, 342 (6163): 1201.

Zhao Y Y, Cheng X L, Vaziri N D, et al. 2014. UPLC-based metabonomics applications for discovering biomarkers of diseases in clinical chem-istry. Clin Biochem, 47 (15): 16-26.

Zhao Y Y, Liu J, Cheng X L, et al. 2012. Urinary metabonomics study on biochemical changes in an experimental model of chronic renal failure by adenine based on UPLC Q-TOF/MS. Clin Chim Acta, 413 (5/6): 642-649.

第三章

骨质疏松症

第一节 概　述

一　定义

骨质疏松症（osteoporosis，OP）是 1885 年由 Pommer 首先提出的，是以骨量减少、骨的微观结构退化为特征，致使骨的脆性增加及易于发生骨折的一种全身性骨骼疾病。

骨质疏松症可分为三大类。第一类为原发性骨质疏松症，主要由于年龄增加、器官生理功能退行性改变和性激素分泌减少引起，又可分为两型，Ⅰ型（高转换型）即绝经后骨质疏松症，Ⅱ型（低转换型）即老年性骨质疏松症；第二类为继发性骨质疏松症，是由于某些疾病或药物等诱因引发的骨质疏松，根据发病原因又可分为不同的种类；第三类为特发性骨质疏松症。本病属于中医学"骨痿""骨痹"的范畴，可分为脾肾两虚型、血瘀气滞型等。

随着社会的日趋老龄化，骨质疏松症的患病率也逐渐上升，我国骨质疏松症为心血管疾病之后第二大致死的常见疾病。同时，近年来对骨质疏松的临床和实验研究也逐渐深入。本篇重点讨论原发性骨质疏松症。

二　理论基础

（一）现代西医学理论

1. 激素调控

（1）性激素：1941 年 Albright 首次提出雌激素缺乏与绝经后妇女发生骨质疏松有密切关系，从而对雌激素的作用研究日益深入。研究表明，雌激素缺乏形成骨质疏松主要是由于对骨转换的抑制作用减弱，骨量丢失加快造成。成骨细胞和破骨细胞内均含有雌激素受体，雌激素促进成骨细胞Ⅰ型胶原、碱性磷酸酶及多种骨形成因子的合成，从而促进骨形成，并且抑制破骨细胞的分化和功能。此外，雌激素能帮助活性维生素 D 在肾内的合成，有利于钙在肠内的吸收。妇女在绝经后卵巢功能逐渐减退，雌激素的产生减少，直接降低了成骨细胞的活性并减少了骨基质的形成，同时还可使骨骼对甲状旁腺激素的敏感性增加，使骨吸收加快而升高血钙水平，使肠钙吸收及肾小管重吸收降低，尿钙排出增加。雌激素缺乏，使降钙素分泌进一步降低，破骨细胞活性增强，骨钙大量释放入血，骨的形成减少，骨的吸收增加，每个骨再建单位骨吸收量和骨形成量之间平衡失调，致使骨骼脱钙，骨质变薄，骨量减少，骨质变稀疏，骨密度、骨强度、骨钙含量均下降，使骨组织的正常荷载功能发生变化。

同样，雄激素也是调节骨代谢重要激素之一。大量的临床观察表明，雄激素在维持骨质量上起着重要的作用，切除睾丸的男性往往较早地出现骨质疏松症。研究证明，成骨细胞有相应浓度的雄激素受体存在，雄激素通过受体直接影响成骨细胞的功能，如成骨细胞的增殖、分化，以及分泌各种细胞因子（包括各种生长因子），产生基质蛋白（胶原蛋白、骨钙素和成骨蛋白）。雄激素缺乏可主要发生骨小梁骨的丢失，刺激成骨和维持骨量的作用下降。

（2）甲状旁腺激素（PTH）：对骨代谢的调节作用表现为小剂量可刺激成骨细胞形成新骨。大剂量PTH则能抑制成骨细胞活性，增加骨质的吸收。多数认为其机制为增强破骨细胞的活性，促进骨吸收，使骨钙释放入血，伴随着破骨细胞活性增强，成骨细胞活性也相应增强；减少近端肾小管对磷的重吸收，而增加钙的重吸收；促进肾的活性维生素D的转化，间接促进肠钙吸收。另外，PTH具有调节体内钙离子浓度，维持胰岛B细胞和全身神经肌肉等各种细胞活跃的功能。而PTH合成和分泌又受钙水平的调节，血钙降低能刺激PTH的合成与分泌。PTH的分泌与血钙离子浓度呈负反馈机制，即钙离子浓度降低，PTH分泌增多；反之，PTH分泌减少。除雌激素缺乏外，各种原因引起的PTH分泌过多均可导致骨质疏松。

（3）降钙素（CT）：是甲状腺C细胞分泌的，由32个氨基酸组成的多肽激素。由于破骨细胞上存在CT受体，CT与破骨细胞上的降钙素受体结合，使骨吸收受抑；同时，CT又能抑制PTH和活性维生素D的活性，降低血钙浓度，促进钙的重吸收。故CT在维持骨代谢的稳定性和预防过度骨吸收方面发挥较大作用，女性CT的基础分泌即低于男性，而老年妇女CT的分泌较年轻妇女亦明显减少。一旦CT对骨的保护作用减弱，必将导致骨量的丢失迅速增加。

（4）活性维生素D：正常的活性维生素D的分泌可以刺激成骨细胞活性和骨基质形成，有效地防止骨质疏松。若分泌不足，则保护骨的能力下降；分泌过多，又会使骨破坏增加，导致骨量丢失。活性维生素D的作用除了能充分利用食物中的钙之外，它还可以制造与钙结合的蛋白质，将细胞内的钙与蛋白质结合，使细胞内钙离子浓度下降，从而降低血钙浓度和细胞内钙离子浓度，避免由于血钙浓度及细胞内钙离子浓度升高而导致一系列病症。因此，活性维生素D与骨质疏松症的关系可总结为以下几方面：①抑制甲状旁腺激素的分泌，防止骨钙溶出；②增加肠钙吸收，维持钙平衡；③激活骨代谢，有利于骨转换；④促进肾小管的钙、磷重吸收，有利于骨形成；⑤刺激骨细胞分化、增殖，有利于骨形成；⑥调节免疫的应答反应。

（5）细胞因子：通过自分泌与旁分泌和细胞黏附作用，在骨代谢过程中发挥着重要作用。其中 IL-1、IL-6、TNF、白细胞抑制因子（LIF）、IL-11、单核细胞克隆刺激因子（MCSF）、粒单细胞克隆刺激因子（GM-CSF）等促进破骨细胞生成，具有促进骨吸收作用；而 IL-4、干扰素 γ（IFN-γ）有抑制骨吸收的作用；IL-3 与 GM-CSF 有协同作用；活化的吞噬细胞间接与骨吸收有关。

2. 营养状态

构成骨骼的营养成分包括钙、磷、镁、蛋白质、维生素及部分微量元素，它们是影响骨代谢的物质基础。因此，这些物质的缺乏或比例失调是导致营养性骨质疏松症的主要原因之一。

（1）钙缺乏：钙是人类的重要元素之一，是构成骨矿物质的主要成分，也是人体含量最多的矿物质成分，其绝大部分都储存在骨组织中，骨钙约占人体总钙量的 99%。钙不仅是骨矿物质的重要组成成分，而且对机体的细胞有重大作用和影响。钙能调节多种酶活性，钙与环磷酸腺苷（cAMP）可相互影响，为维持细胞膜结构的稳定，细胞内钙浓度仅为细胞外钙浓度的万分之一。唯有这样才能阻止细胞内的酶活动，才能有效地发挥细胞的正常功能。当细胞受到外界刺激，细胞内外出现钙离子浓度差时，才能使信息得以传递。

钙离子进入细胞膜要靠激素调控，正常情况下血钙的调控主要受 PTH、CT、$1,25\text{-}(OH)_2\text{-}D_3$ 影响。其中 PTH 促进钙离子穿膜转运，使血钙含量升高；CT 可抑制破骨细胞的活性，从而减少钙离子穿膜转运，使血钙下降；维生素 D 及活性维生素 D 能促进肠钙结合蛋白合成，加速钙内流和进入肠黏膜的吸收，即加速钙离子转运。血钙水平下降，使 PTH 分泌增多，它作用于 cAMP 使其升高，造成破骨细胞活性增强，骨吸收加速，骨钙溶出，骨吸收超过骨形成而发生骨质疏松。血钙的降低是由于低钙饮食、低维生素 D 或低活性维生素 D、日照不足和长期卧床、高磷饮食的摄入等造成钙吸收低下。因此，钙的缺乏是引起骨质疏松的一个主要因素。

导致钙缺乏的原因主要有两个方面：①饮食摄入钙量的不足，究其原因主要是食物单调和结构不合理所致；②摄入钙的吸收不良。另外，若长期服用氢氧化铝或过多摄入植酸盐、草酸盐、碱性磷酸盐等，亦可降低钙的吸收。

（2）磷代谢异常：磷是骨质无机成分中仅次于钙的第二大元素，其代谢调节和钙一样，在肾、肠道、骨内进行，近 90% 的无机磷在肾内进行着代谢调节。磷与钙一样参与骨的代谢，骨矿的形成需要磷，每存留 2g 的钙就需要 1g 的磷，在血中磷与钙保持一个恒定的比值。磷酸盐的缺乏可对骨吸收产生刺激作用，使骨吸收增强，骨不能矿化而引发骨质疏松。但磷的摄入应适量为好，过多不仅影响钙的吸收，同时也阻碍磷酸盐的吸收。研究表明，高浓度的磷可使血清中的钙下降，导致 PTH 分泌增加造成骨溶解升高，骨矿减少。

（3）蛋白质缺乏：蛋白质和氨基酸是提供骨基质合成的重要原料，低蛋白摄入影响到骨质合成材料——氨基酸的供给，使骨基质减少，但是过度摄取又将影响钙的代谢，造成负钙平衡。究其原因，是蛋白质分解生成的硫酸盐含硫氨基酸，可抑制肾小管中钙的重吸收，造成尿钙排泄增加而刺激 PTH 分泌亢进，骨吸收增强，骨矿物质减少导致骨质疏松，说明膳食蛋白水平对钙存留与钙吸收有显著的影响。纠正这种高蛋白饮食所致的负钙平衡，必须增加钙的摄取，一般而言，蛋白质摄取量与钙的摄取量成正比。

（4）维生素 D 缺乏：维生素 D 对骨矿物质代谢的影响是双向的，既可促进新骨钙化，又可促进钙从骨中游离出来，使骨盐不断更新，维持钙的平衡。同时，对骨胶原也有调节作用，无论是内源性还是外源性的维生素 D，必须在肝脏与肾脏中活化为 $1,25\text{-}(OH)_2\text{-}D_3$ 的形式才具有活性，其可促进钙磷在肠中的吸收，促进骨胶原合成与成骨。在正常健康状态下，人自身合成的维生素 D_3 就可满足需要。若由于日照量不足或随增龄皮肤厚度直线下降而致维生素 D 合成能力降低，达不到需要量时，就必须从食物中摄取，若摄取仍不能满足需要时，就会影响到血中钙磷浓度，使成骨过程减少，破骨过程增加，导致骨质疏松。

（5）其他：如镁、氟及锌等摄入不足或缺乏也会对骨质疏松的发生产生影响。镁对骨的生长是必需的，其可直接影响骨的代谢。氟作为钙磷沉着基质，起着骨胶原的作用。适量摄入氟有利于钙磷的利用。但摄入过多的氟，干扰体内的钙磷代谢，也会影响骨中氟、钙、磷的正常比例。

3. 免疫功能

免疫功能主要是指免疫细胞（包括巨噬细胞和破骨细胞）和骨髓的关系。骨髓位于骨的中心部分，其骨髓中的系列细胞按比例增生的情况和细胞形态、功能是否正常直接影响骨骼的坚实程度。70～80 岁的老年人，其骨髓增生普遍减低，骨髓内脂肪组织增加，骨髓中的造血细胞减少，这也是老年骨质疏松的原因之一。另外，骨髓中免疫细胞的活跃程度也与骨形成有关。骨细胞中包括促进骨形成的成骨细胞和主管骨吸收的破骨细胞。骨细胞和免疫细胞通过各自新释放的细胞因子和体液因子，共同发挥着骨髓与骨之间彼此关联的功能，保障骨钙平衡，支持骨形成和骨重建。一旦平衡被破坏，骨吸收明显大于骨形成时，骨量减少，将发生骨质疏松。免疫功能老化，导致机体结合组织如构成骨、软骨、皮肤、肌肉、血管壁等全身器官的支架和包膜的胶原纤维、弹性蛋白、蛋白多糖等老化而致骨质疏松。

4. 物理因素

物理因素包括是否经常运动、日光照射情况、重力负荷等因素，它们与骨质疏松的发生有关；运动与骨密度成正比，运动量减少，肌肉及骨骼的附属组织中血液循环及营养降低。骨骼肌的收缩功能下降，骨质代谢率下降，骨吸收增高，失用性骨质疏松，骨弹性差，脆度增加，韧性降低，骨骼沉积，骨退化性萎缩。经常从事室外体力劳动者其骨矿含量相应较多。由于运动可从各个方面对骨骼产生作用，使骨产生应力，有利于骨形成。经常伏案工作，活动甚少的知识分子易发生骨质疏松；而长期卧床、老年偏瘫患者由于肢体长期失用，正常骨代谢失调，形成负钙平衡，破骨细胞相对活跃，骨吸收增强，骨钙溶出，常合并发生骨质疏松和骨折。日光中的紫外线照射皮肤，有利于合成活性维生素 D，调节钙磷代谢，促进肠钙吸收，并使之在骨中沉积。体重重的人较体重轻的人，骨质疏松发生相应少和轻，这就是重力负荷可增加骨矿含量的例证。早在20世纪60年代就有报道，宇航员在宇宙飞行之后较宇宙飞行之前，其骨密度下降、骨量减少，发生了骨质疏松，这说明重量负荷和机械应力对骨量颇有影响。

5. 遗传基因

临床流行病学研究显示，白种人、黄种人比黑种人发生骨质疏松的机会较多，且症状较重；身材矮小的人较身材高大的人易发生骨质疏松；即使生活条件、身体状况、环境因素相近，性别相同、年龄相近的两个人，其骨质疏松的发生和程度也有差别，这些事实都揭示骨质疏松与遗传因素有关。有研究证实，活性维生素D为骨特异蛋白，是成骨细胞产生的非胶原蛋白（osteocalcin），这种特异蛋白基因是一种强有力的刺激因子，维生素D受体基因是决定骨质疏松的重要因素之一。另外，具有BB型相对遗传基因的人，比EB型或bb型遗传基因的人骨密度明显低下。

骨质疏松症的主要病理变化是骨基质相对骨矿物质含量减少。对骨质疏松症的长骨组织的横断面和纵切面，以及对椎体、骨盆等切面的观察，均表现为骨皮质变薄，这主要是由于骨皮质的内面被破骨细胞渐进性吸收所引起的。一般情况下骨骼中的成骨细胞激活尚正常，但破骨细胞的转化异常，破骨细胞的数量增多，骨的吸收增加，以致松质骨骨小梁的体积变小、变细，骨小梁的数量减少，骨小梁断裂等。由于骨皮质的变薄和骨小梁的体积变小及减少，使骨髓腔明显扩大，并常常被脂肪组织和造血组织所填充。

（二）传统中医学理论

现代医学对骨质疏松的研究已深入到分子和基因水平，而中医主要侧重于病因病机及中药疗效的研究上。根据其临床症状及体征，本病属于中医学"骨痿""骨痹"的范畴，总的来说定位较准确应是"骨痿"。中医认为本病多由先天禀赋不足，后天调养失宜，老年体弱，久病失治，或用药失当所致，其发病机制主要为肾虚、脾虚、血瘀、肝郁，而临床上这些因素往往又兼夹为患。

1. 肾虚

肾为"先天之本，主骨、生髓"。肾藏精，主骨生髓，为先天之本，肾虚则肾精不足，骨髓失养，可出现腰背酸痛、腰膝酸软等骨质疏松症状。肾虚是骨质疏松症的发病基础。中医认为肾涉及内分泌、神经、免疫、代谢等多种功能，对全身的生理功能起多种调节的作用。研究表明，肾虚患者下丘脑-垂体-性腺轴功能减退，性激素水平下降，进而引起成骨功能下降，使单位体积内骨组织含量减少，发生骨质疏松。补肾中药可抑制或纠正下丘脑-垂体-性腺轴功能减退或紊乱的发生，增加成骨细胞的活性和数量。

2. 脾虚

脾主运化生肌，是气血津液生化之源，为后天之本。脾旺则四肢强健，脾虚则无以生髓养骨，导致疾病的发生。脾虚是骨质疏松症的重要病机。中医历来就有"治痿独取阳明"之说，倡导健脾益气治疗骨质疏松。脾胃虚弱可以影响胃肠对钙磷等微量元素、蛋白质及氨基酸等营养物质的吸收。研究表明，血清 $1,25-(OH)_2-D_3$ 水平降低或肠道对其敏感性减弱时，会引起肠道钙离子吸收下降，而健脾养胃药可以促进 $1,25-(OH)_2-D_3$ 生成。

3. 血瘀

血的运行必须依赖气的推动，气虚无以推动血行，必成血瘀。骨质疏松症的血瘀是在肾虚和脾虚的基础上产生的病理产物。血瘀阻滞经络，反过来又加重病情。血瘀是骨质疏松症的病理产物和加重因素。有学者研究发现，雌激素水平下降，患者的血液流变学出现黏、浓、凝聚状态，而雌激素水平和 I 型原发性骨质疏松症的发生关系密切。还有人发现男性原发性骨质疏松症与血液流变学指标有明确关系。血瘀征象在骨质疏松症中表现明显，临床上发现多数患者往往有舌下脉络曲张，舌质紫暗有瘀斑，牙龈暗红，皮肤黏膜有瘀斑等表现。因此血瘀是骨质疏松症性疼痛的最主要原因：首先骨质疏松的病理改变为骨小梁变细、数目减少，残存骨小梁负荷加重，一旦超出其强度范围，就会导致骨小梁微骨折，导致骨内瘀血。其次，瘀血导致骨内压增高而引起骨痛，骨内压增高是指在某些因素的影响下，骨内压高于正常生理状态的一种现象。目前骨内静脉淤滞学说已被大家公认是引起骨内高压的主要因素，而骨内微循环障碍是骨内高压的病理本质。由此可见，血瘀是骨质疏松症病因病机的一部分。药理研究显示，活血化瘀中药可改善微循环和血液流变学，间接治疗骨质疏松症。丹参、当归、红花、益母草等都具有雌激素样作用，通过调节体内激素水平及其受体表达来治疗骨质疏松症。

4. 肝失条达

肝藏血，肾藏精，肝肾同源，肾的精气有赖于肝血的滋养。若肝失条达，则肝郁耗血，可致肾精亏损，骨髓失养，肢体不用。肝失条达是女性发病的重要病机，中医认为"女子以肝为本"，肝郁可引起月经失调。调查表明，绝经期早的妇女比同龄正常妇女骨密度低。多数妇女在绝经后表现出肝郁诸证，同时骨量迅速下降，证明肝郁与骨质疏松有密切的关系。研究表明，肝郁主要与高级神经活动和自主神经功能失调有关，还与内分泌失调尤以高催乳素失调有关，这是对女性绝经后骨质疏松症发生的重要病机的中药治疗研究。

上述四种病理机制，是中医对骨质疏松的基本认识，而临床上病机复杂，往往虚实夹杂，错综为病。

三　诊断要点

（一）病史

骨质疏松症的病史资料采集和临床诊断，应特别注意职业和劳动强度情况。一般体力劳动者不易发生，而脑力劳动者和较少体力活动者易于发生骨质疏松症。较重患者通常有"腰背疼痛"或"全身骨痛"等诉说，严重者可"身材变矮"，发生"驼背"等，轻者无任何不适。主诉的描写要详细、全面，包括主要症状的发生部位、性质、持续时间和程度等；了解有无骨折及使病情加重的因素或诱因。采集病史时要特别询问 30 岁前影响峰值骨量的因素，如饮食、活动强度、钙摄入情况和重大全身性疾病史等。吸烟及酗酒者易致骨质疏松症；月经异常者如有性腺功能障碍为本症的高危人群；绝经后妇女几乎全部有骨质丢失的加速；长期使用某些药物常加速骨质丢失。此外，体格发育和骨质总量与遗传有关，家族中有严重骨质疏松者、体形瘦长者易患本症。

（二）症状与体征

1. 疼痛

疼痛是骨质疏松症的常见症状。老年骨质疏松症以腰背疼最为多见，占疼痛患者的 70%～80%。一般骨量丢失 12% 以上时即可出现疼痛，初起时腰背部疼痛只在活动时出现，劳累加重，休息时则缓解。后期，随着骨质疏松程度的加重，疼痛将会持续出现，且较以前为甚，休息时不能完全缓解，常伴有多处骨关节疼痛，软组织抽搐痛（俗称抽筋），或有神经放射状的灼痛。疼痛可坐位或仰卧位时减轻，直立后伸或久立久坐时加剧。白天减轻，夜间或早晨醒来后疼痛加剧。在用力或持重拿物时可诱发疼痛加剧。

骨质疏松症疼痛应与腰背部肌肉劳损和骨干骨折引起的疼痛相鉴别。腰背部肌肉活动比较频繁，经常容易发生劳损，引起腰痛症状。如果只是轻微的疲劳造成的肌肉中乳酸堆积，一般都能在充分休息后得到缓解。劳损较重时也不容易缓解，但是病变部位只限于局部肌肉组织，经过综合治疗护理，可以促进代谢，修复损伤，缓解疼痛。骨质疏松症因为脊柱承重能力逐渐减小，虽经充分休息，肌肉仍在持续收缩，所以疼痛虽减轻但并不能完全缓解。与单纯骨折疼痛较好鉴别，单纯骨折一般有明显的外伤史，疼痛在骨折后发生，骨折部位的棘突可有明显的压痛和反跳痛。值得注意的是，骨质疏松伴随骨折的诊断。

2. 身长缩短和驼背

出现时间稍晚，多在疼痛后出现。脊椎椎体前部主要由松质骨组成，容易发生骨质疏松性骨折。由于骨质代谢异常，钙大量丢失，骨小梁破坏、萎缩，骨量减少，导致骨的生物力学性能下降，硬度和弹性改变，不利于承重，即便是人体自身重量，也足以使脊柱形态发生改变。特别是 T_{11}、T_{12} 和 L_3，负荷量比其他椎体更大，活动度也较大，更容易发生形变。当改变累及多个椎体后，脊柱逐渐前倾，生理曲度消失，背曲加剧，形成驼背。驼背畸形若继续发展，又会加重腰椎负担，使腰背痛症状更加突出。驼背曲度的加重，腰椎的负重功能减弱，自然加重了下肢的负重，容易导致膝关节周围软组织紧张、痉挛，膝关节伸展不能，疼痛更加显著。

人体正常椎体 24 个，单个椎体呈立柱状，高约 2cm，骨质疏松时，椎体受压变扁，每个约缩短 2mm，加之椎体间软组织的退行性变性使椎体间的间隙变窄，导致人体的身高比原来平均缩短 3～6cm。

3. 骨折

骨折是骨质疏松症患者最常见的也是最严重的并发症，因骨折来医院就诊的患者，在检查的过程中往往会发现患者患有骨质疏松症，尤其是老年患者更常见。骨质疏松症患者的骨折原因除了少数是因外伤引起外，多数的患者并无明显的外伤或仅有负重或轻微的跌倒等因素。骨折的部位在老年前期以桡骨远端多见，老年期以后以腰椎和股骨上端骨折多见。而髋部骨折的患者骨折后一年内的病死率高达 50%，幸存者有 50%～75% 的患者伴活动受限，生活自理能力明显下降或丧失。骨质疏松性骨折的特点可归纳为①外伤史不明显；②骨折发生的部位相对比较固定，如胸腰椎压缩性骨折、髋关节的股骨颈骨折或股骨粗隆间骨折和尺桡下端的 Colles 骨折。胸腰椎压缩骨折，如发生在 T_{10}、T_{11} 可以无明显症状，患者不会感到疼痛，但在 T_{12} 至 $L_1 \sim L_3$，因为活动较频繁的部位所以容易感觉到疼痛，此时，若稍有诱因如扭转即可使疼痛加重。椎体的楔形变和骨质疏松的程度加剧，疼痛也可以逐渐加重甚至丧失支撑能力。

4. 呼吸功能下降

骨质疏松症发生胸腰椎压缩性骨折，还容易导致脊柱后弯，胸廓畸形，引起胸闷、气短、呼吸困难甚至发绀等表现，肺活量、肺最大换气量下降，极易并发上呼吸道和肺部感染。

（三）辅助检查

1. 影像学检查

（1）X 线检查：作为最早也是骨科疾病最常用的检查方法，现在仍在骨质疏松症的检查中广泛使用，特别是在一些设备尚不齐全的基层医院。但是在其他检测手段出现后，X 线检查的不足就表现得更为突出。该方法只能定性，不能定量，不能准确地反映骨量，其敏感性较低，一般当骨量丢失 30% 以上，有报道甚至认为 40% 以上时，X 线才会显示明显异常改变。另外，骨量丢失 30% 时，医生阅 X 线片的主观性较大，所以临床上往往容易发生误诊。WHO（2001 年 4 月）对其评价是"对骨质疏松诊断无特异性，只能确定骨量减少"，目前 X 线在骨质疏松症中的诊断价位，更多地用于判断是否合并骨折。X 线观察骨量常用的部位主要是锁骨、跟骨、股骨、胸腰椎（单骨或多骨投照）。当骨质疏松时，X 线片上可见骨密度减低、骨小梁减少、骨小梁间隙增宽、横向骨小梁消失、骨结构模糊、椎体双凹变形等改变。

1）锁骨皮质厚度测定：正常人锁骨皮质厚度约 6mm，如下降至 3.5～4mm 时，易出现椎体压缩性骨折。

2）掌骨：取左手第 2 掌骨长轴的中点测定，骨皮质厚度小于 4mm 为骨质疏松。

3）Singh 指数：按照股骨颈张力骨小梁及压力骨小梁存在的程度分为 7 度，健康者为 7 度；压力骨小梁显著减少，张力骨小梁全部吸收为 1 度。Singh 指数法特异性强，重复性好，能够直接判断投照部位的骨折存在与否，还能判断是否伴有骨质增生及变形，并与其他骨病鉴别，如骨肿瘤、骨软化症等。因此，Singh 指数仍为目前最有效、应用最广泛的诊断方法。

4）跟骨骨小梁指数：跟骨为松质骨，也由张力骨小梁及压力骨小梁组成，Jhanaria 将骨小梁指数分为 5 度。5 度为正常。骨小梁相互交错，分布均匀。1 度张力骨小梁全部吸收，压力骨小梁显著减少并变薄。

5）腰椎：以 L$_3$ 为中心的正位及侧位片，根据椎体阴影浓度，纵向和横向骨小梁减少程度，以及有无椎体变形将骨质疏松分为轻、中、重 3 度。

（2）单光子吸收法（SPA）：由单光子骨密度（BMD）仪发射出光子，产生细的平行的单能量光束以直线方式进行扫描，利用骨组织对放射线的吸收与骨矿含量（BMC）成正比的原理，测定人体四肢骨的骨矿含量。其精确性和可重复性较低，但设备简单，操作方便，价格也相对低廉，故临床应用仍较广泛。通常测定桡、尺骨中远 1/3 交界处及跟骨，可测定 BMC、骨横径（BW）、BMD 及骨矿分布曲线。因该方法不能反映受代谢影响较快的松质骨的情况，亦不能测量软组织不恒定的骨骼部位，故不能测定髋骨及中轴骨的 BMD，且前臂及跟骨 BMC 与脊柱和髋部 BMC 相关性差，对于不同体形个体误差可能较大，使其应用受到限制。主要在基层医院应用及用于流行病学的调查。

（3）双光子吸收法（DPA）：与 SPA 不同的是，DPA 能发射两种不同能量光子的放射性核素，准确性及精确性均明显优于 SPA，是一种较好的早期检测骨质疏松的工具。可测量躯干骨（脊柱、骨盆等）皮质及松质，可消除软组织及骨髓组织对测量结果的影响。但不能识别因椎体压缩性骨折、脊椎侧弯及后凸、椎小关节增生肥大、椎体边缘骨赘及骨旁钙化等导致的假阴性，使其准确性降低，目前已逐渐被双能 X 线吸收法（DEXA）替代。

（4）双能 X 线吸收法：利用 K 缘滤过板或开关切换。由 X 线射线源得到两种不同能量的光子，扫描时，计算机将所接收到的信号处理后，计算得到 BMC、BMD，是目前测量骨量的金标准，该方法克服了 DPA 及 QCT 的所有缺点，是测量 BMD 最可取的方法，精确度高，可达到 0.62%～1.3%，对人体危害也较小，可准确定位，能除去异位钙化的影响，测量范围广，可做全身或任意部位测量，可采用任意扫描角度，免去变换患者体位的麻烦。同时也可行形态学与 BMC 结合诊断，提高其对骨折的预测性。这是目前被大量的国际化的临床实验所证实最有效、最准确的诊断手段。但是在老年人进行 BMD 检测时，应该注意选择合理的部位，DEXA 一般常选的是腰椎和股骨上端，虽有报道认为腰椎 BMD 与全身 BMD 一致性较高，但老年人多伴有不同程度的骨质增生，影响检测结果，常使测量值偏高，所以老年人测量时主张选用股骨上端作为测量部位，其不受骨质增生及异位钙化等的干扰，从而更具有敏感性。另外股骨颈骨折是骨质疏松常见的并发症，其后果也最严重，故有人认为股骨上端的测量在预防股骨颈骨折上有积极意义。

（5）定量 CT（QCT）：是唯一能提供三维分布的骨密度测量方法，主要反映代谢活跃的骨小梁状况，敏感性高，可选择最佳的测量部位，避免异位钙化影响。QCT 是目前唯一可以选择性地评价松质骨和皮质骨骨量的方法，可利用高分辨率 QCT 设备进行 BMC 与骨形态结构的综合分析，这位骨质疏松的早期诊断、致骨质疏松不同原因的分析和监测疗效提供了新的途径。QCT 的研究结果认为 BMC 以 20～30 岁最高，30 岁后开始逐年下降，至 50 岁左右急速下降，特别是更年期的女性。

（6）定量超声（quantitative ultrasound，QUS）：骨质疏松症的最终结果是骨折，骨折因素除骨密度下降外，20%～40%因素是由于骨结构和骨力学性质改变引起。以上几种测量方法反映的都是 BMC，却不能反映与骨质量有关的骨微结构和骨材料特征。QUS 利用超声波原理，以声波速度和衰减幅度来反映 BMD 的变化，除能反映 BMD 外，还能对骨结构、骨质量进行分析，并可预测骨折危险性，由于无辐射，对人体无损伤，可用于孕妇及小儿检查。有希望成为一种早期诊断和预测骨折的更为理想的方法。其常用参数有骨超声衰减（BUA）、声速（SOS）、刚度指数（SI）、定量超声指数（QUI）、弹性指数（EI）、骨面积比率（BAR）及骨超声指数（OSI）。有人证实超声波法测量跟骨 BMD 可以很好地将骨质疏松患者从正常人群中区别开来。超声测量的结果认为在 35～40 岁跟骨的 BMC 即开始下降，以后随年龄增长下降加速，比 DEXA 测量的腰椎从 50 岁开始下降早了 10～15 年。缺点是大多用于外周骨研究，结果受外伤等因素影响较大，且仅能测定跟骨或髌骨、胫骨。其应用尚待更进一步的研究。

（7）其他检查方法

1）核素骨显像法：其诊断的敏感性和特异性优于 X 线检查方法，尤其是对骨转移癌、疲劳性骨折和原发性骨疾病的早期诊断，在临床应用中已经得到充分的肯定，使得核素显像成为临床常规检查项目。目前认为 I 型骨质疏松属于高骨转换型，II 型属于低骨转换型，采用核素骨显像定量分析法，定量分析骨骼对 ^{99m}TCMDP 的摄取量对骨质疏松的早期诊断有着十分重要的意义。

2）中子活化分析：主要反映皮质骨钙含量。设备昂贵，辐射剂量大。

3）质子活化分析：是一种新的准确测定兴趣区的骨钙量方法，但设备昂贵。

4）康普顿散射法：测得值反映受检部位所有重叠组织及骨髓成分在内的总密度。辐射剂量大。

2. 实验室检查

（1）生化指标测定

1）与骨形成有关的指标：骨形成指标是反映成骨细胞的直接或间接产物，表示成骨细胞功能和活跃程度，测定的样本几乎都是血清。

A. 血清总碱性磷酸酶和骨碱性磷酸酶（alkaline phosphatase，ALP）：是最常用于评价骨形成和骨转化的指标。与骨代谢有关的骨 ALP 主要由成骨细胞分泌，占总 ALP 的 50%，测定方法常用热失活琼脂糖凝胶和聚丙烯酰胺凝胶电泳，目前已成功获得单克隆抗体来识别 ALP。健康成人（20～79 岁）骨 ALP 为（11.8 ± 4.3）μg/L（$n=478$），有学者研究发现绝经后妇女骨 ALP 比总 ALP 明显增高，且腰椎（L_2～L_4）BMC 与血清总 ALP 成负相关。

B. 血清骨钙素（osteocalcin 或 bone glaprotein, OC 或 BGP）：由成骨细胞合成，生成后部分进入骨基质与其结合，部分释放入血，大量研究表明，血循环中的骨钙素浓度反映骨形成速率，骨钙素能抑制异常的羟磷灰石结晶形成，抑制生长软骨矿化的速度，其生理作用受维生素 K 是否缺乏的影响，如维生素 K 缺乏骨钙素合成受阻，骨钙素降低。1,25-$(OH)_2$-D_3，有促进成骨细胞合成和分泌骨钙素作用。测定方法有双位点免疫放射法（immunoradiometric assay, IRMA）、放射免疫法（radioimmuno assay, RIA）和酶联免疫法（ELISA）。骨钙素随年龄增长有下降的趋势，但女性在绝经后 10 年（51～60 岁）增高。有学者认为，完整 BGP 反映骨形成，BGP 片段反映骨吸收，这些都有待于进一步探讨，也有研究显示尿 BGP 可以反映骨吸收。

C. 血清 I 型前胶原羧基端前肽（carboxyterrninal propeptide of type I procollagen, PICP）和血清 I 型前胶原氨基端前肽（aminoterminal propeptide of type I procollagen, PINP）：I 型胶原是骨组织中特有的胶原，前胶原由成骨细胞合成，其氨基端和羧基端向前延伸成较大的蛋白分子。I 型胶原在成骨细胞合成时，首先合成的是原胶原，在原胶原的 N 端和 C 端各有一延长肽，称为前肽，成骨细胞合成并分泌前胶原后，在蛋白分解酶作用下两端的肽被切断，形成成熟的胶原。被酶切下的前肽，除少量沉积于骨基质中，大部分进入血循环。测定方法有 RIA 和 ELISA，国内实际应用较少。血清中 PICP 几乎是反映成骨细胞活性及 I 型胶原合成速率的特异指标，但要排除肝疾患。

2）与骨吸收有关的生化指标

A. 抗酒石酸盐酸性磷酸酶（tartrate resistant acid phosphatase, TRACP）：酸性磷酸酶主要存在于骨、前列腺、溶酶体、红细胞、血小板和脾脏中。TRACP 主要由破骨细胞释放，TRACP 的活性与骨吸收状况相平行，电泳第 5 条泳带能抵抗酒石酸的抑制，因而称为 TRACP。测定方法有酶动力学及电泳法，人血浆 TRACP 值为 3.1～5.4 U/L，最近发展了放射免疫和酶联免疫方法。TRACP 被认为是一种敏感的特异性骨吸收指标，在生理性骨增长或病理性破骨细胞活性增加状态，血清 TRACP 升高，高转化率骨质疏松 TRACP 升高。其他代谢性骨病亦可升高。尽管从 1982 年开始，TRACP 就作为反映骨吸收的指标，但其作用机制至今仍不甚清楚。

B. 尿羟脯氨酸（hydroxyproline, HOP）及尿羟赖氨酸糖苷（hydroxylysine glycoside, HOLG）：胶原含有其他蛋白质没有的羟脯氨酸和羟赖氨酸。胶原蛋白中含有约 13.4% HOP，羟赖氨酸比羟脯氨酸含量少，胶原分解后形成的寡肽或游离氨基酸中都含有胶原特有的羟脯氨酸和羟赖氨酸，其中一部分随尿排出体外。尿中排出的 HOP 基本上能反映出骨吸收和骨转换程度，成人每日尿 HOP 排出量为 15～43mg（114～330pmoL），儿童尿 HOP 明显高于成人，为 20～180mg（150～1370μmoL），HOP 受每日的饮食影响较大，一般采用清晨第 2 次空腹尿，受饮食的影响较小、取样方便。成人参考值为（16.6 ± 6.6）mg/g 肌酐（n= 148）。也有学者认为尿中的 HOLG 可能比 HOP 更灵敏。尿中 HOP 较高见于骨吸收增高患者。

C. I 型胶原交联羧基末端肽（CTX）、I 型胶原交联氨基末端肽（NTX）、吡啶啉

129

（PYD）、脱氧吡啶啉（DPD）：CTX、Ⅰ型胶原占有机骨基质 90%以上，主要在骨中合成，骨骼更新期间Ⅰ型胶原被降解，短肽片段排泄在尿中，测定这些物质变化即可了解骨吸收情况。

NTX：也是测定Ⅰ型胶原降解后产生的短肽片段 N 末端肽，是骨降解后尿中出现的一种稳定最终产物，NTX 可作为绝经后妇女是否有骨丢失危险的指标。

D. 吡啶啉（pyridinoline，PYD）、脱氧吡啶啉（deoxypyridinoline，DPD）：PYD 是骨内Ⅰ型胶原的重要组成分，在骨胶原合成过程中 PYD 参与胶原分子间的交叉连接（crosslink），使分子间形成稳定的共价交联，骨骼更新期间骨溶解，骨胶原分子蛋白水解，此时可释放出这些胶原连接键，PYD 即以游离状态进入血液，并以原形直接从肾脏排出，测出 PYD 或 DPD 都可了解骨吸收情况；测定试剂用美国 Metra Biosystems 公司生产的 ELISA 试剂盒。

3）与骨矿化有关的生化检查：由于骨细胞的活动，新骨不断形成，矿物质的沉积和释放亦在持续进行，通过测定血液中钙、磷的含量可间接了解骨代谢的状况。

A. 血钙：临床上常用的方法有 EDTA 滴定法和比色法，如邻甲酚酞络合铜法，可采用自动生化分析仪或分光光度仪进行测定，成人血清总钙的参考值范围为 2.1～2.55 mmol/L，儿童为 2.2～2.7mmol/L。

B. 血磷：临床上常用的方法有硫酸亚铁磷钼蓝比色法和紫外光度法，可采用自动生化分析仪或分光光度仪进行测定，成人血清无机磷的参考值范围为 0.96～1.62 mmol/L（3～5mg/dL），儿童为 1.45～2.10mmol/L（4.5～6.5mg/dL）。

（2）激素检测

1）PTH：常采用电泳分离结合和游离的碘标记配体，或使用包被的活性炭吸附游离的激素，或放射免疫法。标本采集可用血清和 EDTA 血浆，而肝素抗凝血因其产生任意性低值而不采用。其参考值范围为 10～50ng/L。

2）CT：临床上最常用的测定方法是放射免疫测定法，可直接测定血中、体液中或经过提取的组织中 CT 含量，灵敏度高，其正常含量范围在 100 pg/mL 以下。

3）雌激素：主要采用放射免疫测定法，且主要是测定血浆中雌二醇的含量，其正常参考值如下。男性成人 8～36pg/mL，女性卵泡期 10～90pg/mL，排卵峰值期 100～500pg/mL，黄体期 50～240pg/mL，绝经后 10～30pg/mL。

（3）骨组织形态计量学检查：这是新近发展起来的一种骨组织定量研究方法，它将骨组织切片中二维图像展示的骨组织形态转化为数量资料，可从组织和细胞水平了解骨结构的变化情况。而骨组织的力学特征不仅决定于骨质密度，还与骨小梁的微观结构有着非常密切的关系。

由于此法一般采取骨活检，常用于动物实验的衡量，对于人来说，因为是创伤性的检查，较少应用。其方法主要是在脱钙和不脱钙骨组织切片上观察并量化成骨细胞和破骨细胞、骨皮质和骨松质及骨小梁的结构或连接性。经过一系列处理后，运用计算机全自动图像数字化分析仪测量得出骨组织形态计量动态参数，包括骨小梁面积（Tb.Ar）、骨小梁宽度（Tb.Wi）和骨小梁数目（Tb.N）、骨小梁间隙（Tb.Sp）、骨小梁表面破骨细胞数、骨小梁末端数（FET）等，以及骨组织形态计量静态参数，包括骨小梁面积百分率（Tr.Ar%）、骨小梁表面百分比（TBS%）、骨小梁形成表面百分比（TFS%）、骨小梁吸收表面百分比（TRS%）、骨小梁体积百分比（TBV%）、皮质骨面积百分比（Cr.B.Ar%）、纵向骨生长率（LBGR）、活性生成面积百分比（AFS%）、骨小梁矿化沉积率（MAR）、骨小梁骨生成速率（BFR），标记周长百分数（L·Pm%）等。

（4）生物力学检测：BMD 并不总是如实地反映骨质疏松的状况，其中最突出的表现为不同步性。有学者研究表明，骨质疏松发病时，先有骨的丢失，出现 BMD 的下降，然后再有骨生物力学的降低，在治疗骨质疏松时，骨的生物力学的改善又迟于 BMD 的提高。过去有关骨质疏松症的生物力学研究主要侧重于对骨力学强度下降的检测和分析，多忽视了生物力学因素在保持骨的结构与强度、引发骨质疏松症的机制中的重要意义。现在许多学者逐渐认识到这一点，一些新的研究也正试图改变这一状况。生物力学的测试主要通过力学实验完成。常用的实验包括张拉实验、压缩实验、弯曲实验、扭转实验。目前这些方法不可能用于活体的检测，因此只能用于实验和科研。但随着生物力学的发展，利用遥感技术，如何应用于临床，也是目前研究的热点问题。

四 治疗方法

在骨质疏松症的防治中，首先要强调非药物治疗，如采用平衡饮食、适当补充钙剂和维生素 D、适当的体力活动、戒烟、少饮酒、预防摔倒。其次才是药物治疗。

骨质疏松症的治疗目标应分阶段施行，其阶段目标：①缓解骨质疏松造成的疼痛症状；②抑制过快的骨吸收；③降低骨折发生率；④促进新骨形成。最终目标：①纠正异常的骨重建；②提高骨的修复能力；③改善骨骼的质量。

（一）一般治疗

1. 对症治疗

骨质疏松症常见症状有疼痛、驼背、骨折等，一般先采用对症处理，例如，选择适当的镇痛药，如阿司匹林、吲哚美辛等；积极预防骨折的发生，如防止滑倒等，一旦发现骨折，应立即根据不同的骨折类型采取相应措施，如物理治疗、药物治疗、手法复位或者手术等。

2. 营养改善

老年人由于各种原因导致钙、磷的摄入不足，或者吸收不够，是发生骨质疏松症的重要原因。人体吸收的钙和磷除了达到一定的量还有一定的比例要求，营养学家认为，成人维持 1∶1 的钙、磷比例为宜。动物实验证明，钙、磷比值低于 1∶2 时，钙从骨钙中溶解和脱出增多，严重时导致骨质疏松症。影响钙、磷的吸收有诸多因素，如膳食中含钙、磷的水平，维生素 D 的水平，乳糖、蛋白质、氨基酸的水平等。另外，有些抗生素可增加钙的吸收，如青霉素等；甲状腺素、肾上腺皮质激素及其合成的同系物均不利于钙的吸收。而激素对维持钙的代谢也有相当重要的作用。这些都是平时摄食时应该注意的问题。

（二）现代西医治疗方法

1. 抑制骨吸收的药物

这类药物主要有雌激素、降钙素、双膦酸盐、选择性雌激素受体调节剂。主要是通过抑制破骨细胞形成或抑制破骨细胞的活性，从而抑制骨的吸收来减缓骨钙的丢失；但由于骨质疏松症患者通常都会钙吸收不足，若单独应用此类药物则可能造成低钙血症，因而通常都要求与钙及维生素 D 制剂，特别是活性维生素 D 制剂同时服用。

（1）雌激素：雌激素缺乏是绝经后妇女产生骨质疏松症的主要原因。因此，以雌激素治疗绝经后妇女的骨质疏松是特别合适的。此疗法对减少绝经后的快速骨丢失，降低骨折发生率，缓解骨质疏松症造成的疼痛，改善更年期症状均有肯定的效果。

1）尼乐雌醇：为合成的长效雌激素。

2）妊马雌酮（结合型雌激素）：主要成分之一是马烯雌酮，对绝经前期的妇女能迅速缓解因女性激素不足引起的各种症状。

3）替勃龙：集孕激素、雌激素和少量雄激素为一体，是一个"类促性腺"的甾体激素，主要用于更年期综合征、骨质疏松症等。其具体用法用量参照说明书。

雌激素补充治疗的主要适应证：绝经后骨质疏松症适用于有或无骨质疏松症患者；围绝经期伴有或不伴有骨量减少者；卵巢早衰或因各种原因切除卵巢者；老年妇女亦可给予适量雌激素制剂。

不宜或暂不宜使用雌激素制剂的主要情况有子宫内膜癌和乳腺癌患者；子宫内膜异位者；不明原因阴道出血者；活动性肝炎或其他肝病伴肝功能明显异常者；系统性红斑狼疮者；活动性血栓寒性病变者。

此外，为了减少雌激素的子宫内膜增生作用，降低剂量，增加抗骨质疏松疗效，最好使用雌激素、孕激素合剂（如复方尼尔雌醇片、尼尔雌醇/左炔诺孕酮比例0.5mg/0.15mg），或利维爱（具有雌激素、孕激素、雄激素的混合作用），或选择性雌激素受体调节剂（SERM）。研究结果显示，小剂量雌激素、孕激素可阻止骨质疏松症的发展，具有疗效确切、不良反应少、服用方便等优点。药物的联合治疗可获得更佳效果，但不良反应不一定降低，而且各种药物对骨转换率的强烈抑制也可能对骨的力学性能不利，因而药物联合治疗仍需慎重，不宜盲目地进行各种药物的联合治疗。如果可能，应尽量应用雌激素的喷雾制剂，这样可减少用量和不良反应，提高疗效。

雌激素替代疗法的监测：雌激素替代疗法常需长期使用，亦有主张终身使用，因而必须加强对疗效和不良反应的监测。主要监测内容包括定期进行妇科检查和乳腺检查；定期做 BMC 测量；定期做阴道 B 超，观察子宫内膜厚度变化，如子宫内膜＞5mm，应加用孕激素；反复阴道出血者宜减少用量或停药。

（2）降钙素：是在人和动物体内调节钙代谢的重要激素之一。它作用于破骨细胞，降低其活性和数量，从而抑制骨的吸收；抑制肾小管对钙、磷的重吸收；还能抑制疼痛介质的释放，有较好的止痛作用。主要适用于①高转换型骨质疏松症患者；②骨质疏松伴或不伴骨折（主要是脊椎压缩性骨折）者，其止痛效果好；③急性高钙血症或高钙血症危象者。现临床应用的有三种不同来源：人、猪和鳗鱼，常用的是降钙素、益钙宁、降钙素鼻喷剂。降钙素与钙剂、维生素 D 联合治疗 6 个月以上可以提高骨质疏松患者骨量从而降低骨折危险度。

（3）双膦酸盐：是一类新合成的化学药品，它能直接抑制破骨细胞的形成，从而抑制骨吸收；早期用于治疗以破骨细胞活性增加为特点的骨痛。如各种高钙血症及肿瘤引起的溶骨，近年来用于治疗骨质疏松症；对骨质疏松症引起的疼痛有较好的疗效，但持续使用可能会降低骨重构的能力，造成那些容易导致骨折的老化骨堆积，增加骨脆性，从而有诱发骨折的危险，故一般主张间断投药。常用的双膦酸盐：①依替膦酸钠，主要用于骨质疏松症、异位骨化，如佩吉特（Paget）病、变形性骨炎、肾结石、恶性高钙血症等；②阿仑膦酸盐，主要用于绝经后妇女的骨质疏松症；③伊本膦酸钠，用于治疗恶性肿瘤高钙血症及绝经后妇女的骨质疏松症；④利塞膦酸钠，预防和治疗绝经后妇女的骨质疏松症和 GC 诱导的骨质疏松症。

（4）选择性雌激素受体调节剂（SERM）：是一类人工合成的非激素制剂，可以与雌激素受体结合，选择性地作用于不同组织的雌激素受体，在不同的靶组织分别产生类雌激素或抗雌激素作用。雷洛昔芬（raloxifene）是第一个被批准用于预防和治疗绝经后骨质疏松症的 SERM。它对骨、脂肪代谢和脑组织具有雌激素激活作用，而对乳腺和子宫则具有雌激素拮抗作用。

2. 促进骨形成的药物

促进骨形成的药物主要有氟化物、硝酸镓、雄激素、依普拉封、甲状旁腺激素、细胞调控因子等，其机制主要是此类药物能刺激成骨细胞的活动，使新生骨组织及时矿化形成新骨，能降低骨脆性，增加 BMD 及骨量。但因骨形成需要大量的钙、磷等矿物质，故服用此类药物时最好加用钙剂及维生素 D 制剂。

（1）氟化物：是骨形成刺激剂，能直接促进成骨细胞增殖，促进骨质形成，增加骨小梁的骨量。但单用氟化物可引起骨矿化不会导致骨软化，故最好加用钙剂及维生素 D 制剂。大量摄入氟可引起机体的许多严重疾病，故须慎用。

老年性和绝经后骨质疏松症为氟化物的适应证。应用本药后可明显提高 BMC 值。消化性溃疡、胃炎、妊娠期、骨折未愈、肾功能不全和骨软化症患者禁用。目前用于临床的有氟化钠和一氟磷酸盐（特乐定），后者每片含一氟磷酸谷氨酰胺 134mg，葡萄糖酸钙 500mg，柠檬酸盐 500mg，每日 3 次，每次 1 片，口服。每片相当于含氟元素 5mg 和钙元素 150mg，宜于进餐时嚼碎后吞服。长期应用氟化物虽可增加 BMC，但骨的强度和骨的其他生物质量却下降，可能与氟化物结合到羟磷灰石结晶中有关。长期研究表明，单独应用氟化钠治疗不但不能减少骨折危险性，反可使骨折发生率增加，如果真有适应证，则应用小剂量，而且必须与其他骨吸收抑制剂联合应用。长期应用者要注意监测血氟水平，防止氟中毒。

（2）硝酸镓：可以进入骨代谢活跃区，抑制骨吸收，促进骨形成，使骨矿质含量增加，增加骨钙灰质，促进羟脯氨酸进入新骨胶原中，对骨的蛋白形成有促进作用；可用于骨质疏松症的防治。

（3）雄激素：可以刺激成骨细胞的增殖与分化，从而促进骨形成。

（4）甲状旁腺激素：对骨细胞的代谢发挥着重要作用，可以促进骨形成，减少骨吸收，增加骨强度。治疗时有数种方案可供选择：①单用PTH（或活性PTH片段，如$PTH_{1\sim8}$、$PTH_{1\sim31}$、$PTH_{1\sim34}$、$PTH_{1\sim36}$、$PTH_{1\sim38}$等），400～800U/d，给药1周至1个月或数月；②PTH加用钙剂、雌激素等。

（5）依普拉酮：能增加雌激素活性，从多方面促进骨形成。

3. 促进骨矿化药物

主要为钙剂和活性维生素D，是防治骨质疏松症的基础用药。钙制剂即人们常称的补钙剂，它常和维生素D联合应用，若单独补钙，则不利于吸收。

（1）钙剂：钙是构成人体骨骼的重要成分，人体中99%的钙都存在于骨髓和牙齿中。因此对骨质疏松症患者来说，补钙是必不可少的。不论何种骨质疏松症均应补充适量钙剂，足够的钙摄入是治疗各种钙丢失骨病的基础疗法。补充钙剂对老年性和绝经后骨质疏松症者尤为重要。不过，钙并不是补得越多越好，只要稍高于所需的量就可以了。据专家推荐，骨质疏松症患者每日钙摄入量应达到1000～1200mg。补钙最好的方法是食补。除有目的地增加饮食钙含量外，尚可补充碳酸钙、葡萄糖酸钙、柠檬酸钙等制剂。市场上多种钙制剂的元素钙均低于40%，钙含量并不比碳酸钙片优越（乳酸钙和葡萄糖酸钙分别含钙13%和9%）。如能改善钙剂的溶出度可望增加吸收率，而提高钙吸收率的最佳措施是同时补给维生素D。

（2）维生素D活性代谢物：维生素D类化合物是脂溶性甾醇，是一类参与钙、磷的内环境稳定和骨的矿化过程的物质。活性维生素D是一种骨代谢调节激素，可促进肠钙吸收，增加肾小管对钙的重吸收，升高血钙，抑制PTH分泌。在骨质疏松症患者中，尤其在老年性骨质疏松症患者中，常存在维生素D缺乏现象。目前主张用活性维生素D制剂，如$1\alpha,25-(OH)_2-D_3$或$1\alpha-(OH)_2-D_3$。然而骨质疏松症个体对维生素D的反应性主要与维生素D受体的基因类型有关（bb型疗效好，而BB型疗效较差）。目前，常用的维生素D类药物主要有维生素D_3、阿尔法骨化醇、骨化二醇、骨化三醇和双氢速甾醇等。维生素D_3本身并没有活性，必须经肝、肾代谢为骨化三醇后才能发挥作用，因而它只适合于肝、肾功能正常的人使用。骨化二醇主要用于治疗各种骨紊乱、代谢性骨病等。但因其必须经肾脏代谢，故特别适合于肾功能正常而肝功能完全丧失的患者使用。而对于老年骨质疏松症患者来说，则疗效一般不明显。

一般在补充适量钙剂的同时，补充维生素D 400U/d，如骨化三醇（钙三醇）、阿尔法骨化醇等。碳酸钙D_3片均为近年来推出的维生素D碳酸钙合剂，每日口服1～2片即可满足钙和维生素 D 的需要量。

钙剂的剂量在 1～2g/d，一般人均能长期服用而很少出现不良反应。在个别情况下，可见便秘、肠胀气等。过高的钙摄入量加重肾的排泄负担，在脱水、低血容量时可能导致高钙血症。在碱中毒时，过高的钙摄入量（如 6000mg/d）可引起肾钙盐沉着症，损害肾功能。

维生素 D 的蓄积中毒作用也是应该注意的。由于用药时间长，容易导致维生素 D 蓄积中毒的发生。维生素 D 中毒的主要表现是高钙血症和高尿钙症。高尿钙的出现是维生素 D 中毒的重要指征。因此，对长期服用维生素 D 药物的患者应经常监测其尿钙的排出量（正常值 200～300mg/d，女性应低于 200mg/d，男性低于 300mg/d）。对长期服用维生素 D 类药物的患者，还应控制其饮食中钙的摄入量（700～800mg/d），这样可有效防止钙在脏器中的沉着，尤其是心血管及肾脏的钙沉着。每日增加饮水量（每日 2 次以上），也可有效增加维生素 D 用药的安全性。

治疗时有数种方案可供选择：①单用 PTH（或活性 PTH 片段，如 $PTH_{1~84}$、$PTH_{1~31}$、$PTH_{1~34}$、$PTH_{1~36}$、$PTH_{1~38}$ 等），400～800U/d，给药 1 周至 1 个月或数月；②PTH 加用钙剂、雌激素等。

4. ADFR疗法

ADFR 分别代表的意思为 A（activation）为活化，即激活、增加骨细胞单位（BMU）；D（depress）为抑制，即抑制吸收期破骨细胞的活性；F（free）为自由期，即解除骨吸收，使骨原细胞形成，骨矿化作用加强；R（repeat）为重复，即重新启动另一个骨重建过程，并循环往复地进行。ADFR 的意义在于通过活化—抑制—解除—重复的过程，增加新骨，改善骨的质量。ADFR 疗法通常使用一定剂量的药物或激素作为激活剂，然后在骨吸收期给予骨吸收抑制剂（目的是降低破骨细胞的活性），在随后的自由期，除去任何对骨形成有影响的物质，使骨形成自然进行。当这样一个骨重建完成后，再使另一个同样的重建过程开始，最终目的是建立重建循环的正平衡，从而获得骨量的增加。其主要还是利用骨重建的机制完成的。ADFR 的实施有短循环法（＜3 个月）和长循环法（＞3 个月）2 种，常用药物为 1α-（OH）D。鳗鱼降钙素、二膦酸盐（如 EHDP）、生长激素和无机磷酸盐等。

（三）传统中医学辨证施治

骨质疏松症是临床难治病，中医药治疗本病的特色在于整体调理，补泻兼施，重在预防。因此，骨质疏松症的中医治则应以补肾为主，以阴阳为纲。针对病机采用补肾壮骨、益气健脾、疏肝解郁、活血化瘀等治疗原则。

1. 肾阳衰微型

症状：面色苍白或面黑、神疲、畏寒肢冷、下利清谷、五更泄泻、汗毛脱落、腰膝冷痛、手足麻木、遗精阳痿、多尿或尿失禁、牙齿松动、舌淡白体胖有齿痕、舌苔白、脉沉迟。

治则：温补肾阳兼养精血。

方药：右归饮加减。

2. 肝肾阴虚型

症状：遗精腰酸、两足痿弱麻木、发脱齿摇、烦热、咽干、潮热颧红、眩晕耳鸣甚则耳聋、双目畏光、视物昏花、发白、健忘、舌红苔少、脉弦细数。

治则：滋补肝肾。

方药：左归饮加减。

3. 脾气虚衰型

症状：腰髋无力，遇寒加重，纳呆，厌食，无力。腰膝酸软，甚则弯腰驼背，畏寒喜暖，食少便溏，舌淡胖，苔白滑，脉沉细。

治则：健脾益气。

方药：参苓白术散加减。

4. 气滞血瘀型

症状：局部肿痛青紫，凝滞强直挛缩，抽筋，肢体麻木，萎弱，指甲晦暗，舌质紫暗，脉细涩。

治则：活血化瘀。

方药：桃红四物汤加减。

常用的中成药：强骨胶囊、仙灵骨宝胶囊、密骨片、密骨胶囊等。常用的中药有肉苁蓉、何首乌、白术、紫河车、补骨脂、淮牛膝、菟丝子、煅龙骨、煅牡蛎、白菊花等，能有效地改善肾虚症状，缓解腰背疼痛，增加前臂尺桡骨的 BMD。

（四）其他疗法

其他疗法包括运动疗法和功能锻炼。运动疗法是通过肢体的运动和特殊的体育锻炼，来恢复机体整体功能和肢体功能的一种方法，亦称为医疗练功、体育疗法或练功疗法。其主要目的在于尽快提高和促进患者各种功能的恢复，加速疾病痊愈，在治病的同时也可增强意志，达到预防的效果。目前对运动负荷、体育活动影响骨量的报道很多，运动疗法已逐渐成为防治骨质疏松症的基本疗法之一。运动疗法要注意适应证和禁忌证。

五　预防及注意事项

（一）合理膳食

注意钙、磷的摄入适量户外运动，促进钙、磷吸收。

（二）纠正不良生活习惯，戒烟酒

研究认为，吸烟会增加骨质疏松风险，吸烟还会加快外源性雌激素代谢，减弱肾上腺雄激素向雌激素的外周转化。长期酗酒会增加发生骨质疏松的风险。原因可能与酒精直接抑制成骨细胞，以及性功能减退、活动相对减少和营养不良等因素有关。

（三）防止肥胖

肥胖对儿童和成年人的骨代谢有正性的有利作用，体重过重和肥胖者的 BMD 并不能达到同体重同年龄者的水平，相对于体重来说，这些人的 BMD 是降低的，而且常伴有儿童与成人期骨折发生率的升高。

（四）避免使用致骨质疏松药物

长期使用抗癫痫药物可引起骨代谢的各种异常，使血清 $1,25-(OH)_2D_3$ 下降，使 BMD 下降。一般酶诱导性药物较非酶诱导性药物更易使 BMD 下降。因此，服用这些药物者应定期监测 BMD 和血清维生素 D 水平，预防骨质疏松症的发生。

（五）早期诊断，早期治疗

骨质疏松症的早期诊断、早期治疗与预后密切相关，诊断治疗越早，预后也越好。因早期症状并不明显，故早期诊断有一定困难，很多患者都是在发生骨折后检查才发现的，并且研究表明一旦发生骨折，再骨折的概率也会增大。

（六）预防骨折

本病应该注意的是预防骨折的发生，特别是老年人，摔倒就有可能引起骨折。

第二节　学术研究特点、构想与设计

把中医药治疗骨质疏松症作为研究方向，还得从 1996 年笔者在北京积水潭医院进修学习时谈起。那一年 38 岁，虽已破格晋升为主任医师、教授，但笔者深深感到在专业知识和基本技能方面还存在很多不足，特别是现代骨科新技术更是刚刚入门，特别想看看外面的世界，开阔一下视野，于是走进了国内同行中公认的一流骨科专科医院——北京积水潭医院，以一个主治医师的身份在矫形外科做进修医生。在不到半年的短短时间里，系统学习和掌握了骨与关节疾病、脊柱疾病、小儿骨科疾病的常用手术术式与手术适应证，学会了髋、膝人工关节置换术，脊柱骨折、脱位及滑脱等现代骨科新技术。特别是在门诊跟随专家出诊时，遇到一位正在从事骨质疏松症研究的教授，请教了很多有关骨质疏松的基础与临床知识，尤其是在研究方法上更是茅塞顿开，并获得了部分有关骨质疏松症的研究文献和科研观察统计表，为后来开展骨质疏松症的临床与基础研究奠定了基础。

当时国内从事骨质疏松症应用基础研究的都是西医学者，中医医家大都是中医药治疗骨质疏松症的临床疗效报道，有关机制研究尚属凤毛麟角。随着人们寿命的延长，社会的老龄化，骨质疏松症患病率日益上升，给未来家庭及社会造成严重的负担。鉴于当时在西药中尚缺乏公认的、特效的防治骨质疏松症的药物，并存在化学合成制剂的种种弊端，故认为应该把注意力转向中药及其复方的开发利用上，利用祖国中医药独特优势及其"多途径、多靶点"的药理作用，深入开展中医药治疗骨质疏松症的临床疗效与作用机制研究一定有着很好的前景，也有着重要的经济效益和社会效益。

骨质疏松症属于中医学"骨痿""骨痹"等疾病的范畴，笔者认为本病病位在骨，与肾、脾、肝功能失调密切相关，以老年人高发，其发病机制主要为肾虚、脾虚、血瘀、肝郁，而临床上这些因素往往又兼夹为患，但以肾虚为其根本，治当固肾培元。基于骨质疏松症上述特点，首先开展了中药骨乐冲剂治疗老年性骨质疏松症的临床与实验研究，取得了初步成果，为后来更深层次地研究奠定了基础；并在观察中发现老年性骨质疏松症的患者多合并脊柱疼痛，认为是气虚血瘀所致，血瘀是在肾虚和脾虚基础上产生的病理产物，气虚无以推动血行，必成血瘀。血瘀阻滞经络，经络不通，不通则痛。因此，在原基础上，加以活血化瘀中药丹参、当归、红花、益母草，以活血祛瘀止痛；现代药理学认为还可改善微循环和血液流变学，并具有雌激素样作用，通过调节体内激素水平及其受体表达来治疗骨质疏松症。随后在国家自然科学基金项目及地方部门科研项目基金的资助下，学生孙贵才博士又先后开展了中药骨乐冲剂治疗骨质疏松症作用机制的蛋白组学、基因组学、转录组学等方面的深入研究。另外，随着饮酒已成为现代人的一种生活习惯，酒精性骨质疏松症的发病率也在不断上升，但酒精性骨质疏松症一直未得到足够重视，因此对于酒精性骨质疏松症的研究就显得极为必要。2003 年在国内较早地带领学生任树军博士开展了酒精性骨质疏松症的中医药防治研究，精选道地中药材经加工研制成中药复方骨疏康冲剂，经多年的临床疗效验证及初步的实验动物研究，取得了满意效果。

一　骨乐冲剂治疗老年性骨质疏松症的临床与实验研究

（一）研究背景

骨质疏松症是由于骨吸收与骨形成失耦联而致骨量丢失和骨组织微结构破坏为特

征，从而导致骨脆性增加和容易发生骨折的全身性骨病。随着人们寿命的延长和社会的老龄化，骨质疏松症患病率日益上升。美国骨质疏松症患者已达 1000 万人，另有约 1800万人为可疑骨质疏松症患者。仅在美国和欧洲，每年约有超过 230 万因骨质疏松症引起骨折的患者，医疗费用高达 230 亿美元以上。我国在国家"95"攻关课题"中国部分地区老年人群骨质疏松症流行病学研究"报告中指出：目前我国 40 岁以上人群骨质疏松症的发生率为 16.1%，60 岁以上人群为 22.6%，80 岁以上人群为 50%。因骨质疏松症引发的骨痛严重影响了老年人的身心健康，骨质疏松症及其并发症骨折给家庭及社会造成巨大经济损失。鉴于当时在西药中尚缺乏公认的、特效的防治骨质疏松症的药物，并存在化学合成制剂的种种弊端。中医学在治疗骨质疏松症方面具有独特的优势，利用中医学的独特理论及中药的"多成分、多途径、多靶点"的药理作用，深入开展中医药治疗骨质疏松症的临床疗效与作用机制研究一定有着很好的前景，为临床提供一种生物活性高、疗效满意、不良反应少的治疗骨质疏松症的中药制剂，也有着较大的经济效益和社会效益。本课题立题于 1996 年 6 月。

（二）研究基础

随着人口老龄化、人类寿命延长，该病已成为影响人类健康的第四类疾病，因此，该病已越来越受到临床医生的重视。中医药治疗骨质疏松症的临床研究表明，中药补肾益精法治疗本病已取得良好的疗效。与西医治疗方法比较有如下优点：一是既可以抑制骨吸收，又能促进骨生成的双向整体调节作用；二是可避免激素替代疗法可能导致的乳腺癌、宫颈癌等不良反应。

中药对骨质疏松症的调节作用机制是多方面的：①直接促进成骨细胞增殖，类激素样作用；②升高体内激素水平；③抑制破骨细胞生成，加强肾羟化酶系统，使 $1,25-(OH)_2D_3$ 的合成增加，促进肠黏膜对钙、磷离子的吸收；④调节体内环境微量元素的平衡，使骨结构力学特征得以加强等。

临床辨证分型意见尚不统一，有学者将原发性骨质疏松症分为①平人骨痿型（无明显临床症状，体检时检出）：治以补骨填精，调补脾胃；②肾虚瘀滞型（因骨质疏松而发生骨折）：早期以活血化瘀为主，中后期以补气养血、强骨壮筋为主；③脾肾阳虚型：治以温补脾肾，强腰壮骨；④肝肾阴虚型：治以滋补肝肾，生髓壮骨。亦有学者将骨质疏松分为①肾虚骨痿型：治以补肾壮骨；②肾虚血瘀型：治以补肾壮骨，化瘀通络。还有学者对老年类风湿关节炎所致的骨质疏松分为脾肾阳虚型、肾虚血瘀型、脾肾阳虚型、肝肾阴虚型。其中，对肾虚血瘀型老年性骨质疏松症的研究越来越引起重视。李书琴等采用中医药治疗绝经后骨质疏松症，纳入 197 例绝经后骨质疏松症患者，随机分为 3 组，分别给予中药骨疏康冲剂、碳酸钙及安慰剂，对比观察疗效，结果表明：骨疏康能增加体内雌激素水平，抑制骨吸收，甚至可以提高 BMD，能有效防治绝经后骨质疏松症；张广美等用仙骨宁冲剂治疗绝经后原发性骨质疏松症 50 例，并与 30 例尼尔雌醇对照组进行比较，结果表明仙骨宁冲剂能够降低绝经后原发性骨质疏松症尿钙和尿羟脯氨酸，能调节雌二醇的水平，防止骨的丢失，与尼尔雌醇组比较效果略优或接近，但无尼尔雌醇的不良反应。张越林等采用中医药治疗老年性骨质疏松症，将研究对象随机分为 TPF 治疗组（胎盘粉、阿胶、鸡内金）及补钙对照组，每组 60 例，结果表明 TPF 组 BMD 明显上升，而对照组补钙后 BMD 无明显变化；同时 TPF 组用药后 PTH 明显下降，用药后 24 小时尿 Ca^{2+} 排除明显减少。朱庸代结合现代医学技术，采用中西医结合的方法治疗老年性骨质疏松症，取得了满意的疗效。纳入 60 例老年性骨质疏松症患者开展了临床观察，随机分为西药组（维生素 C、牡蛎碳酸钙咀嚼片）和中西医结合组（牡蛎碳酸钙咀嚼片、维生素 C、六味地黄丸），每疗程 3 个月，4 个疗程后结果显示：西药组显效 2 例，占 6.7%，有效 10 例，占 33.3%，总有效率达 40.0%；中西医结合组显效 8 例，占 26.7%，有效 14 例，占 46.7%，总有效率达 73.3%，两组差异有显著性（$P < 0.05$）。叶安娜用补肾壮骨汤（杜仲、熟地黄各 15g，骨碎补、枸杞子、淫羊藿、党参各 12g，甘草 6g，山茱萸 10g，三七末 13g）加服碳酸钙维生素 D_3 片，治疗老年性骨质疏松症 31 例，总有效率为 96.8%；而口服碳酸钙维生素 D_3 片的对照组总有效率为 86.2%；中药加钙剂组显效率和总有效率均优于对照组（$P < 0.05$）。上述研究结果证明中医药疗法或中西医结合疗法治疗老年性骨质疏松症能有效提高骨钙含量及 BMD，与西药比较，改善临床症状明显，可以优势互补。王健智等制备卵巢切除后骨质疏松症大鼠模型，研究坚骨颗粒对骨代谢和大鼠股骨材料和结构力学的影响。发现中药坚骨颗粒能抑制骨质吸收，维持 BMD，增加骨的韧性，从而提高动物骨骼抵抗外力冲击的能力。

（三）提出科学问题

由于中药的"多成分、多途径、多靶点"的药理作用，中医学在治疗骨质疏松症方面具有独特的优势。开展中药骨乐冲剂治疗老年性骨质疏松临床应用多年，取得了满意疗效，与西药相比，对疼痛的缓解作用显著；骨质疏松是以骨吸收与骨形成失耦联而致骨量丢失和骨组织微结构破坏为特征，中药骨乐冲剂对骨质疏松症的哪个病理缓解有调节作用；影响哪些参与骨代谢物质和骨组织形态学改变等目前还不清楚，有待进一步研究。

（四）研究思路及目标

运用中医"肾主骨"理论与现代医学技术相结合，充分发挥中医药优势，通过基础与临床多项指标观察，对老年性骨质疏松症进行了较全面系统的研究。在动物实验中，用去卵巢大鼠作为骨质疏松模型，分别用骨乐冲剂和尼尔雌醇对其进行对照治疗。观察治疗前后的尿羟脯氨酸，肌酐，血清钙、磷、血钙浓度，碱性、酸性磷酸酶活性，骨质钙、磷，BMD，骨形态计量学和细胞凋亡方面变化情况。临床观察老年性骨质疏松症 200 例，随机分成治疗组和对照组，分别采用骨乐冲剂和盖中盖制剂进行对比治疗，重点观察症状改善情况，特别对疼痛的缓解作用；同时，对比观察阻止骨量丢失方面的优势，以揭示中药骨乐冲剂治疗老年性骨质疏松症的作用机制，为补肾生髓辅以益气活血这一独特方法防治老年性骨质疏松症的有效性、科学性提供理论依据。

（五）骨乐冲剂组成、功效及配伍分析

1. 组成及功效

（1）组成：肉苁蓉 30g，龟板 25g，山药 25g，骨碎补 20g，丹参 20g，黄芪 25g。

（2）功效：补肾生髓、益气活血。

2. 配伍分析

骨乐冲剂方中以山药、肉苁蓉、骨碎补、龟板为主药，以补肾益精、强筋壮骨，辅以丹参、黄芪以益气活血止痛，共奏主治腰背酸痛、足膝酸软之功效。方中肉苁蓉甘咸而润，补肾阳，益精血，养命门而滋肾气；龟板咸寒，滋肾益阴健骨；两者合用补阳益阴，治肾虚精亏共为君药。骨碎补性温，补肾助阳以助肉苁蓉，且具有活血之功；山药甘平功专于补，生用尤能强肾、益阴、固精以助龟板，两药同为臣药。肾为一身元气之根本，肾虚日久必致他脏气虚，故以甘而微温之黄芪大补脾肺之气。阳气虚衰，血失温煦推动可致血行瘀滞，故配以丹参通行血脉，活血祛瘀。丹参配伍黄芪益气活血，令气旺血行，瘀祛通脉，共为佐使药。本方的配伍特点是滋阴壮阳共济，益气活血兼施，标本兼治，治本为主，诸药合用，虚者得补，瘀者得祛。

3. 药物制备

按传统方法煎煮（第一次加 10 倍水、1.5 小时；第二次加 8 倍水、1 小时），提取液浓缩，乙醇沉淀，取液体后回收乙醇，再浓缩至每毫升含生药 5~6g。

（六）关键技术及解决的关键科学问题

（1）对观察对象选用公认的诊断标准、纳入标准、排除标准。

（2）凋亡破骨细胞以贴近骨小梁、大而多者为计数标准。

（3）细胞凋亡率可以反映细胞寿命长短和具有活性细胞个数的多少，通过检测成骨细胞与破骨细胞凋亡率可以直接反映成骨和破骨活动的耦联状况。

（七）特色与创新点

（1）根据老年生理病理特点，以往传统中医对老年性骨质疏松多采用单纯补肾生髓壮骨之法，但在临床实践中发现，因骨质疏松症引发的骨痛较为多见，严重地影响了老年人的身心健康，故认为骨质疏松症引发的骨痛是气虚血瘀所致，气虚无以推动血行，必成血瘀而阻滞经络，经络不通，不通则痛。因此，在原方的基础上，加以活血化瘀中药以活血祛瘀止痛，取得了满意效果，据此在国内较早地提出了补肾生髓加益气活血治疗老年性骨质疏松症这一独特方法。

（2）把检测成骨细胞与破骨细胞凋亡率作为探讨中药治疗骨质疏松症作用机制的重要指标，更能反映骨质疏松症作用机制的实质。

（3）利用中医学的独特理论及中药的多成分、多途径、多靶点的药理作用，发挥中医学在治疗骨质疏松症方面具有的独特优势，本研究将为临床治疗骨质疏松症提供一种生物活性高、疗效满意、不良反应少的理想中药制剂。

二　中药复方治疗酒精性骨质疏松症的临床与实验研究

酒精性骨质疏松症（alcohol-induced osteoporosis，AOP）是指由于长期过度饮酒引起骨量减少，骨的微观结构退化为特征，致使骨的脆性增加及易于发生骨折的一种全身性骨骼疾病，属于继发性骨质疏松症，是临床常见的酒精性骨病（酒精性骨质疏松和酒精性股骨头坏死）之一。其患者均有长期的过度饮酒史，骨关节疼痛、驼背、BMD 降低，易骨折、骨折不易愈合，伴有慢性酒精中毒的症状，如肢体远端麻木、疼痛和无力，步态不稳，肢体震颤，烦躁易怒，口渴饮后不解，记忆力减退，反应迟钝等。酒精性骨质疏松症一直尚未得到足够重视，因此对于酒精性骨质疏松症的研究就显得极为必要。酒精性骨质疏松症属于中医学"骨痿""骨痹""酒病"等疾病的范畴，认为本病病位在骨，与肾、脾、肝功能失调密切相关。

（一）研究背景

饮酒已成为现代人的一种生活习惯，多数研究表明，适量饮酒能增加 BMD，过量饮酒会加速骨量丢失，引起骨质疏松。然而对于适量和过量的剂量界定，目前却没有统一的标准，其原因是酒精饮料品种的多样性和各地区饮酒水平的差异；个体、年龄、性别、遗传等因素的影响；酒精对于不同组织的损害有不同的敏感剂量范围等。目前，国内外治疗酒精性骨质疏松症的研究多集中在植物提取物雌激素—异黄酮类物质上，如葛根素、大豆异黄酮、染木异黄酮等，其中一些国外已可以人工合成。研究表明异黄酮类物质既具能治疗酒精成瘾性，解除戒断症状，减轻酒精毒性，又有类似雌激素的作用，并可通过多种途径作用于成骨细胞，提高骨量，增加 BMD，降低骨质疏松性骨折的风险，正在成为治疗酒精性骨质疏松的重要药物，但其作用机制还不是很清楚。中医学在治疗酒精性骨质疏松方面，具有独特的优势，利用中医学的独特理论及中药多成分、多途径、多靶点的药理作用，对治疗酒精性骨质疏松症有着可喜的前景，而国内外关于酒精性骨质疏松症的辨证论治和中药及复方的研究和利用，文献报道尚少，是酒精性骨质疏松症防治的崭新研究方向，因此，中药制剂越来越受到人们的青睐。总之，从中西医结合的角度来看，研究酒精性骨质疏松症是未来的必然发展趋势。

（二）研究基础

酒精性骨质疏松症属于继发性骨质疏松症。其发病机制为长期过量的酒精摄入通过各种途径影响成骨与破骨的平衡，使成骨减少而破骨增加，导致骨量减少。多数学者认为，酒精以抑制成骨活动为主，促进破骨活动为次。另外，过度饮酒者往往伴有全身蛋白质的代谢障碍，肝功能障碍，内分泌功能障碍，这些均可直接或间接影响骨髓基质干细胞、成骨细胞和破骨细胞，或直接加剧酒精对骨合成与修复的抑制，促进骨吸收导致骨质疏松的发生。酒精性骨质疏松症的主要病理变化是骨基质和骨矿物质含量的减少，表现为骨皮质变薄。酒精能够改变成骨细胞膜的流动性，长期酗酒者的成骨细胞作用明显缺失，类骨质形成参数降低并同时伴随着骨矿化率的降低和矿化面积的减少，结果导致骨形成率降低和骨小梁厚度下降。由于骨皮质变薄及骨小梁的体积变小和数量减少，使骨髓腔明显扩大，并常被脂肪组织所填充。流行病学研究，Laitinen 等选择 27 名白人男性酗酒者（31～61 岁）和 100 名健康非酗酒白人男性（31～61 岁，对照组），测量了腰椎、股骨颈、沃德三角、大转子 BMD，发现酗酒者每个部位的 BMD 均较不饮酒者显著降低，且随酗酒持续时间的增加而差异更为显著。男性 20～80 岁过度饮酒导致 BMD 降低已得到证实，而戒酒一定时间后 BMD 有望恢复至接近正常水平。因此，其认为在长期饮酒后戒酒对骨骼系统状况的恢复是必要和有益的。长期大量摄入酒精导致人体骨质疏松包括骨量丢失、BMD 降低、骨脆性增加等，显著增加骨折风险。统计资料显示，增加了髋部、脊柱、股骨、腕部、肋骨、前臂远端等全身多处发生骨折的风险。而目前，与非饮酒者相比，过度饮酒者的骨修复能力差，骨折不易愈合，并发症增加，治疗难度增加，死亡率也增加。因此，探索治疗酒精性骨质疏松症的有效途径是目前医学界亟待解决的课题之一。

迄今尚缺乏公认的、特效的防治酒精性骨质疏松症的药物，一般主张在戒酒的基础上注意补充钙剂和适量维生素 D。目前抗骨质疏松药物可分为两大类：骨吸收抑制剂如雌激素、降钙素、二膦酸盐、钙、维生素 D、同化类固醇；骨形成刺激剂如氟化物、PTH、骨生长因子等。虽然从理论上讲，现有的抗骨吸收剂可增加丢失的骨量，但这种增加比较微小，而且也比较短暂，至多维持 1～2 年。促骨形成剂氟化物长期应用可导致骨硬化，骨脆性及骨折发生率增加。鉴于化学合成制剂的种种弊端，越来越多的人把注意力转向中药及其复方的开发利用，利用祖国中医药独特优势及其多途径、多靶点的药理作用，对治疗酒精性骨质疏松有着可喜的前景。

笔者经多年对酒精性骨质疏松症的潜心研究，研制出治疗酒精性骨质疏松的纯中药制剂。笔者认为酒精性骨质疏松症病位在骨，与肾、脾、肝等密切相关，肾虚血瘀、痰湿瘀阻、气阴两亏为其主要病机，补肾健脾、活血化瘀、利湿化痰是治疗酒精性骨质疏松症的主要治则，观察其对酒精性骨质疏松症的防治作用。通过临床初步观察，疗效满意，能有效地解除患者的痛苦，提高患者的生活质量。

（三）提出科学问题

过度饮酒可干扰骨代谢，抑制骨形成，促进骨吸收，最终引起酒精性骨质疏松，使骨折发生的危险性也显著增加，甚至引起酒精性骨坏死等酒精性骨病，是当今世界范围内一个重要的公共卫生问题。但该问题尚未得到足够重视，因此，对于酒精性骨质疏松的研究就显得极为必要。大量研究表明，长期大量摄入酒精导致人体骨质疏松包括骨量丢失、BMD 降低、骨脆性增加等；迄今尚缺乏公认的、特效的防治酒精性骨质疏松症的药物及良好方案。

药物治疗酒精性骨质疏松尚无公认的良好方案，参照原发性骨质疏松症和激素性骨质疏松症的治疗方案，但因疗效不肯定，使其应用受到一定的限制。迄今尚缺乏公认的、特效的防治酒精性骨质疏松症的药物。因此，探索治疗酒精性骨质疏松症的有效途径是目前医学界亟待解决的课题之一。骨疏康冲剂经多年的临床疗效验证及初步的实验动物研究，取得了满意效果，能有效地解除患者的痛苦，提高患者的生活质量，但其作用机制是否与控制骨量丢失、BMD 降低，减少骨脆性有关，有待进一步的研究。

（四）研究思路与目标

骨疏康冲剂经临床验证，疗效确切，值得进一步深入研究和探讨。通过酒精灌胃构建酒精性骨质疏松大鼠模型，运用组织影像学、组织病理学及现代分子生物学方法，观察骨疏康冲剂对骨钙素（BGP）、肿瘤坏死因子（TNF-α）、维生素 D 受体（VDR）mRNA 表达的影响，运用血生化学检测观察对血清钙、磷、碱性磷酸酶（AKP）、血脂的影响，探讨中药复方骨疏康冲剂对酒精性骨质疏松症的治疗作用机制。本研究成果将对改善人类健康、提高生活质量、减轻患者痛苦具有重要的意义。

（五）骨疏康冲剂组成、功效及配伍分析

1. 组成及功效

（1）组成：熟地黄、骨碎补、山药、山萸肉、茯苓、白术、泽泻、丹皮、丹参、川芎、红花、葛根、葛花、枳椇子、牛膝、土鳖虫等。

（2）功效：补肾健脾、活血化瘀、利湿化痰。

2. 配伍分析

以"肾主骨生髓"理论为指导，结合"脾肾相关论""血瘀论"等，针对酒精性骨质疏松症的病机特点，精选道地中药材精制而成。方中熟地黄、骨碎补、山药、山萸肉为君药，补肾壮骨、填精生髓，补先天之本为君；茯苓、白术、泽泻为臣药，健脾益气、利湿化痰，培补后天生化之源以充肾精为臣。川芎、红花、葛根、丹参、丹皮、牛膝合为佐药，解酒毒、凉血活血、行气通络、化瘀止痛。葛花、枳椇子、土鳖虫等为使药，补肾利尿祛痰湿，葛花、枳椇子为解酒之良药。综观全方，配伍紧密，标本兼顾，具有补肾健脾、活血化瘀、利湿化痰之功效。

（六）关键技术及解决的关键科学问题

（1）中药复方骨疏康冲剂的工艺制备。

（2）酒精性骨质疏松症大鼠模型的建立。

（3）实验大鼠模型建立成功后注意正确的取材部位及方法。

（4）明确中药复方骨疏康冲剂从整体、器官、细胞、分子等多环节对骨吸收-骨形成间耦联的影响。

（5）明确对模型大鼠骨钙素（BGP）、TNF-α、维生素 D 受体（VDR）mRNA 表达的影响。

（七）特色及创新点

（1）发挥祖国中医药独特优势及其多途径、多靶点的药理作用优势，开展中药治疗酒精性骨质疏松的临床疗效及作用机制研究。

（2）从整体、器官、细胞、分子等多环节影响骨吸收-骨形成间耦联作为切入点，寻找中药治疗酒精性骨质疏松的作用"靶点"。

三 骨乐冲剂干预活化 T 细胞对三种状态下破骨细胞调节机制的研究

（一）研究背景

针对破骨细胞探索无毒性反应、高特异性、高效率的抑制剂是目前热点问题之一，基因治疗因为针对破骨细胞分化、激活和凋亡的各环节进行靶向性调控，利用基因载体将调控因子导入靶细胞内，阻断细胞因子的活性，逐渐成为最佳选择。RNAi（RNA interference, RNAi）技术，在基因表达调控中发挥了重要作用，其发现者获得 2006 年诺贝尔医学奖。RNAi 已成为哺乳动物基因功能研究的重要方法，利用慢病毒载体介导 RNAi 技术是功能基因组研究的又一突破，由慢病毒改建而来的载体系统以其高效而稳定的基因转移效率成为近年来研究者们的常用选择。它可以转染分裂缓慢及处于分裂终末期的细胞，对破骨细胞非常适用，而且可以在宿主细胞中得到长期而稳定的表达，转染成功率达 90% 以上。慢病毒载体介导 RNAi 能提供一种经济、快捷、高效的抑制基因表达的技术手段，而且有可能在基因功能测定和基因治疗等方面开辟一条新思路。

以往开展骨质疏松发病机制的研究时，多采用动物或体外培养的破骨细胞作为实验对象。采用动物，因体内微环境复杂，很难说清作用机制，而体外培养的破骨细胞受影响小，作用机制清楚，但与体内有一定差别，因在体内受许多因素影响，特别是成骨细胞对其分化、功能有重要影响，而与成骨细胞共同培养的破骨细胞既受环境影响小，又接近生物体内环境，故本实验采用这三种状态下的破骨细胞对 NFAT 的调节机制进行全面深入的研究，同时也有利于抗骨质疏松药物的筛选与全面评价。

（二）研究基础

新近研究结果显示，在骨质疏松骨微环境中，成骨细胞（osteoblast，OB）与破骨细胞（osteoclast，OC）之间存在成骨细胞-破骨细胞耦联关系。成骨细胞产生的破骨细胞分化因子（osteoclast differentiation factor，ODF）与破骨细胞表面的受体（receptor activator of NF-κB，RANK）结合，可促进破骨细胞分化、成熟和活化，而成骨细胞分泌的破骨细胞生成抑制因子（osteoclastogenesis inhibitory factor，OCIF）作为一种假活性受体，又可竞争性地与 ODF 结合，从而拮抗后者的刺激作用。任何因素引起的破骨细胞数量增多或过度功能活跃都可以使破骨细胞的功能表现亢进，成骨细胞-破骨细胞耦联的平衡向破骨细胞倾斜，骨吸收超过骨形成，骨重建在总体上处于负平衡，则使骨质丢失、骨结构破坏和力学性能下降。

破骨细胞来源于单核—巨噬细胞系统造血细胞谱系，在其发育和分化过程中，活化 T 细胞核因子（NFAT）起到了关键性调节作用，Ishida 等在体外实验中证实，NFAT 是破骨细胞发育的重要调节因子。应用小鼠 RAW264 细胞研究体外破骨细胞发育过程中的基因表达，细胞培养 4 天后，TRAP 阳性的多核细胞已布满培养皿；在 8 个时间点上的微点阵探针共发现了 635 个基因，在 106 个早期诱导基因中，包括 NFAT 在内的 4 个基因被识别，这些基因的高表达能有效诱导破骨细胞的成熟和分化；当介入一种抗 NFAT2 基因时，NFAT2 的表达受抑制，多核细胞的形成也被明显阻止了。Ikeda 等研究也证实，在破骨细胞发育和分化过程中，NF-κB 的受体激活剂（RANK）/TNF 联结因子 6 配体（TRAF6）信号系统活化了 NFAT 的作用。首先，NF-κB 的受体激活剂 RANKL 的作用导致了 RAW264 细胞中 NFAT 的核定位；其次，RANKL 的作用或 TRAF6 的高表达正向调节了 NFAT 的转录活性，RANKL 通过 TRAF6 和 CaN 激活 NFAT 家族的活性，从而促进破骨细胞发育和分化，而 NFAT 促进破骨细胞发育和分化的机制尚不清楚。

传统中医学认为，"肾者主蛰，封藏之本，精之处也。腰者，肾之府"；亦云："肾藏精，精生髓，髓生骨，故骨者肾之所合也；髓者，肾精所生也，精足则髓足。髓在骨内，髓足则骨强。"肾藏精，而精能生髓，髓藏于肾中，骨赖髓以充养，所以有"肾主骨"理论，展示了精髓充足，则骨骼坚固有力的指导思想。据此，历代医家多采用补益肝肾和益骨生髓的方法来治疗骨科疾病。骨乐冲剂作为补肾益髓的代表方剂，临床疗效良好，前期研究表明骨乐冲剂能促进骨质疏松破骨细胞的凋亡，并能提高成骨细胞的活性，可以促使成骨细胞-破骨细胞耦联向成骨方向转化，从而增加骨容积，达到治疗骨质疏松的目的。

（三）提出科学问题

临床上应用补肾益髓中药骨乐冲剂治疗骨质疏松获得了良好的疗效，但骨乐冲剂通过何种机制抑制破骨细胞，调节成骨细胞-破骨细胞耦联关系而达到抗骨吸收的作用尚不清。

（四）研究思路与目标

本课题联合应用 RNA 干扰技术和重组慢病毒技术，研究决定破骨细胞分化与功能的关键基因靶点 NFAT 表达的变化，分别在单纯破骨细胞、破骨细胞与成骨细胞共育体、生物体内三种状态上，从分子水平阐明 NFAT 调节破骨细胞发育和功能的机制，以及补肾益髓中药抗骨吸收的作用机制和效应环节，为骨乐冲剂防治以破骨细胞相对或者绝对亢进为病理基础的骨代谢疾病从多种角度提供依据，为筛选治疗骨质疏松症的药物提供作用靶点和数据，特别为骨质疏松症椎体的局部治疗提供新的治疗思路，同时根据三种状态的比较，为进一步研究破骨细胞发育、分化、功能应用哪种状态的破骨细胞提供理论依据。

（五）骨乐冲剂组成、功效及配伍分析

骨乐冲剂组成、功效及配伍分析详见本章第二节"一"。

（六）关键技术及解决的关键科学问题

1. RNAi慢病毒构建的相关技术

构建携带大鼠关键基因 shRNA 结构慢病毒时，要根据已知基因的 mRNA 全序列设计 siRNA，如何有效地筛选出高效的片段，如何制备并鉴定出在细胞内持续表达目的 shRNA 的重组慢病毒的浓度，是 RNAi 慢病毒构建的技术难点。

2. 骨组织切片原位杂交的相关技术

如何有效地制备可用于原位杂交的脱钙骨切片，以获得满意的结果，是原位杂交的技术难点。实际操作中，对标本的采集、固定、骨组织脱钙、包埋都有严格的要求。另外，蛋白酶浓度和消化时间对杂交反应的结果也至关重要，尤其是骨切片，如果消化不充分，靶核酸未能得到充分暴露，就会影响杂交信号的表达，但过度消化，会失去杂交信号，甚至会使组织脱片。因此，解决原位杂交方法在骨组织切片上应用的技术难点，是获得骨标本原位杂交检测满意结果的关键。

3. 骨组织中破骨细胞RNA的提取

骨组织的主要成分为钙盐，骨细胞含量极少，且均嵌于沉积钙中，而数量较少的破骨细胞分散于骨组织间隙，要得到纯化的破骨细胞比较困难。常规方法对骨进行脱钙，又往往会造成细胞 RNA 的破坏。本实验参考李丁等报道的方法，用较大量的骨组织标本，通过冻融使骨小梁断裂、骨组织脆化，便于骨标本的粉碎，再用高速离散器将骨组织粉碎，使绝大部分细胞暴露出来。操作时整个系统处在低温环境下，防止 RNA 酶作用。

4. 成骨细胞和破骨细胞共育体的建立

在成骨细胞和破骨细胞共育时，由于成骨细胞的生长优势，在 3～5 天成骨细胞就会形成单层覆盖，破骨细胞大量消失，不利于长期的研究。本实验采用多次冲洗，反复选择后，可得到纯化很高的破骨细胞样细胞，特别是破骨细胞和成骨细胞以一定的比例培养，且两种细胞面对面接触，不但模仿了体内的微环境，且利于观察两种细胞的变化，

能够形成一个较稳定的体系。

5. 关键数据的处理

从大鼠、体外培养的破骨细胞与成骨细胞共育的破骨细胞中，以及在模型组、骨乐冲剂治疗组和慢病毒组中，检测关键基因表达差异的数据，并进行严格的后期鉴定，是整个实验的核心。

（七）特色与创新点

1. 特色

（1）本项目采用 RNAi 技术和慢病毒载体重组技术，深入探讨骨乐冲剂防治骨质疏松的分子机制，从基因水平阐明骨乐冲剂通过抑制破骨细胞达到治疗骨质疏松症的机制及作用途径，为临床开展骨质疏松症的中药治疗及新药的研制开发提供分子生物学研究依据。

（2）本项目具备了基因治疗疾病的准确靶向性，体现了基因对疾病发生、发展的决定作用，揭示中药作用途径，并说明骨乐冲剂早期防治骨质疏松的分子基因机制。

（3）独创性地采用基因调控机制，揭示骨乐冲剂抑制破骨细胞防治骨质疏松，说明骨乐冲剂通过抑制破骨细胞的形成和成熟破骨细胞的骨吸收功能来达到治疗骨质疏松症的目的。

（4）首次应用慢病毒和 RNAi 局部注射技术，探讨骨质疏松症椎体中破骨细胞的分化和功能的调节机制，为椎体的局部治疗提供理论依据或新的治疗方法。

（5）首次在生物体、破骨细胞单体、成骨细胞与破骨细胞共育体三种状态下探讨破骨细胞分化及功能的调节机制，更全面地了解补肾中药防治骨质疏松的作用机制，并为研究以破骨细胞相对或绝对亢进为病理基础的疾病提供理想的研究平台。

（6）通过破骨细胞单体、成骨细胞与破骨细胞共育体两种状态结果的对比，可进一步阐明成骨细胞抑制破骨细胞形成、分化的生物学机制及补肾中药的作用机制。

2. 创新点

（1）骨质疏松症是临床常见的疾病，现缺少疗效确切、毒性反应少的药物，十多年临床证明骨乐冲剂治疗骨质疏松症疗效确切，不良反应少，在前期研究中笔者发现骨乐冲剂能增加骨质疏松的骨量，促进破骨细胞凋亡，刺激成骨细胞增殖分化，使成骨细胞活性增强，促进骨形成。本研究利用慢病毒和 RNAi 技术并特异性地抑制破骨细胞的分化、功能基因，从分子基因水平研究骨乐冲剂防治骨质疏松的分子机制。

（2）新的作用途径：本项目所针对的药物靶点 NFAT 是破骨细胞分化和骨吸收功能的关键基因。因此，以 NFAT 为靶点设计的骨吸收 siRNA 具有高效、高特异性。为探索无毒性反应的骨乐冲剂的疗法提供有力支撑，尝试从分子机制，为临床骨乐冲剂治疗由于破骨细胞功能亢进所导致的骨质疏松提供理论依据。

（3）创新的实验设计：本项目的三部分环环相扣，组成完整课题；同时，其中每一步都可能单独获得新的有重要价值的发现和成果。如笔者筛选的骨吸收 siRNA 慢病毒还有可能用于防治由于骨吸收过度造成的其他疾病如类风湿关节炎等。

（4）新的技术，前瞻性强：利用 RNA 干扰技术研究骨质疏松疾病，探讨骨质疏松病理的分子机制，寻找与骨质疏松发病相关的关键基因，提出治疗骨质疏松的基因疗法。

随着人们对 RNAi 原理的了解和其应用范围的扩大，这一技术已经突破了基础研究的范围，向着应用迈进。它在疾病治疗领域的初期研究已经显示，这一技术由于其自身的优势必将成为药物设计的新的增长点。相对于传统的新药研制来说，RNAi 技术有很多优点：针对性强，针对治病基因；特异性好，无须知道蛋白的三维结构，无须筛选大量的候选化合物；它是利用哺乳动物自身的防御系统治疗疾病；作用时间长，机体有 RNAi 放大的机制。

本项目开创性地用慢病毒联合 RNAi 技术，揭示骨乐冲剂抗骨吸收分子机制，可以说具有很强的前瞻性，将为中医药治疗学提供新的思路。

四 中药调控 mTOR 信号通路影响骨质疏松发病动态平衡中细胞自噬与凋亡相互调节作用的研究

（一）研究背景

目前临床应用的传统有效的治疗骨质疏松症的药物多数存在低耐受性、临床药效不稳定等缺点，并且一些药物已被报道有其他脏器的毒性反应，这些不足和局限性使得目前治疗骨质疏松症西药的临床应用受到限制。因此找到安全有效、机制明确、质量可控的理想治疗骨质疏松症药物是所有治疗骨质疏松症研究的目标。

历代医家多依据"肾主骨"，精髓充足，则骨骼坚固有力之理论，采用补益肝肾和益骨生髓的方法来治疗骨科疾病。骨乐冲剂作为补肾益髓的代表方剂，临床疗效良好，笔者的前期研究表明骨乐冲剂能促进骨质疏松破骨细胞的凋亡，并能提高成骨细胞的活性，可以促使成骨细胞-破骨细胞耦联向成骨方向转化，从而增加骨容积，达到治疗骨质疏松的目的。但是由于中药本身多组分、多靶点、方剂配伍规律的复杂特性，上述研究远没有完全阐明中药治疗骨质疏松症的机制，因此笔者将从新的视角来研究骨质疏松中成骨细胞和破骨细胞自噬与凋亡相互调节的作用机制，以此研究中药治疗骨质疏松症的作用机制。本课题立题于 2016 年 3 月。

（二）研究基础

最近研究发现，细胞自噬既能够影响成骨细胞增殖与活性，又能影响破骨细胞的活性和功能。Deselm 等在研究自噬与破骨细胞之间关系时，将能够表达 Atg5、Atg7、Atg4b 和 LC3 的大鼠基因敲除，结果发现破骨细胞缺失 Atg5 基因时其分化程度并不受影响，而包膜上皱褶缘形成却发生改变，最终表现为骨质吸收减少，进而导致骨体积增加，且在缺失 Atg7 基因的破骨细胞上也得到相似结果。以上结果提示破骨细胞自噬可能成为一些骨量丢失疾病的新的作用靶点。有研究发现，在成骨细胞分化的过程中自噬被激活。一项全基因组关联分析发现不同自噬相关基因表达与 BMD 相关，但自噬在其中是有益作用还是不利作用没有明确的结论。

破骨细胞凋亡即程序性死亡，凋亡对维持破骨细胞群的大小和骨组织自身平衡至关重要。生理状态下破骨细胞的消失不是由于继续分化、迁移或再循环，而是由于凋亡。破骨细胞是完成骨吸收过程的主要细胞，破骨细胞凋亡与骨转换进程密切相关，细胞凋亡过早，骨吸收的深度过浅，不能有效去除损伤的骨组织，而细胞凋亡过晚，则骨吸收深度过深，造成 BMD 下降和骨微结构的破坏，两者均可导致骨质疏松。

过度自噬可以导致细胞凋亡而轻度自噬有利于保护细胞，自噬对维持细胞稳态具有重要作用。成骨细胞自噬过程调节骨形成，自噬激动剂西罗莫司可以促进成骨细胞的分化。哺乳动物西罗莫司靶蛋白（mammalian target of rapamycin，mTOR）是一种丝/苏氨酸蛋白激酶，在细胞生长、增殖、分化、细胞周期调控等多个方面起到重要作用，其相关的信号通路复杂且涉及面广泛。目前普遍认为，mTOR 是调节细胞生长、增殖、凋亡、存活和自噬等上游信号转导通路的汇合点，mTOR 通路已经被证明在破骨细胞分化中起到了重要作用，同时也促进成骨细胞分化。mTOR 激酶复合体在结构和功能上有两种不同的形式：一种是与 raptor（regulatoiy-associated protein of mTOR）蛋白结合形成的对西罗莫司极度敏感的 mTORCl 复合体；另一种是与 rictor（rapamycin-insensitive companion of mTOR）蛋白结合形成的对西罗莫司不敏感的 mTORC2 复合体。mTORCl 主要调节细胞生长、凋亡和自噬，而 mTORC2 则主要与细胞存活和细胞骨架的重组有关。因此，在调控自噬方面 mTORCl 起主要的作用，且活化的 mTORCl 在调节自噬时起负调节作用。而在胰岛素、生长因子等条件刺激下，胞膜上的相应受体激活 I 型磷脂酰肌醇三磷酸激酶（Class IPI3K），PIP 被磷酸化为 PIP3，PIP3 再与细胞内的信号蛋白 AKT 结合，并在磷酸肌醇依赖性蛋白激酶 1（PDK1）的协同作用下激活 AKT。而复合物 TSC1/2 蛋白位于 Class I PI3K/Akt 途径的下游，活化的 AKT 磷酸化为 TSC2 后，使复合物解离从而激活 mTOR，细胞自噬受到抑制。同时研究发现，大鼠腹腔注射西罗莫司后，大鼠骨组织中破骨细胞数目减少，骨吸收程度降低，这表明破骨细胞自噬水平的提高对破骨细胞的活性和分化起到负向调节作用。

丁亦含等提出自噬与凋亡可通过 mTOR 相互影响，但是这一作用并不确定，在不同的条件下自噬与凋亡的相互作用不尽相同，而 mTOR 对自噬的抑制作用相对明确，因此这种不确定性可能与 mTOR 和凋亡的关系有关。在骨质疏松发病动态平衡中细胞自噬与凋亡相互调节中 mTOR 信号通路的作用机制尚不明了。

目前临床应用的传统有效的治疗骨质疏松症多数存在低耐受性，临床药效不稳定等缺点，并且一些药物已被报道有其他脏器的毒性反应，这些不足和局限性使得目前治疗骨质疏松症西药的临床应用受到限制。所以找到安全有效、机制明确、质量可控的理想治疗骨质疏松症药物是所有治疗骨质疏松症研究的目标。

因此，中药治疗骨质疏松症的研究就显得更有意义。《黄帝内经》云："肾者主蛰，封藏之本，精之处也。腰者，肾之府"；《医经精义》亦云："肾藏精，精生髓，髓生骨，故骨者肾之所合也；髓者，肾精所生也，精足则髓足。髓在骨内，髓足则骨强。"肾藏精，而精能生髓，髓藏于肾中，骨赖髓以充养，所以《素问·宣明五气》篇说："肾主骨。"精髓充足，则骨骼坚固有力。根据此理论，历代医家多采用补益肝肾和益骨生髓的方法来治疗骨科疾病。骨乐冲剂作为补肾益髓的代表方剂，临床疗效良好，前期研究表明骨乐冲剂能促进骨质疏松破骨细胞的凋亡，并能提高成骨细胞的活性，可以促使成骨细胞-破骨细胞耦联向成骨方向转化，从而增加骨容积，达到治疗骨质疏松的目的。

（三）提出科学问题

在以往的临床和实验研究中发现骨乐冲剂能明显改善骨质疏松患者的 BMD，在 VOX 大鼠实验中发现骨乐冲剂可以改善骨平衡增加骨量防止骨流失。在体外实验发现骨乐冲剂可以抑制破骨细胞相关受体（osteoclast-associated receptor，OSCAR）、活化 T 细胞核因子 C1（nuclear factor of activated T cells C1，NFATC1）基因的表达，从而抑制破骨细胞的分化，减少破骨细胞骨吸收，促进成骨细胞分化，提高成骨细胞骨保护素（OPG）和 NF-κB 受体活化因子配体（RANKL）的表达。

但是由于中药本身多组分、多靶点，方剂配伍规律的复杂特性，上述研究远没有完全阐明中药治疗骨质疏松症的机制，因此我们将从新的视角来研究骨质疏松中成骨细胞和破骨细胞自噬与凋亡相互调节的作用机制，以此研究中药治疗骨质疏松症的作用机制。在前期工作的基础上，我们认为 mTOR 信号通路在成骨细胞和破骨细胞自噬与凋亡相互调节中起到关键的作用，本研究为了证实这一假说，联合应用 RNA 干扰技术和重组慢病毒技术，分别在破骨细胞、成骨细胞、破骨细胞与成骨细胞共育体、生物体内四种状态上，从分子水平阐明 mTOR 信号通路对骨质疏松发病动态平衡中细胞自噬与凋亡相互调节的影响及补肾益髓中药抗骨吸收的作用机制和效应环节，为筛选治疗骨质疏松症的药物提供作用靶点和数据。

（四）研究思路与目标

本项目是在 RNA 干扰靶向抑制关键功能基因 mRNA 表达即转录后抑制，以防治以骨质疏松发病动态平衡中细胞自噬与凋亡相互调节失衡为病理基础的骨代谢疾病为研究工作基础上的深入和继续，以往的补肾益髓中药骨乐冲剂对去势大鼠 BMD 及破骨细胞和成骨细胞影响的研究发现，骨乐冲剂可以有效改善 BMD 及成骨细胞活性，并能抑制破骨细胞分化。在此基础上，要进一步考虑研究骨乐冲剂对骨环境中细胞自噬与凋亡相互调节的影响。

为了探索骨乐冲剂抗骨吸收的分子机制，进一步阐明在自噬与凋亡相互调节状态下对破骨细胞的影响，以及防治骨代谢疾病的内在机制与作用环节，本课题针对破骨细胞自噬与凋亡相互调节引发的骨代谢异常引起的骨质疏松进行研究。我们针对大鼠 mTOR 基因，采用慢病毒介导的 RNA 干扰（RNAi）技术，进行了靶基因转录后水平的特异性抑制及过表达研究，观察同期骨乐冲剂作用后的分子表达情况。尝试为临床上补肾益髓中药治疗骨吸收疾病提供理论依据，并制备一种通过 RNAi 下调 mTORC1 表达和上调 mTORC1 的生物抑制剂。

（五）骨乐冲剂组成、功效及配伍分析

骨乐冲剂组成、功效及配伍分析详见本章第二节"一"。

（六）关键技术及解决的关键科学问题

（1）求证细胞自噬与凋亡相互调节在骨质疏松发病中的机制。

（2）自噬具有双向作用，轻度自噬保护细胞，过高自噬会导致细胞凋亡，补肾益髓中药骨乐冲剂具有双向调节作用保护骨内环境，因此本课题要解决的一个关键问题就是确定骨乐冲剂对细胞自噬与凋亡调控的适度性。

（3）通过补肾益髓中药骨乐冲剂对 mTOR 信号通路的调节，为中医药治疗骨质疏松及骨代谢类疾病开辟新的、有效的方法及药物提供理论依据，并填补国内此类研究空白，为同类研究提供实验依据。

（4）构建携带大鼠关键基因 shRNA 结构慢病毒的相关技术问题：掌握病毒干扰体细胞时间，准确计算病毒给药剂量与浓度。

（5）数据分析，筛选出可靠、有效的数据：从大鼠、体外培养的破骨细胞、成骨细胞，与共育中培养的成骨细胞、破骨细胞中，以及在模型组、骨乐冲剂治疗组和慢病毒组中，检测关键基因表达差异的数据，并进行严格的后期鉴定，是整个实验的核心。

（七）特色与创新点

1. 特色

（1）本项目采用 RNAi 技术和慢病毒载体重组技术，深入探讨补肾益髓中药骨乐冲剂防治骨质疏松的分子机制，从基因水平阐明补肾益髓中药通过 mTOR 信号通路对骨质疏松发病动态平衡中细胞自噬与凋亡调节治疗骨质疏松症的机制及作用途径，为临床开展骨质疏松症的中药治疗及新药的研制开发提供分子生物学研究依据。

（2）本项目具备了基因治疗疾病的准确靶向性，体现了基因对疾病发生、发展的决定作用，揭示中药作用途径，并从中医药的理论出发证明补肾益髓中药调整骨质疏松发病动态平衡中细胞自噬与凋亡。

（3）独创性地采用基因调控机制，揭示补肾益髓中药通过 mTOR 信号通路对骨质疏松发病动态平衡中细胞自噬与凋亡调节来达到本着阴阳互根的原则治疗骨质疏松症的目的。

（4）首次应用慢病毒和 RNAi 局部注射技术，探讨骨质疏松症椎体中细胞自噬与凋亡相互调节机制，为椎体的局部治疗提供理论依据或新的治疗方法。

（5）首次在生物体内、破骨细胞、成骨细胞、破骨细胞与成骨细胞共育体四种状态下探讨骨质疏松发病动态平衡中细胞自噬与凋亡相互调节机制，更全面地了解补肾益髓中药防治骨质疏松的作用机制，本实验体现中医治疗的整体观念、标本兼治，并为研究以细胞自噬与凋亡相互调节失衡所致的骨代谢类病理基础疾病提供理想研究平台。

（6）通过成骨细胞、破骨细胞、成骨细胞与破骨细胞共育体、生物体内四种状态结果的对比，可进一步阐明成骨细胞与破骨细胞之间的关系，以及动平衡中细胞的生物学机制及补肾益髓中药的作用机制。

2. 创新点

（1）骨质疏松症是临床常见的疾病，现缺少疗效确切、毒性反应少的药物，十多年临床研究证明，骨乐冲剂治疗骨质疏松症疗效确切，不良反应少，在前期研究中我们发现骨乐冲剂能增加骨质疏松的骨量，促进破骨细胞凋亡，刺激成骨细胞增殖分化，使成骨细胞活性增强，促进骨形成。本研究利用慢病毒和 RNAi 技术并特异性地抑制和过表达 mTOR 来调整骨质疏松发病过程中细胞自噬与凋亡相互调节，从分子基因水平研究骨乐冲剂防治骨质疏松的分子机制。

（2）新的作用途径：本项目所针对的药物靶点 mTOR 是细胞自噬与凋亡相互调节的关键基因。因此，以 mTOR 为靶点设计的 siRNA 具有高效、高特异性。为探索补肾益髓疗法提供有力支撑，并为研究以细胞自噬与凋亡相互调节失衡所致的骨代谢类病理基础疾病提供理论依据。

（3）创新的实验设计：本项目的各部分环环相扣，组成完整课题；同时，其中每一步都可能单独获得新的有重要价值的发现和成果，如筛选的骨吸收 siRNA 慢病毒还有可能用于防治由于骨吸收过度造成的其他疾病，如类风湿关节炎等。

（4）新的技术，前瞻性强：利用 RNA 干扰技术研究骨质疏松疾病，探讨骨质疏松病理的分子机制，寻找与骨质疏松发病相关的关键基因，提出治疗骨质疏松的基因疗法。

随着人们对 RNAi 原理的了解和其应用范围的扩大，这一技术已经突破了基础研究的范围，向着应用迈进。它在疾病治疗领域的初期研究已经显示，这一技术由于其自身的优势必将成为药物设计的新的增长点。相对于传统的新药研制来说，RNAi 技术有很多优点：针对性强，针对治病基因；特异性好，无须知道蛋白的三维结构，无须筛选大量的候选化合物；它是利用哺乳动物自身的防御系统治疗疾病；作用时间长，机体有 RNAi 放大的机制。

本项目开创性地用慢病毒联合 RNAi 技术，揭示补肾益髓中药通过调整骨内环境来达到阴阳互根的原则治疗骨质疏松症的目的，以及调整骨质疏松发病过程中细胞自噬与凋亡相互调节机制，可以说具有很强的前瞻性，将为中医药治疗学提供新的思路。

第三节 研究进展及成果分析

一 骨乐冲剂治疗老年性骨质疏松症的研究进展

（一）相关研究进展

从检索的文献中看出，还有诸多学者开展了大量的动物实验研究。陈大忠用骨活胶囊干预骨质疏松大鼠模型进行实验研究，骨活胶囊由当归、黄芪、续断、白芍、桃仁等多味中药组成，具有活血养血、舒经活络之功效，研究结果表明，血清钙、磷含量及 BMD 值明显提高，并有耐疲劳作用。陶有略等观察补肾中药复方黔岭藿合剂（黔岭藿、刺五加、杜仲、黄芪、丹参等）对去卵巢大鼠骨质疏松模型的作用，发现该药可改善实验大鼠骨丢失状态，认为复方黔岭藿合剂的作用机制，可能是通过兴奋垂体-肾上腺轴或性腺轴的功能来实现的。李澎涛等观察了益髓胶囊（丹参、淫羊藿、杜仲、黄芪、没药等）对老年大鼠骨质形态及相关功能的影响，发现该药通过益气活血作用改善微循环灌注，从而对骨营养产生积极的影响，可抑制骨的丢失。金慰芳等应用 MTT 法、对硝基苯磷酸盐法及茜素红染色法观察补肾中药 HU-ECS 对体外培养成骨细胞的增殖、ALP 的表达及矿化结节形成的影响，结果证明，HU-ECS 具有刺激体外培养成骨细胞增殖的作用，提高 ALP 活性及矿化结节的数量，从细胞水平为补肾中药治疗骨质疏松症提供了有力的证据。薛延等试验表明卵巢切除组大鼠骨粘连蛋白（HO）mRNA 表达降低，而服用骨疏康组无明显变化，进一步从分子水平上证实了中药骨疏康冲剂对骨质疏松症的疗效。马书等通过中药饲养去卵巢大鼠的方法，比较骨碎补、锁阳、淫羊藿和狗脊四种补肾中药对骨质疏松的疗效，观察指标为骨计量学参数，结果表明，骨碎补组和淫羊藿组的骨小梁体积占全部骨组织体积百分比明显增加；锁阳组和狗脊组增加不显著。

（二）研究方法

1. 动物实验

（1）动物分组：取 40 只 3 月龄 Wistar 雌性大鼠，体重（180±11）g，随机分成 I、II、III、IV四组，每组 30 只。

Ⅰ组：为假性切除卵巢对照组（空白组）。在 2%戊巴比妥钠（40mg/kg）麻醉下，行腹侧入路，双侧卵巢提出腹腔（不切除），然后放回原位，缝合切口，第 2 天开始，每日两次，每次 2mg 蒸馏水灌胃。

Ⅱ组：为单纯切除卵巢对照组（模型组）。在 2%戊巴比妥钠（40mg/kg）麻醉下，行腹侧入路，双侧卵巢切除，关腹，每日两次，每次 2mg 蒸馏水灌胃。

Ⅲ组：为切除卵巢后西药对照组同Ⅱ组切除卵巢后第 2 天开始，尼尔雌醇灌胃，每周两次，每次 0.2mg；未灌药期间每日两次，每次 2mg 蒸馏水灌胃。

Ⅳ组：为切除卵巢后中药组。同Ⅱ组切除卵巢后第 2 天开始用骨乐冲剂灌胃，每日两次，每次 2mg。

所有动物均在黑龙江中医药大学第一附属医院骨科实验室同等条件下饲养 3 个月，自由摄食（饲料由本院动物实验中心提供），灌药剂量通过体表面积换算确定。

（2）取材与检测

1）实验室检测

A. 尿羟脯氨酸（HYP）、肌肝（Cr）的测定

取材：各组大鼠空腹 12 小时后置入代谢笼收集 24 小时尿，置于试管中备用。

方法：使用黑龙江中医药大学附属一院化验室提供的日本产 7020-全自动生化分析仪检测肌酐，另一份尿样 2mL 加入 6mmol HCl 3mL，125℃烤箱水解 5 小时，取出冷却后取 2mL 加入试管中，再加 1mL 氯氨-T 溶液，室温 20 分钟，再加过氯酸溶液 1mL，5 分钟后加入 10%对二甲基甲醛 1mL，在 60℃水浴中保温 20 分钟，显色，冷却后置入自动分光光度计比色（最大吸收波长 560～564nm）测定尿羟脯氨酸含量。

B. 血清钙、磷浓度，碱性磷酸酶、酸性磷酸酶活性、骨钙素测定

取材：各组大鼠实验末（12 周）经眼球摘除法取血后处死。每只大鼠约取 4mL 血置于一次性试管中（不加抗凝剂），静置半小时后，用离心机离心（4000r/min），然后取血清约 2mL 分为两份待检。

方法：检测血清中的钙、磷浓度和血清碱性磷酸酶活性、血清酸性磷酸酶活性；测定血钙素浓度。

2）骨质钙、磷的测定：处死大鼠后，取每只大鼠右股骨，去除软组织并烘干至恒重，酸溶法将骨全部溶解，无离子水等倍稀释后，用等离子光谱分析仪（ICPQ-100 日本产）测钙、磷含量，并计算出每克骨干中的钙、磷相对含量（mg/g）。

3）骨密质测定

A. 样本：处死大鼠后，取每只大鼠腰椎，去除周围软组织。

B. 仪器测定：XR-36 双能 X 线骨密度检测仪测定 BMD，由中国医科大学第二附属医院骨密度室提供，精密度＜2%。

4）骨形态计量学测定

A. 方法：各组大鼠于处死（12 周末）前 8 天和 2 天分 2 次腹腔注射盐酸四环素水溶液（20mg/kg）行荧光标记。垂手，取右胫骨上 1/3 段，去除软组织并磨去前后侧皮质，

155

固定于 70%乙醇，Villaueva 染液浸染 72 小时，依次梯度乙醇脱水脱脂后甲基丙烯酸甲酯包埋。用 Leitz1516 切片机制备 5μm 和 9μm 纵向不脱骨标本，显微镜分别用目镜内装 A100 单方格网格尺和直线测微尺的 OLYMPUS-CHA 及 Nikon 荧光显微镜，在 400 倍视野下参照 Frost 和 Wronski 的方法进行形态学计量，测定面积为 $16mm^2$。

B. 主要选用参数：骨小梁表面平均宽度（MTPT）是骨小梁两侧面之间的平均距离；骨小梁表面百分比（TBS%）是骨小梁表面占测量总表面的百分比；骨小梁吸收表面百分比（TRS%）是不规则、凹凸不平的骨小梁表面占骨小梁表面百分比；活性生成表面百分比（AFS%）是有荧光标记带的骨小梁表面占骨小梁表面的百分比。

5）细胞凋亡的检测（采用原位 DNA 末端标记法）：取大鼠左胫骨上端松质骨部脱钙，石蜡切片，切成 5μm 厚度，多聚赖氨酸涂片制成标本片，进行 TUNEL 操作（哈尔滨医科大学克山病研究所完成）。①石蜡切片：二甲苯脱蜡 2 次，5 分/次。②水化：100%乙醇 1 次，5 分/次；95%乙醇 1 次，5 分/次；70%乙醇 1 次，3 分/次；PBS 洗 2 次，5 分/次。③加蛋白酶 K20μg/mL，10～15 分钟，PBS 洗 2 次，5 分/次。④灭活内源性酶 3% H_2O_2 室温，PBS 洗 2 次，5 分/次。⑤加 TUNEL 反应液，37℃温盒 1 小时加塑料盖板。⑥PBS 洗 3 次，5 分/次。⑦加 POD，温盒 37℃，30 分钟加盖板。⑧PBS 洗 3 次，5 分/次。⑨加 DAB 底物（辣根过氧化物酶标记抗体荧光素抗体），镜下观察，室温 10 分钟。⑩水冲洗，复染，脱水，透明封片。

选用参数：成骨细胞与破骨细胞凋亡计分标准，在 20×10 倍光镜下观察，选用网格目镜计数，每片选 30 个视野计数，凋亡成骨细胞以贴近骨小梁，呈柱形，立方形细胞为有效计数细胞，凋亡破骨细胞以贴近骨小梁、大而多核者为计数标准。

凋亡计分方法：在一个视野内，有效计数细胞 0～3 个计 0 分；4～10 个计 1 分；11～20 个计 2 分；21～30 个计 3 分；31～40 个计 4 分；41 个以上计 5 分。

每组计分=（片$_1$+片$_2$+片$_3$+……+片$_{10}$）

同样计数标准，对成骨细胞与破骨细胞（不含凋亡细胞）进行记分，计算凋亡细胞占细胞总数的百分比（凋亡率）。

（3）统计方法：以上各组参数均以均值加减标准差（$\bar{x} \pm s$）表示，各组进行方差分析，方差齐行 Norman kerls 组间比较，方差不齐进行秩和检验，其中骨钙素、细胞凋亡选择多样本两两比较的秩和检验。

2. 临床研究

（1）临床资料：观察病例为门诊患者，共 200 例，男 61 例，女 139 例，为 1996 年 10 月至 1997 年 10 月收治的患者，符合肾虚型骨质疏松的诊断标准，并严格掌握排除病例标准，随机分为治疗组和对照组，其中治疗组 140 例，男 42 例，女 98 例，平均年龄（59±6）岁，女性患者绝经年龄（47±4）岁，绝经时间（12.5±7）年。其中子宫及附件切除者 20 例，有骨折病史者 250 例（股骨颈 10 例，腰椎压缩性骨折 30 例，前臂远端骨折 10 例）。从两组年龄、性别、病程、病情、病例来源分布情况看，两组间比较，P 值均大于 0.05，无显著性差异，具有可比性。

（2）病例选择标准

1）老年性骨质疏松症的诊断：按 1982 年 WHO 制定的标准，即低于正常对照组骨矿密度（BMD）均值减去两倍标准差，除外其他代谢性骨病即可诊断。

2）肾虚症诊断标准：见表 3-1。

表 3-1　肾虚症诊断标准

证据	望诊、脉诊	问证	
		主要症状	次要症状
肾气虚	面色㿠白 舌淡胖、苔白 脉细弱	腰膝酸软 疲倦乏力	夜尿频（或尿后余沥）、自汗、气短、 耳鸣（或耳聋）、发脱或变白、 健忘、齿摇、性欲减退
肾阴虚	两颧潮红 舌红少苔 脉细数	腰膝酸软 五心烦热	头晕耳鸣、盗汗、口干咽燥、 便秘、发脱或变白、健忘、 齿摇、性欲减退
肾阳虚	面目虚浮 舌淡胖而润、苔白 两脉沉弱	腰膝酸软 畏寒肢冷	夜尿频、精神不振、气短而喘、 大便溏薄、发脱或变白、健忘、 齿摇、性欲减退

注：各型肾虚必备主要症状两项，次要症状中任意三项和望诊中的一项

3）纳入标准：①凡西医诊断为骨质疏松症而中医辨证属肾虚证者可纳入观察病例；②停服各种治疗本病药物两周以上者；③各组观察对象在职业、年龄、病情、生活条件、健康状况、治疗前各项指标等方面大体相同，统计学处理：$P > 0.05$，具有可比性。

4）病例排除标准：①年龄 < 40 岁者；②患有严重心、脑、肝、肾疾病者；③由内分泌疾病、代谢性疾病及某些药物等因素造成的继发性骨质疏松症者；④排除骨软化症、骨髓病、骨转移病者。

（3）观察方法

1）符合纳入观察病例，随机双盲法分为治疗组（140 例）和对照组（60 例）。

2）药物及疗程：①治疗组，骨乐冲剂 12g，每日 2 次，口服。②对照组，钙中钙 9g，每日 3 次，口服。2 个月为 1 个疗程，根据病情可用 1~3 个疗程。

3）观察指标：定期观察患者症状改善情况，对比治疗前后骨密度、血清碱性磷酸酶的变化。

4）临床见证评价标准：①显著改善，5 项疼痛指标和 2 项体征中，所有疼痛均减轻或消失；②改善，2/3 的指标减轻或消失；③一般改善，1/3 的指标减轻或消失；④无改善，病情较前无变化或变化指标低于 1/3。

（三）结果分析与讨论

1. 骨乐冲剂防治骨质疏松症的多因素作用

（1）生化方面：尿羟脯氨酸是组成人体骨胶原蛋白的主要氨基酸，骨吸收后不再参

加骨合成，其尿中排出量与骨吸收呈正相关。HYP/Cr 不受饮食因素影响，更加灵敏可靠。骨钙素（BGP）又称为骨 Gla 蛋白。骨钙素主要由新生的成骨细胞合成并释放入血的，骨钙素测定数量的高低直接反映成骨细胞的活性，骨钙素还可促进骨基质的成熟。血中骨钙素水平与骨形成呈明显正相关。通过实验发现模型组的血清中碱性磷酸酶、骨钙素浓度和酸性磷酸酶、HYP/Cr 含量均比空白组明显高（$P < 0.05$），说明大鼠摘除卵巢后骨形成速度与骨吸收速度都明显增加，也就是说此型为高转换型骨质疏松。骨转换越快，骨丧失越快，这是绝经后骨质疏松的一个重要病理特点。通过骨乐冲剂治疗后骨钙素、HYP/Cr 指标都有明显下降，说明骨乐冲剂可抑制雌激素缺乏下过高的骨转换，恢复骨再建过程的平衡，此与尼尔雌醇作用一致。血钙、血磷变化受多种因素影响，故各组均无显著性变化，提示不能反映体内骨代谢情况。

（2）骨质钙、磷、骨矿含量及 BMD 方面：钙在骨中的主要作用是维持峰值骨量，其含量直接反映骨量。模型组的骨钙含量较空白组的含量明显高（$P < 0.05$），说明大鼠去卵巢之后，骨量大量丧失。骨乐冲剂治疗组及尼尔雌醇治疗组的骨钙、BMD 均明显高于模型组（$P < 0.05$），且两组无显著性差异，反映骨乐冲剂能抑制绝经后骨量的丢失。骨磷含量四组均无明显著性差异，说明其不能反映骨代谢情况。大量报道证实，妇女绝经之后，腰椎部位松质骨骨量的变化较明显。所以用腰椎骨测量 BMD 和骨矿含量（BMC）。其中 BMD 是诊断骨质疏松最重要的指标。通过实验证实骨乐冲剂与尼尔雌醇一样均能明显抑制去卵巢大鼠腰椎 BMD 和 BMC 的降低，防止骨质疏松的产生。

（3）骨形态计量学方面：骨质疏松的主要病理过程是骨小梁逐渐萎缩、变细，造成松质骨小梁减少、断裂，使成骨细胞与破骨细胞的骨单位发生紊乱。这在造模组的骨小梁表面百分比明显低于空白对照组可以得到证实。位于骨表面的成骨细胞系通过影响破骨细胞的形成和破骨细胞、成骨细胞群中的衬里成骨细胞，分布于成人骨的表面，通过细胞收缩暴露骨表面，或降解被覆于骨表面的未骨化的基质两种方式激活和调节破骨细胞的骨吸收。其分泌的胶原酶及纤维蛋白酶原激活剂均可降解非骨化的骨基质，甲状旁腺素与其他骨吸收激素可增加蛋白激酶及减少其酶的抑制物的合成，增强破骨细胞活性，使吸收过程加快，吸收陷窝加深。造模组骨小梁吸收表面百分比（TRS%）高出空白组 2 倍多，而骨乐冲剂组 TRS 明显低于造模组（可见骨乐冲剂组吸收陷窝数明显低于造模组），说明骨乐冲剂具有抑制破骨细胞活性的作用，或与影响甲状旁腺素与其他骨吸收激素有关。骨吸收增加，骨小梁变细。造模组 MTRT 低于雌激素组与骨乐冲剂组，造模组的骨小梁微小骨折发生基础，由此可解释为何骨质疏松患者骨脆性增加，骨发生骨折等并发症。骨乐冲剂组 AFS% 高于造模组 12%，高出雌激素组 7%，说明骨乐冲剂不但能够提高成骨细胞活性，且增加成骨骨量，疗效在这方面要优于雌激素。

（4）对细胞凋亡的影响：骨的代谢平衡不仅与成骨细胞和破骨细胞活性有关，还与其数量和寿命有关。目前尚未明确成骨细胞作用于破骨细胞而改变其功能的信使物质，推测在激素作用下，成骨细胞产生可溶性物质或第二信使物质直接作用于破骨细胞，刺激其活性，或者成骨细胞产生某种基质或胞膜结合因子刺激其活性。其他主要的破骨细胞活性因子如降钙素、前列腺素则直接作用于破骨细胞，抑制其活性。但影响破骨细胞活性的因素常常难以与影响破骨细胞形成的因素截然分开来。而破骨细胞的寿命是影响骨质吸收的重要因素,成骨细胞与破骨细胞的寿命取决于其形成与细胞凋亡的间隔长短,多种因素、多个途径均可导致其 Apoptosis 的发生。凋亡的重要特征是它导致细胞的清除而不诱发炎症反应。它是控制生物体发育的一个主要力量,是细胞数目精细调节的一个主要机制。在形态上,Apoptosis S 初期,细胞失去了与周围组织的联系,细胞核破裂、破坏,细胞膜表面形成大的水泡状物,细胞呈现空泡状,最后裂解成许多有膜包被的颗粒称为 Apoptosis 小体,被周围邻近细胞吞噬；在生化方面,特殊的 DNA 降解为寡聚小体,凝胶电泳显示"梯子状"带纹即"Ladder"。Apoptosis 的特征性表面进一步表明它和传统的细胞死亡方式——坏死（necrosis）完全不同。区别凋亡与坏死对研究骨细胞的凋亡有重要作用。随着检测技术的发展,Wijsman 应用原位 DNA 末端标记法检测凋亡细胞获得成功。原理为石蜡包埋的切片组织用蛋白酶消化后在 DNA 聚合酶的作用下将生物素标记的核苷酸原位掺入 DNA 缺口,再用辣根酶标记抗生素蛋白抗体作用后,经 DAB 显色可使凋亡的细胞着染,从而可以计算凋亡率。细胞凋亡率越高,说明单位细胞数内凋亡细胞越多,细胞寿命缩短,具有活性的细胞个数越少。通过实验观察到骨乐冲剂较造模组成骨细胞凋亡率低,但较空白组高,提示骨乐冲剂可能具有延长成骨细胞寿命的作用,但正常体内雌激素起的作用更大。凋亡破骨细胞在造模组要明显低于空白组,其与造模组 IL-6 水平较高、破骨细胞寿命较长有关。骨乐冲剂组破骨细胞凋亡率较造模组高,表明其能诱导破骨细胞凋亡,降低其细胞的数目。

综上所述，骨乐冲剂不但能够抑制绝经后过高的骨转换，恢复骨再建过程的平衡，而且能抑制雌激素缺乏状态下过高的骨转换，恢复骨再建过程的平衡，而且能提高成骨细胞活性，增加其数目与寿命，通过抑制破骨细胞活性诱导其凋亡而减少其数目与寿命，达到重新调定成骨细胞与破骨细胞在骨代谢中的耦联关系，使骨代谢向正平衡转化，骨量维持在较高水平。骨乐冲剂在增加骨量的同时，恢复骨小梁的结构，降低骨折的发生率，达到标本兼治的功效。

2. 骨乐冲剂防治骨质疏松症的中医学理论基础

中医学认为肾生髓长骨，主要是通过肾对精的调控而起作用。人体骨骼发育生长受肾精支配，其衰老退化也是受肾精调节，人至 40～50 岁以后，肾精亏虚，肾虚日久必致瘀。"气为血之帅，血为气之母"，血和气有必然的联系，气虚血瘀相互影响。故本病证候乃因肾精亏虚，气虚血瘀所致。肾精不足为本，气虚血瘀为标。根据治病求本、标本兼治的原则，确立补肾生髓、益气活血的治法。骨乐冲剂方中以山药、肉苁蓉、骨碎补、龟板为主药，以补肾益精，强筋壮骨，辅以丹参、黄芪以益气活血止痛，共奏主治腰背酸痛、足膝酸软之功效。方中肉苁蓉甘咸而润，补肾阳，益精血，养命门而滋肾气；龟板咸寒，滋肾益阴健骨；两者合用补阳益阴，治肾虚精亏共为君药。骨碎补性温，补肾助阳以助肉苁蓉，且具有活血之功；山药甘平功专于补，生用尤能强肾益阴固精以助龟板，两药同为臣药。肾为一身元气之根本，肾虚日久必致他脏气虚，故以甘而微温之黄芪大补脾肺之气。阳气虚衰，血失温煦推动可致血行瘀滞，故配以丹参通行血脉，活血祛瘀。丹参配伍黄芪益气活血，令气旺血行，瘀祛通脉，共为佐使药。本方的配伍特点是滋阴壮阳共济，益气活血兼施，标本兼治，治本为主，诸药合用，虚者得补，瘀者得祛。

3. 骨乐冲剂防治骨质疏松症的现代药理学机制

现代医学研究表明补肾生髓药具有调节老年人内分泌、抗衰老的作用，从而达到抑制骨吸收、增加骨重建的功效。

本方中山药属于薯蓣科植物块茎，性平味甘，补肾涩精，富含皂苷、多酚氧化酶类、维生素 C 等，能补脾养胃，促进肠中钙、磷吸收。骨碎补含柚皮苷、骨碎补双氢黄酮苷等，具有提高血钙、磷水平，刺激骨细胞增生，促进骨组织对钙的吸收，并能部分改变骨的力学应力线，这对增加骨小梁重建有着重要意义。骨碎补还具有镇痛、镇静作用，能有效缓解骨质疏松患者的疼痛。方中龟板富含钙、磷、铁、镁等多种微量元素，能为骨形成提供物质基础。黄芪含 β-谷甾醇、黄芪多糖及微量元素硒、铁、钙、磷、镁等，具有促进骨髓细胞生成、发育和成熟的作用，体外培养鸡股骨，加入黄芪可增强股骨长度、干重及氨基己糖的含量，方中丹参为唇形科植物丹参根茎，富含丹参酮 I、丹参酮 II A、丹参酮 III B、原儿茶酸、维生素 E 等，具有促进成骨样细胞分裂和增殖的作用，同时能改善微循环，促进 Ca^{2+} 动员到骨组织中去，满足新骨再生的需要。

综上所述，骨质疏松症随着人类寿命延长、人口老化、发病率日渐增高，不但影响患者的生活质量，而且给家庭和社会带来了沉重的负担。因此人们对其重视程度也相应提高，出现了品种繁多的治疗药物，但由于疗效不确切或治标不治本，往往是顾此失彼。有关中药治疗骨质疏松的机制研究报道甚少，且大部分西药在治疗骨质疏松症上多有一定不良反应，影响了其临床应用。笔者根据其多年临床经验，发掘中医学宝库而研制出的骨乐冲剂，从中医整体观念出发，既能改善疼痛症状，又可增加骨量，防止骨折等并发症，达到标本兼治的功效。动物实验表明其疗效与标准治疗——雌激素治疗结果相近，在促进骨形成、增加骨小梁重建方面还要优于雌激素组。

骨乐冲剂作为一种新的治疗骨质疏松的中药制剂，具有服用方便、价格低廉、疗效佳、可长期应用而无毒性反应的优点，有较大的社会效益和经济效益。

（四）研究结论

（1）Wistar 去势雌性大鼠建立骨质疏松模型。用骨乐冲剂进行治疗并用雌激素治疗作为标准治疗对照。观察结果表明，骨乐冲剂能够正向调节骨代谢。

1）抑制雌激素缺乏后骨形成与骨吸收的高转换。

2）提高成骨细胞活性，能延长成骨细胞寿命，增加成骨细胞数目。

3）抑制破骨细胞活性，诱导其凋亡，减少其数目。与造模组比较有显著性差异（$P < 0.01$），且在恢复骨量、增加骨小梁的重建方面优于雌激素组。

（2）通过临床 140 例骨质疏松患者的治疗，说明该药疗效确切，安全可靠，克服了西药不能长期服用、胃肠道反应、肝肾损害等不良反应的影响。该药原料充足，价格低廉，易为患者所接受，是治疗骨质疏松的理想药物，将产生较大的社会效益和经济效益。

（五）存在问题与展望

（1）补肾中药发挥作用的具体途径和方式仍未明确。

（2）前期研究表明骨乐冲剂能促进骨质疏松破骨细胞的凋亡，并能提高成骨细胞的活性，可以促使成骨细胞-破骨细胞耦联向成骨方向转化，从而增加骨容积，达到治疗骨质疏松的目的，但是对于骨乐冲剂通过何种机制抑制破骨细胞，调节成骨细胞-破骨细胞耦联关系而达到抗骨吸收的作用尚不清楚。

二 骨疏康冲剂治疗酒精性骨质疏松症的实验研究进展

（一）相关研究

1. 传统中医学对酒精性骨质疏松症的研究

（1）对酒的认识：历代医家认为，酒为熟谷之液，水谷之精气，其气剽悍而有大毒，属湿热有毒之品，味甘、苦、辛，性温，有毒，归心、肝、肺、胃经。故酒性辛热、有毒、善走窜，如《灵枢·论勇》曰："酒者，水谷之精，熟谷之液也，其气剽悍。"《诸病源候论》曰："酒者，水谷之精也，其气剽悍而有大毒……"李东垣在《脾胃论》和《兰室秘藏》中也认为"夫酒者，大热有毒，气味俱阳，乃无形之物也"，并著有"论饮酒过伤"专篇。李时珍亦认为其味苦、甘、辛，大热有毒。《新修本草》指出"酒，味苦、甘、辛，大热有毒"。《圣济总录》曰："酒性辛热。"《食物本草》言："酒，热壅伤心，动火助欲。"明代《万氏家传点点经》认为"酒毒湿热非常……"，酒亦有活血通脉，散寒止痛，解毒，行药之功。主治风寒痛痹，筋脉挛急，腰腿冷痛，跌仆闪挫，胸痹心痛，脘腹冷痛，食物中毒等症。《医林纂要·药性》记载"散水，和血，行气，助肾兴阳，发汗"。《本草拾遗》曰："通血脉，厚肠胃，润皮肤，散湿气。"《别录》言："主行药势，杀百邪恶毒气。"《日华子》谓其"除风及下气""糟下酒暖，开胃下食，暖水脏，温肠胃，消宿食，御风寒，杀一切蔬菜毒"。

（2）对饮酒的认识：适量饮酒能宣通血脉，舒筋活络，而过量饮酒，则于人无益。如《寿世保元·嗜酒丧身》云："夫酒者，祭天享地，顺世和人，行气和血，乃可陶情性，世人能饮者，固不可缺。"《本草纲目》曰："少饮则和血行气，壮神御寒，消愁遣兴；痛饮则伤神耗血，损胃亡精，生痰动火。"《养生要集》言："酒者，能益人，亦能损人，饮之失度，体气便弱，精神侵昏。"《素问·上古天真论》篇指出"以酒为浆"可致"半百而衰"。《医宗必读》曰："酒，味苦、甘、辛，性热，有毒，入肺胃二经。少饮则和血行气，壮神消愁，过饮则损胃耗血，生痰动火。故夫沉湎无度，醉以为常者轻则致疾，重则亡身。"扁鹊云："久饮酒者，腐肠烂胃，溃髓蒸筋。"《诸病源候论·饮酒后诸病候》曰："酒性有毒而复大热，饮之过多，故毒热气渗溢经络，浸渍腑脏而生诸病也。"《景岳全书·杂证论》明确指出"盖酒为水谷之液，血亦为水谷之液，酒入中焦，必求同类，故直走血分"。清代汪昂《本草备要·谷菜部》曰："过饮则伤神耗血，损胃灼精，动火生痰，发怒助欲，致生湿热诸病，脾因火而困惫，胃因火而呕吐，心因火而昏狂，肝因火而善怒，胆因火而忘惧，肾因火而精枯，以致吐血、消渴、劳伤、蛊膈、痈疽、失明，为害无穷。"以上论述表明，适量饮酒有益健康，过量饮酒则导致诸病的发生。

1）饮酒对气血的影响：张景岳指出"酒入中焦，必趋同类，故直走血分。血欲静，而酒动之，血欲藏而酒逐之"。初饮则活血行气，久饮则耗散气血，气血两虚，而成瘀滞。

2）饮酒对经络的影响："酒之热入于胆经，其寒性之质，纳诸膀胱，膀胱经为太阳寒水复纳酒寒。胆纳少阳相火复受酒之毒热，膀胱经与胆经交于环跳（髀枢）则寒热搏结"（《任应秋论医集》），故"寒气客于经脉之中与炅气相薄则脉满，满则痛不可按也""寒与热相搏，久留而内，寒胜其热，则骨疼肉枯……内伤骨为骨蚀"（《灵枢·刺节真邪》）。

3）饮酒对脏腑、筋骨的影响：汪昂指出"过饮则相火昌炎……肾因火而精枯"。平人过饮之，则相火昌炎，耗伤肝肾之阴，湿热流注于筋骨，筋骨失养而致"骨痿"。《脾胃论》曰："脾胃虚弱，阳气不能生长，则骨乏无力，是为骨痿，令人骨髓空虚，足不能履地也。"张景岳又云："若阴虚者纵饮之，则质不足以滋阴而性偏动火，故热者愈热。若真阴耗竭，阴损及阳，则髓涸而气不行，骨内痹，其症内寒也，而成阴阳俱虚之重证。"脾失健运，肝血不足可引起肾精亏损，肝阴不足或肝火太旺，均可导致肾阴亏虚，肾虚则骨失滋养，久病则成骨痿，乃至骨蚀。

（3）酒精性骨质疏松症病因病机：中医学认为，本病多因患者素体肾气亏虚，复又偏嗜饮酒而发病。因酒性辛热、有毒、善走窜，《素问·厥论》曰："酒入于胃，则络脉满而经脉虚，脾主为胃行其津液者也。阴气虚则阳气入，阳气入则胃不和，胃不和，则精气竭，精气竭，则不营其四肢也。"过度饮酒则伤及脾胃，痰湿内生，气机不利，助湿化热，肝阳炽盛，日久及肾，耗气伤阴，气不行血，复血受热煎熬而致血瘀。血瘀则脉不畅、血不通，气血不能濡养四肢百骸，致骨髓失养。若瘀久化热，则熏灼骨髓，而致骨枯髓减，发为骨痿。酒精进入人体后影响气血、经络、脏腑的功能，长期饮酒会使筋骨、肌肉受损，脾、肝、肾功能失调，故认为酒精性骨质疏松症病位在骨，与肾、脾、肝密切相关。病因是酒毒，肾虚血瘀、气阴两亏为其主要病机，最终导致酒精性骨质疏松症的发生。

2. 现代医学对酒精性骨质疏松症的研究

（1）酒精性骨质疏松症的定义：酒精性骨质疏松症是指因长期、大量的酒精摄入导致骨量减少，骨的微观结构破坏，骨脆性增加，骨折风险性增加的一种全身骨代谢紊乱性疾病，属于继发性骨质疏松症，亦为低转换型骨质疏松。

（2）饮酒量与骨质疏松：饮酒已成为现代人的一种生活习惯，多数研究表明，适量饮酒能增加 BMD，过量饮酒会加速骨量丢失，引起骨质疏松。然而对于适量和过量的剂量界定，目前却没有统一的标准，其原因是酒精饮料品种的多样性和各地区饮酒水平的差异；个体、年龄、性别、遗传等因素的影响；酒精对于不同组织的损害有不同的敏感剂量范围等。目前多数学者认为，男性饮酒 10～40g/d，女性饮酒 10～30g/d，每周 5～6 天为适量，每日饮酒＞40g 为过量。酒精的换算方法可根据公式：酒精（g）=含酒精饮料毫升（mL）×0.8（酒精比重）×酒精含量（%）换算而得。酗酒与骨质疏松之间的关系，早在 1965 年时 Saville 就发现，过度饮酒者的尸体标本的非脂肪骨量显著降低，之后许多学者报道酗酒的年轻人的 BMD 只相当于绝经后妇女，并证明了酗酒者骨量的减少，确认摄入酒精与骨质疏松和高骨折风险之间的关联。

（3）酒精性骨质疏松症的病理变化：酒精性骨质疏松症主要病理变化是骨量减少，包括骨基质、骨矿物质、功能正常的骨组织细胞成分等的减少，骨皮质变薄，骨小梁稀疏，髓内及骨组织中脂肪成分相对增加，骨脆性增加，生物力学性能降低等。酒精能够改变成骨细胞膜的流动性，长期酗酒者的成骨细胞的作用明显缺失，类骨质形成参数降低并同时伴随着矿化率的降低和矿化面积的减少，结果导致骨形成率降低和骨小梁厚度下降。而破骨细胞的数目与正常情况下的数目相比并没有明显的变化，其功能参数也没有明显下降，说明酒精性骨质疏松为低转换型骨质疏松。

（4）酒精性骨质疏松症的发病机制：其确切的发病机制目前仍未完全清楚，主要认为，长期过量的酒精摄入通过各种途径影响成骨与破骨之间的平衡，使成骨细胞减少、破骨细胞增加，导致骨量减少。如长期大量饮酒：可通过毒害骨细胞，改变骨重建；可导致多种内分泌激素如维生素 D、睾酮、皮质醇及甲状旁腺素（PTH）等分泌紊乱；亦可引起钙、镁、锌、蛋白质等营养失调而加重骨丢失。多数学者认为，酒精以抑制成骨细胞活动为主，促进破骨细胞活动为次。另外，流行病学研究发现，长期大量摄入酒精者多伴有体重下降，动物实验也证实了这一现象。

1）酒精对骨细胞的影响：酒精的主要成分是乙醇，乙醇对骨细胞的毒性作用可以是直接的，也可间接通过前列腺素，尤其是乙醛（酒精的代谢产物，其对骨细胞有更明显的毒害作用）作用于骨细胞，乙醛与蛋白质结合成稳固的毒性复合物，大量地存在于组织中，而对骨细胞的功能有损害作用。过度饮酒可改变骨形成相关基因过氧化物酶增殖子活化受体 γ、碱性磷酸酶等的表达，改变骨髓基质干细胞、成骨细胞、破骨细胞等的增殖、分化和功能，抑制成骨活动，促进破骨活动，引起骨组织形成减少，同时脂肪组织增多等一系列病理生理变化，导致骨质疏松症的形成。

2）酒精对钙调节激素的影响：酒精对 1,25-二羟基维生素 D_3[1,25-（OH）$_2$-D_3]的影响，酗酒者体内维生素 D 和 1,25-（OH）$_2$-D_3 常降低，是因酒精对肾脏的 1α-羟化酶有抑制作用，血中 PTH 分泌减少，饮食中维生素 D 摄入不足，肠道维生素 D 吸收不良及酒精诱导细胞色素 P_{450} 系统活性，维生素 D 结合蛋白降低等引起。维生素 D 缺乏加重骨量丢失，易引起骨质疏松。

3）酒精对 PTH 的影响：酒精具有抑制甲状旁腺的功能，饮酒过量者甲状旁腺功能低下，血中 PTH 水平降低，系因镁缺乏及乙醇的直接抑制作用所致。急、慢性酒精中毒均易引起低镁血症和高镁尿症。轻度的镁缺乏可刺激 PTH 分泌，而长期明显的镁缺乏则抑制 PTH 分泌。PTH 降低可引起或加重维生素 D 及钙代谢障碍，最终加速骨量丢失。

4）酒精对降钙素的影响：酒精的慢性刺激可使血中降钙素升高，这与钙的摄取不足和吸收障碍等有关。

5）酒精对性腺功能的影响：酒精具有抑制性腺的功能，酒精可直接或间接作用于睾丸，减少睾酮合成，雄激素下降会对骨的生长和代谢产生影响；另外，长期酗酒常伴有锌缺乏，后者也易诱发性腺功能减退。性功能低下易引发骨质疏松已被许多研究所证实。

6）酒精对肾上腺皮质类固醇激素的影响：酒精可促进肾上腺皮质分泌皮质类固醇激素，故严重酗酒可使循环中皮质醇水平升高，急性戒断时升高更明显。慢性酒精中毒患者临床上可呈现假性皮质醇增多症，表现有皮质醇增多症的临床特征。已知皮质类固醇可通过直接抑制骨形成和间接刺激吸收而引起骨质疏松。

7）酒精对肝脏功能的影响：在过量饮酒所引起的各种疾病中，酒精性肝病（ALD）最普遍。ALD 是指长期饮酒引起的酒精性肝脏损伤，包括酒精性脂肪肝、酒精性肝炎、酒精性肝纤维化及酒精性肝硬化，这几种改变可以单独或同时存在。近年来认为，乙醇及其代谢产物乙醛对肝细胞的直接毒性是主要致病因素，也就是说乙醇和乙醛对骨细胞和肝脏细胞都有直接的毒性作用，可导致肝脏合成蛋白能力下降，进而影响骨代谢过程中骨基质胶原蛋白的合成；肝脏合成的一些细胞因子如胰岛素样生长因子 1（IGF-1）等不足影响骨形成；增加肝脏多种激素代谢酶的活性，促进睾酮降解和转化为雌激素，使血中游离睾酮水平降低。

Kin 等认为，长期摄入酒精者在没有出现肝硬化之前，就已经发生骨质疏松，这也间接说明乙醇造成骨质疏松症是直接作用的结果。如果患者合并有肝硬化，则会加重骨量的丢失。

8）酒精对营养的影响：过度饮酒者长期饮食减少，甚至以酒代饭，可引起营养不良，即钙、磷、维生素 D、蛋白质、维生素 C、镁、锌等营养物质摄入不足和吸收不良而加重骨丢失。但一般认为，只有饮酒量大于 100g/d，才可能有营养不良的因素参与骨代谢异常。总之，酒精造成的骨质疏松是通过多种途径影响成骨与破骨之间的平衡，使成骨减少、破骨增加，导致骨量丢失，发生骨质疏松。

（二）研究方法

1. 实验动物分组

实验大鼠饲养于黑龙江中医药大学实验动物中心，适应性喂养 1 周后，称量大鼠体质量，按随机数字表法分为四组，即正常对照组、模型组、西药对照组、中药干预组，每组各 10 只，分笼喂养。

2. 实验动物模型的建立

参照文献方法，用酒精灌胃法造模。健康雄性 SD 大鼠用 55°白酒，按 10mL/（kg·d）[含纯酒精约 4.49g/（kg·d）]的剂量，每日灌胃 1 次，共持续灌胃 16 周。每周称体质量 1 次，以调整酒精的用量。末次灌胃后禁食禁水 12 小时后采集标本，进行指标检测。

3. 实验动物干预方法

（1）模型组：每日上午用 55°白酒，按 4.49g/（10mL·kg）的剂量灌胃。下午用等量生理盐水灌胃，每日各 1 次。

（2）中药干预组：每日上午用 55°白酒灌胃，剂量同模型组。下午用骨疏康冲剂按 4.49g/（10mL·kg）（相当成人等效剂量的 10 倍）配成混悬液灌胃给药，每日各 1 次。

（3）西药对照组：每日上午用 55°白酒灌胃，剂量同模型组。下午用碳酸钙、阿尔法骨化三醇混悬液灌胃给药（其中碳酸钙片按 85mg/（10mL·kg）和阿尔法骨化三醇 500IU/（10mL·kg）以生理盐水配成混悬液，各相当于成人等效剂量的 10 倍），每日各 1 次。

（4）正常对照组：每日上午和下午用等量生理盐水灌胃 1 次。

以上各组大鼠灌胃容积为 10mL/kg，灌胃给药时间共持续 16 周。试验期间各组大鼠均给予全价标准营养颗粒饲料，自由进食和饮水。每周称 1 次体质量，根据体质量调整用药的剂量。

4. 取材及检测方法

于造模后 16 周，用颈椎脱位断髓法分别处死各组实验大鼠，立即完整解剖出左侧股骨（包括股骨头及股骨内外髁），剔除肌肉及结缔组织，置于生理盐水中冲洗。用生理盐水湿纱布包裹，用双能 X 线骨密度仪检测。将左股骨上端置于 DXA 测定仪的探头下，应用小动物学软件扫描处理，检测出股骨的 BMD、BMC，并自动打印出测定结果。测试完毕后，用生理盐水湿纱布包敷，保鲜袋密封后置于–70℃冰箱中保存，以备测试生物力学使用。

5. 统计学处理

所得实验结果用 SPSS17.0 软件进行统计分析，各项指标结果以均数±标准差（$\bar{x} \pm s$）表示，进行 f 检验，$P < 0.05$ 为有统计学意义。

（三）结果分析与讨论

BMD 是用单位面积或体积内的骨矿物质含量来表示。BMD 测定是直接反映骨矿物质丢失的敏感指标，其在骨量丢失 5% 时双能 X 线骨密度仪即可检出，优于普通 X 线检查。BMD 降低是发生骨质疏松时骨变化的特征，国内外学者一致认为双能 X 线骨密度仪是测量大鼠骨量精确、有效的方法，是评估防治药物作用的可靠指标之一。

本实验研究表明，模型组大鼠 BMD、BMC 明显降低，中药干预后或西药防治后大鼠 BMD 升高，且中药干预组明显优于西药对照组。本研究结果表明，骨疏康冲剂可以提高酒精性骨质疏松症大鼠 BMD 和 BMC，能够抑制骨矿物质的丢失。

（四）问题与展望

酒精性骨质疏松症的研究现处于起始阶段，一直尚未得到人们的足够重视。其确切发病机制目前仍未完全清楚，是酒精直接作用于骨骼系统，还是与其活体内特定的代谢产物如乙醛、硫酸乙酯等共同作用，以及具体分子生物学途径有待进一步研究。目前细胞学实验研究主要集中在酒精对骨髓间充质干细胞诱导分化，干扰成骨细胞、破骨细胞增殖、活性等方面，其具体分子生物学作用途径还不清楚，还需深入地研究探讨。人类基因多态性与酒精性骨质疏松症的发病有着密切的关系，也是非常值得研究的重要课题之一。理想的动物模型建立，适量饮酒与骨骼的关系将是值得深入探讨的课题。酒精对细胞因子及生长因子的影响与酒精性骨质疏松症的发病亦有密切关系，也有待进一步深入研究。

目前，国内外治疗酒精性骨质疏松症的研究多集中在植物提取物雌激素——异黄酮类物质上，如葛根素、大豆异黄酮、染木异黄酮等，其中一些国外已可以人工合成。研究表明异黄酮类物质既能治疗酒精成瘾性，解除戒断症状，减轻酒精毒性，又有类似雌激素的作用，并可通过多种途径作用于成骨细胞，提高骨量，增加 BMD，降低骨质疏松性骨折的风险，正在成为治疗酒精性骨质疏松的重要药物，但其作用机制还不是很清楚。中医学在治疗酒精性骨质疏松方面，具有独特的优势，利用中医学的独特理论及中药多成分、多途径、多靶点的药理作用，对治疗酒精性骨质疏松症有着可喜的前景，而国内外关于酒精性骨质疏松症的辨证论治和中药及复方的研究和利用，目前尚无文献报道，是酒精性骨质疏松症防治的崭新研究方向，因此，中药制剂越来越受到人们的青睐。总之，从中西医结合的角度，研究酒精性骨质疏松症是未来的必然发展趋势。

三　骨乐冲剂干预活化 T 细胞对三种状态下破骨细胞调节机制的研究进展

（一）相关研究

新近研究结果显示，在骨质疏松骨微环境中，成骨细胞与破骨细胞之间存在破骨细胞-破骨细胞耦联关系。成骨细胞产生的破骨细胞分化因子（ODF）与破骨细胞表面的受体（receptor activator of NF-κB，RANK）结合，可促进破骨细胞分化、成熟和活化，而成骨细胞分泌的破骨细胞生成抑制因子（OCIF）作为一种假活性受体，又可竞争性地与 ODF 结合，从而拮抗后者的刺激作用。任何因素引起的破骨细胞数量增多或过度功能活跃都可以使破骨细胞的功能表现亢进，成骨细胞-破骨细胞耦联的平衡向破骨细胞倾斜，骨吸收超过骨形成，骨重建在总体上处于负平衡，则使骨质丢失、骨结构破坏和力学性能下降。

破骨细胞来源于单核-吞噬细胞系统造血细胞谱系，在其发育和分化过程中，活化 T 细胞核因子（NFAT）起到了关键性调节作用，Ishida 等在体外实验中证实，NFAT 是破骨细胞发育的重要调节因子。应用小鼠 RAW264 细胞研究体外破骨细胞发育过程中的基因表达，细胞培养 4 天后，TRAP 阳性的多核细胞已布满培养皿；在 8 个时间点上的微点阵探针共发现了 635 个基因，在 106 个早期诱导基因中，包括 NFAT 在内的 4 个基因被识别，这些基因的高表达能有效诱导破骨细胞的成熟和分化；当介入一种抗 NFAT2 基因时，NFAT2 的表达受抑制，多核细胞的形成也被明显阻止了。Ikeda 等研究也证实，在破骨细胞发育和分化过程中，NF-κB 的受体激活剂（RANK）/TNF 联结因子 6 配体（TRAF6）信号系统活化了 NFAT 的作用。首先，NF-κB 的受体激活剂 RANKL 的作用导致了 RAW264 细胞中 NFAT 的核定位；其次，RANKL 的作用或 TRAF6 的高表达正向调节了 NFAT 的转录活性，RANKL 通过 TRAF6 和 CaN 激活 NFAT 家族的活性，从而促进破骨细胞发育和分化，而 NFAT 促进破骨细胞发育和分化的机制尚不清楚。

（二）研究方法

1. 构建重组慢病毒载体

（1）设计大鼠破骨细胞关键基因 NFAT 的 siRNA 片段：按照 siRNA 设计的原则，根据 GeneBank 中 NFAT 的 mRNA 序列，使用括号内网址提供的设计软件设计（http://www.ambion.com/techlib/misc/siRNA_design.html）。设计 3 对 siRNA，并各设立 1 对阴性对照。合成 shRNA 相应的 DNA。

T Target sense sequence TAATCGGAA Target antisense sequence TCTTCTC
Hpa I 和 Xho I 为内切酶，Hairpin loop 发卡环序列为：TAATCGGAA。

（2）构建编码的 NFAT 的 shRNA 的慢病毒 pGCL-GFP 表达载体。

1）退火合成 shRNA 结构 DNA。

2）酶切 pGCL-GFP 载体。

3）DNA 与双黏线性 pGCL-GFP 载体重组，转化大肠杆菌感受态细胞，挑取阳性克隆进行 PCR 鉴定和测序。

4）筛选鉴定得到 NFAT 的 shRNA 的慢病毒 pGCL-NFAT-shRNA 载体。

5）在破骨细胞上进行筛靶，利用 Western Blotting 方法筛选高效的慢病毒 pGCL-NFAT-shRNA 慢病毒穿梭质粒载体。

6）pGCL-NFAT-shRNA 慢病毒穿梭质粒分别转染到 293T 细胞中，包装成携带 NFAT 基因 shRNA 结构的重组慢病毒，然后制备出高滴度的重组 NFAT 慢病毒。

2. 制备骨质疏松实验大鼠模型

（1）模型组：乙醚麻醉，严格无菌操作，取腹部正中切口，进入腹腔，完整摘除双侧卵巢，彻底止血后，分两层依次缝合肌肉和皮肤。

（2）正常伪手术组：切口同模型组，进入腹腔后切除左、右两侧肠系膜各一小段，其重量基本与两侧卵巢重量相同，止血缝合。

取正常伪手术组、模型组大鼠的腰椎椎体组织，从影像学、组织结构、分子水平分析造模是否成功。

3. NFAT对骨质疏松大鼠椎体上破骨细胞调节及中药干预机制研究

选14月龄雌性SD大鼠，体重（340±24）g，共75只，并制备出骨质疏松模型，随机分为五组：模型对照组、重组NFAT慢病毒组、骨乐冲剂高剂量组、骨乐冲剂中剂量组、骨乐冲剂低剂量组，每组15只。所有大白鼠在同一条件下饲养，喂食普通颗粒饲料。

（1）分组

1）模型组：详按上述步骤造模。

2）重组NFAT慢病毒组：大鼠麻醉造模后，在超声介导下，沿横突旁先将特定浓度的重组NFAT慢病毒直接注入腰椎椎体内，剂量同模型组。

3）骨乐冲剂高剂量组：同前模型对照组，大鼠口饲给药，剂量均按人日用临床剂量，经人—大鼠体表面积比值折算成相当于人临床剂量22.5倍量给药，以每100g大鼠灌胃2mL计算给药量，每周3次，连续给药。

4）骨乐冲剂中剂量组：同前模型对照组，给予15倍量给药，以每100g大鼠灌胃1.5mL计算给药量，每周3次，连续给药。

5）骨乐冲剂低剂量组：同前模型对照组，给予7.5倍量给药，以每100g大鼠灌胃0.67mL计算给药量，每周3次，连续给药。

（2）检测：分别于术后6周、8周、10周处死大鼠，每组每次5只，获取腰椎椎体新鲜标本，按各项目要求进行处理制备，分别进行分子水平分析检测和组织水平观察检测。

1）分子水平检测：骨质疏松模型对照组和重组NFAT慢病毒组，两组大鼠关键基因表达的差异，获得第二组数据，采用免疫组化、原位杂交和Northern杂交技术进行确证，以及炎性刺激因子IL-1、IL-6基因表达的变化。

2）组织水平观察检测：抑制破骨细胞在防治骨质疏松发生、发展过程的作用，做HE组织化学染色，TRAP酶组织化学染色及血液生物化学TRAP5b的分析。观察、检测骨陷窝分类计数，骨小梁组织形态学计量。明确骨质疏松大鼠模型破骨细胞形态、数量变化与骨吸收区域大小变化的联系。

3）用骨密度仪和前后位拍摄X线片测定正常腰椎椎体和骨质疏松腰椎椎体的BMD，用20μm薄层micro CT测量纤维层厚度。

4. NFAT对体外培养的破骨细胞调节及中药干预机制研究

中药血清制备：取骨乐冲剂分别按250mg/kg、500mg/kg和1000mg/kg灌胃分组Wistar大鼠（每组10只）3天后，经腹主动脉取血8mL，4℃静止2小时，2500r/min离心10

分钟，56℃ 60 分钟灭活，–40℃保存。

新生 24 小时以内的 Wistar 大鼠乳鼠，75%乙醇浸泡 5 分钟，无菌切取股骨、肱骨和胫骨，去净附着在其表面的软组织及软骨，骨干在 M199 培养液中洗 2 次，再将其放在装有 M199 的完全培养液（含 15%胎牛血清，25mmol/L HEPES 缓冲液，100U/mL 青霉素和链霉素，300μg/L 两性霉素 B）的玻璃平皿中。将骨干纵行剖开后，用手术刀轻刮骨内表面，并用尖吸管吸取上述培养液，反复吹打骨髓腔和骨的内表面，直至变白为止。最后用吸管吹打细胞悬液 2 分钟，使附着在碎骨片上的破骨细胞进入培养液中，再静止 1 分钟，使碎骨片沉降，细胞悬液备用。

将上述细胞悬液种植于含有盖玻片的 24 孔板内，置二氧化碳孵育箱中（5%CO_2，37℃）培养。30 分钟后用 M199 培养液冲洗掉未附着于盖玻片上的细胞，继续培养。24 小时后进行分组并添加重组白细胞介素 1α（rhIL-1α）、慢病毒及不同浓度的骨乐冲剂药液。A 组为空白对照组，含破骨细胞和骨髓基质细胞各 12 孔（以下各组均同），不加药物；B 组为 IL-1 刺激组，每孔加入 rhIL-1α，浓度为 1ng/mL；C 组为慢病毒组，每孔加入 rhIL-1α（1ng/mL）的同时加入浓度为 0.5ng/mL 慢病毒，D、E、F 组为不同浓度的中药组，每孔加入 rhIL-1α（1ng/mL）的同时，分别加入浓度为 100μg/mL、500μg/mL、1000μg/mL 骨乐冲剂药液，继续培养。

分别于给药后 3 天、5 天、7 天、9 天各时间点 TRAP 染色测 NFATc1 含量，DAPI 染色测 NFATc1z 核移位，免疫荧光分析破骨细胞分化情况；加入药物后 7 天 RT-PCR 法检测 TRAP、NFATc1、CTR、Cath-K、MMP-9 的表达；加入药物后 9 天电镜观察骨吸收陷窝。

5. NFAT对与成骨细胞共育体中破骨细胞调节及中药干预机制研究

在破骨细胞培养的第 3 天，取出生后 1～2 天的 SD 大鼠 2 只，拉颈处死后在 75%(体积分数）的乙醇溶液中浸泡 3～5 分钟。无菌条件下，取颅盖骨（扁骨），放入 D-Hanks 液中。去除骨膜及周围结缔组织，将其置于盛有 α-MEM 全培养液的培养皿中，剪碎成骨块，大小为 0.5mm×0.5mm×0.5mm，将骨块直接接种于培养瓶内，翻转培养瓶，使种植有骨块的一面朝上，加入 3mL 的 α-MEM 全培养液，置入 37℃、5%（体积分数）二氧化碳培养箱内培养 2 小时，再补加 2mL α-MEM 全培养液，轻轻翻转培养瓶，使组织块浸入培养瓶中，37℃、5%（体积分数）二氧化碳培养箱内培养 3 天备用。

破骨细胞与成骨细胞共培养：分别用 2.5g/L（0.25%）胰酶（pH7.2）、0.2g/L（0.02%）乙二胺四乙酸（ED-TA）消化培养 6 天的破骨细胞和培养 3 天的成骨细胞，制备细胞悬液，将 1×10^{7}个/mL 的破骨细胞和 1×10^{7}个/mL 的成骨细胞分注于 I 型胶原预先铺底的 6 孔培养板中，加入 1×10^{-8}mol/L，25-（OH）$_2$D$_3$ 和 1×10^{-6}mol/L PGE$_2$，充分混匀，其中 2 孔预置牙本质片及盖玻片，置入 37℃、5%（体积分数）二氧化碳培养箱内培养 9 天，每 3 天换液一次。

3 天后进行分组并添加重组白细胞介素 1α（rhIL-1α）、慢病毒及不同浓度的骨乐冲剂药液。A 组为空白对照组，含破骨细胞各 12 孔（以下各组均同），不加药物；B 组为

IL-1 刺激组，每孔加入 rhIL-1α，浓度为 1ng/mL；C 组为慢病毒组，每孔加入 rhIL-1α（1ng/mL）的同时加入浓度为 0.5ng/mL 慢病毒，D、E、F 组为不同浓度的中药组，每孔加入 rhIL-1α（1ng/mL）的同时，分别加入浓度为 100μg/mL、500μg/mL、1000μg/mL 骨乐冲剂药液，继续培养。

分别于分组药物后 3 天、5 天、7 天、9 天各时间点 TRAP 染色测 NFATc1 含量，DAPI 染色测 NFATc1z 核移位，免疫荧光分析破骨细胞分化情况；7 天 RT-PCR 法检测 TRAP、NFATc1、CTR、Cath-K、MMP-9 的表达；9 天电镜观察骨吸收陷窝。

6. 实验数据处理

采用计算机图像处理和骨组织形态计量方法，对影像图片数据进行分析定量，用统计学方法比较实验结果的组间差异及其意义，分析结果，得出结论。

（三）结果分析与讨论

这几年，随着医学和药理学的不断发展，对骨质疏松发病的原因有了进一步的了解和加深，认为骨质疏松的发病过程中与一系列的细胞因子如 OPG、RANKL、TNF-α、OSCAR、NFATC1 等有着重要的关系。骨乐冲剂对治疗骨质疏松有着自己独特的优势。方中龟板胶、淫羊藿和熟地黄共为君药，补肾添精，温肾壮骨；骨碎补、枸杞子补益肝肾、强筋壮骨，黄芪补益气血，共为臣药；龙骨、牡蛎固精安神，固涩以补之精气，去补肾药之燥热，为佐药；蛇床子温肾散寒，甘能益脾为使药，治疗骨质疏松取得显著的疗效，但骨乐冲剂在治疗骨质疏松中的药理机制尚不明确。本实验旨在研究高、中、低剂量的骨乐冲剂给药后，对骨质疏松大鼠骨组织中 OPG、RANKL、TNF-α、OSCAR、NFATC1 的作用，以及对雌激素表达的影响。

1. 完成了 SHNFATC1 慢病毒载体的构建

将慢病毒质粒 SHNFATC1-302 导入 293T 细胞，产生高滴度含目的基因的整合型慢病毒（以下简称 rLV-SHNFATC1-302）。

2. 通过 LiCl 和 LY294002 联合用药对 VOX 大鼠骨质疏松影响的研究

（1）LiCl 与 LY294002 及其联合应用对成骨细胞 Akt/GSK3β-Wnt/β-catenin-NFATc1 信号通路的影响：LiCl 可以非选择性抑制 GSK-3β，而 LY294002 为 PI3K 的抑制剂。将两种抑制剂分别及联合作用于成骨细胞后，其 Akt/GSK3β-Wnt/β-catenin-NFATc1 信号通路的改变。在分别加入 LiCl 和 LY294002 后，成骨细胞中的 GSK-3β 和 NFATC1 的表达水平与 GSK-3β 和 β-catenin 的磷酸化水平显著降低，而 β-catenin 的表达量显著升高。当 LiCl 和 LY294002 联合用药后，成骨细胞中 GSK-3β 的表达水平与 GSK-3β 和 β-catenin 的磷酸化水平均显著低于分别应用的抑制剂，而 β-catenin 的表达水平显著高于单独应用的抑制剂。成骨细胞中 NFATC1 的表达水平也显著高于单独应用 LiCl，同时 LiCl 和 LY294002 均可以显著降低破骨细胞中 NFATC1 的表达量。两者联合用药后，NFATC1 的表达量显著低于 LiCl 和 LY294002 单独应用。实验结果说明，LiCl 和 LY294002 联合用药对成骨细胞中 Akt/GSK3β-Wnt/β-catenin-NFATCl 信号通路的抑制效果好于其单独用药，并且其对破骨细胞 NFATC1 的表达量显著低于单独应用 LiCl 或 LY294002。

（2）LiCl 与 LY294002 分别及其联合应用对成骨细胞和破骨细胞作用：ALP 是成骨细胞活性标志物，分别应用 LiCl 与 LY 及其联合应用于成骨细胞后的 ALP 活性。分别应用 LiCl 与 LY294002 均可以提高成骨细胞的 ALP 活力和成骨细胞矿化结节的形成，而 LiCl 与 LY 联合应用可以显著提高 ALP 活力和成骨细胞矿化结节。

Trap 是骨吸收和破骨细胞活性的良好标志物。其活性体现着破骨细胞的破骨能力，分别应用 LiCl 与 LY 及其联合应用于破骨细胞后的 Trap 活性。LiCl 与 LY 均可以抑制破骨细胞内 Trap 的活性，其两者联合应用后破骨细胞内 Trap 的活性显著低于单独应用组。分别应用 LiCl 与 LY 及其联合应用于破骨细胞后的骨吸收情况。LiCl 与 LY 均可以抑制破骨细胞骨吸收的凹陷面积，该两者联合应用后破骨细胞骨吸收的凹陷面积显著低于单独应用组。

实验中发现局部注射两种抑制剂能有效缓解去势大鼠的骨流失，联合应用 LiCl 和 LY 比单一使用更有效。联合抑制（GSK）-3-Wnt/b-catenin 和 pi3k-akt 两个通路可以显著改善 BMD 且优于单一用药。体外实验发现，（GSK）-3-Wnt/b-catenin 通路和 pi3k-akt 通路被抑制后破骨细胞均被抑制，成骨细胞在（GSK）-3-Wnt 抑制时增殖效果明显。这些结果表明，两种药物联合用药有效地促进成骨细胞增殖和抑制破骨细胞分化从而达到低浓度高药效的治疗方法，避免了药物浓度过大带来的不良反应。

3. 骨乐冲剂对实验大鼠雌激素的影响

酶联免疫法结果表明，血清中雌激素含量，骨乐冲剂高、中剂量组明显高于模型组，说明骨乐冲剂能提高雌激素，慢病毒组提高雌激素效果没有中药高、中剂量组效果显著。从柱状图中可看到中药高剂量组能明显提高骨保护素含量，对碱性磷酸酶检测得出相同结论。

CT 检测结果相对模型对照组 BMD 最小，慢病毒组 BMD 明显提高，中药高、中剂量组效果显著，但中药低剂量组无显著差异。

生理条件下，骨的吸收和形成处于平衡状态，成骨细胞增殖和破骨细胞骨吸收达到动态平衡。随着年龄的增长，骨的吸收和形成之间的平衡被破坏，骨骼机械强度渐进性减弱，骨量下降，这主要是因为骨组织内微结构的恶化和基质无机盐的减少（机制目前不明确）及成骨细胞凋亡的增加所引起骨细胞功能的丧失，增加了骨骼内部结构的空隙。骨量及机械强度下降引起骨的脆性增加所致的症候群称为骨质疏松症。传统观念认为女性骨质疏松症主要是绝经期后开始发病。如今研究发现骨质疏松症是多因素疾病。该病在 30 岁以后就开始隐匿地发生，年龄相关因素是骨质疏松症发生的内在因素，绝经期卵巢功能的减退或者肾上腺 GC 分泌增多，促进了年龄因素对骨质疏松症的作用影响。所以本实验以雌性大鼠切除双侧卵巢来模拟绝经期的女性，来进一步探讨骨质疏松的机制。本实验可以看出补肾益髓中药骨乐冲剂可以明显改善去势大鼠的 BMD，促进大鼠雌激素、骨保护素、碱性磷酸酶的分泌。

4. 成骨细胞相关因子的表达

大鼠成骨细胞在空白对照组、慢病毒组及中药高、中、低剂量组处理 48 小时后，慢病毒干扰组相比药物处理组及空白组 NFATC1 基因表达水平都有所降低，骨钙素、DMPI 基因表达水平中药处理组相对正常组表达量明显升高。

本实验以慢病毒及中药血清干预成骨细胞，检测成骨细胞分化关键因素及药物作用机制，RT-PCR 检测大鼠成骨细胞在最佳浓度和时间药物刺激下 NFATC1、骨钙素、DMPI mRNA 表达水平和大鼠前体骨髓细胞在最佳浓度和时间药物刺激下 NFATC1、MMP14、OSCAR mRNA 表达水平。

5. 骨乐冲剂对大鼠成骨细胞的作用机制

成骨细胞来源于骨髓间充质干细胞，是骨重建过程中的关键效应细胞，其增殖和分化活性直接反映骨组织的生长和发育情况。成骨细胞的生物学效应受到多种生物活性因子的调控，如骨保护素（osteoprotegerin，OPG）和 NF-κB 受体活化因子配基（receptor activator of nuclear factor-κB ligand，RANKL）等。本实验以临床疗效较好的滋阴补阳中药骨乐冲剂为载体，研究滋阴补阳中药对成骨细胞增殖活性及 OPG 和 RANKL 表达的影响，为滋阴补阳中药治疗骨质疏松症提供科学依据。

中医根据病因病机和临床症状，将骨质疏松归属于中医学"骨痿""骨痹"的范畴。对于骨质疏松的主要病机形成了肾虚为本的普遍认识。肾为先天之本，主藏精，精生髓，髓养骨，肾精的盛衰影响骨的生长、发育、强盛和衰弱的全过程。在病因病机上，肾主骨生髓，肾虚则骨髓空虚，引起骨质疏松。骨乐冲剂的主要功效是滋阴补阳、标本兼治，在黑龙江中医药大学附属医院临床上应用 20 余年，效果良好。

骨质疏松是以骨的微观结构退化为主要特征，以骨强度减弱、骨脆性增加为主要临床表现，多发于老年人群，发病者常有骨性疼痛、驼背、呼吸功能下降、易骨折等症状，严重危害着患者的生活质量。骨质疏松的发生主要是由于成骨细胞的骨形成与破骨细胞的骨吸收之间平衡被破坏所造成的。成骨细胞是骨重建过程中的关键效应细胞，受到多种生物活性因子的调控，如 OPG 和核因子 RANKL。RANKL 是成骨细胞分泌的一种重要调控因子，它可以与破骨前体细胞中相应的受体 RANK 结合，调控破骨细胞的分化成熟。而 OPG 作为 RANKL 的拮抗受体，可以阻断 RANKL 下游通路的活化，抑制破骨细胞的分化与骨吸收功能。本实验研究结果表明，给予高、中剂量的骨乐冲剂能够显著提高 OPG 表达，低剂量的骨乐冲剂对 OPG 表达略有升高，没有统计学差异；骨乐冲剂高、中剂量组能够显著减低 RANKL 表达，低剂量骨乐冲剂对 RANKL 表达无影响。因此，抑制成骨细胞分泌 RANKL，促进 OPG 的生成，进而竞争性抑制 RANKL 与 RANK 结合，抑制破骨细胞的分化与骨吸收功能，可能是滋阴补阳中药治疗骨质疏松症的重要机制。

6. 骨乐冲剂对前体破骨细胞OSCAR、NFATC1 表达的影响

破骨细胞是骨组织吸收的主要功能细胞，直接参与骨吸收。破骨细胞与成骨细胞共同主导骨吸收和骨形成的相互耦联和平衡过程，表现为破骨细胞不断降解旧骨，而成骨

细胞在相同位置上重建一个新骨的循环过程。前期研究结果表明骨乐冲剂能够促进成骨细胞的增殖分化，而对于破骨细胞的影响并不了解，由于破骨细胞为终末分化细胞，为不增殖细胞。所以研究其前体破骨细胞向破骨细胞发展的这一过程中骨乐冲剂对前体破骨细胞增殖分化的影响，进一步阐述骨乐冲剂治疗骨质疏松的机制。

最新研究结果显示，在骨质疏松骨微环境中，成骨细胞与破骨细胞之间存在成骨细胞-破骨细胞耦联关系。成骨细胞产生的破骨细胞分化因子（ODF）与破骨细胞表面的受体（receptor activator of NF-κB，RANK）结合，可促进破骨细胞分化、成熟和活化，而成骨细胞分泌的破骨细胞生成抑制因子（OCIF）作为一种假活性受体，又可竞争性地与 ODF 结合，从而拮抗后者的刺激作用。任何因素引起的破骨细胞数量增多或过度功能活跃都可以使破骨细胞的功能表现亢进，成骨细胞-破骨细胞耦联的平衡向破骨细胞倾斜，骨吸收超过骨形成，骨重建在总体上处于负平衡，则使骨质丢失、骨结构破坏和力学性能下降。

破骨细胞来源于单核-吞噬细胞系统造血细胞谱系，在其发育和分化过程中，OSCAR起到了指示作用。活化 T 细胞核因子（NFAT）起到了关键性调节作用，Ishida 等在体外实验中证实，NFAT 是破骨细胞发育的重要调节因子。应用小鼠 RAW264 细胞研究体外破骨细胞发育过程中的基因表达，细胞培养 4 天后，TRAP 阳性的多核细胞已布满培养皿；在 8 个时间点上的微点阵探针共发现了 635 个基因，在 106 个早期诱导基因中，包括 NFAT 在内的 4 个基因被识别，这些基因的高表达能有效诱导破骨细胞的成熟和分化；当介入一种抗 NFAT2 基因时，NFAT2 的表达受抑制，多核细胞的形成也被明显阻止。本实验研究发现骨乐冲剂可以抑制破骨细胞 OSCAR 的蛋白表达，且可以抑制前体破骨细胞 OSCAR、NFATC1 mRNA 的表达，对细胞存活率没有影响，从而明显抑制骨吸收。

（四）研究结论

1. LiCl和LY294002 联合对VOX大鼠骨质疏松的影响

实验中发现，局部注射两种抑制剂，局部联合应用 LiCl 和 LY294002 能有效缓解去势大鼠的骨流失，比单一使用其中一种更有效。体外实验发现，两种药物联合应用能有效地促进成骨细胞增殖和抑制破骨细胞分化从而达到低浓度、高药效的治疗方法。

2. 骨乐冲剂对成骨细胞的作用

本实验研究结果表明，骨乐冲剂能够抑制成骨细胞分泌 RANKL，促进 OPG 的生成，进而竞争性抑制 RANKL 与 RANK 结合，抑制破骨细胞的分化与骨吸收功能。

3. 骨乐冲剂对破骨细胞的作用

本实验研究发现，骨乐冲剂可以抑制破骨细胞 OSCAR 的蛋白表达，且可以抑制前体破骨细胞 OSCAR、NFATC1 mRNA 的表达，对细胞存活率没有影响，从而明显抑制骨吸收。

4. 骨乐冲剂对去卵巢大鼠的作用

骨乐冲剂制约 TNF-α 的合成和分泌，降低了 TNF-α 的活性，解除了与之作用相拮抗的 TGF-β1 的抑制作用，使 TGF-β1 的含量增加，结果使破骨细胞的骨吸收活动减弱，成骨细胞的骨形成作用增强，改变了骨吸收大于骨形成的骨代谢负平衡状态，增加了骨量，达到防治骨质疏松的目的。

第四节　医　　案

案 1

廖某，女，62 岁，退休。

主诉：间断腰背痛 3 年。

现病史：2010 年 1 月因摔倒导致右尺骨骨折，在某医院骨科处理；4 年后再次摔倒致左腕骨骨折，在原医院骨科处理。2014 年 12 月因腰背痛加重接受口服止痛药治疗，同时查 $L_1 \sim L_4$ 椎体骨密度：T 值–2.7s，BMD 749mg/cm^2；股骨颈 T 值–2.2s，BMD 602mg/cm^2。予阿仑膦酸钠、阿尔法骨化醇和碳酸钙 D_3 治疗，复诊后，改用密盖息（降钙素）50U BIW 肌内注射。腰背痛不缓解，于 2015 年 7 月 21 日来笔者医院门诊治疗。

既往史：慢性胰腺炎，慢性腹泻病史 4 年。无食管病变；无 GC 使用史；无长期咖啡等饮用。

月经史：绝经年龄 50 岁，已绝经 12 年。

家族史：其母曾有髋部骨折史。

体格检查：身高 160cm，体重 55kg，BMI 21.3kg/m^2。

症状与体征：后脊背疼痛，腰膝酸软，疲倦乏力，尿频以夜间为甚，动则气短，面色㿠白、胃纳欠佳，舌体胖大而紫暗、苔薄白、脉细弱。

实验室检查：PTH 90pg/mL（15～65pg/mL）；人 25 羟基维生素 D 12.8mmol/L（＞50mmol/L）；钙 2.07mmol/L（2.1～2.55mmol/L）；骨钙素 22.1μg/L（4.8～10.2μg/L）；β-CTX 0.36；P1NP 35.1；雌二醇＜18.35pmol/L（＜201pmol/L 绝经后）；磷 0.91mmol/L（0.9～1.34mmol/L）；肾功能示 CR 70μmol/L（44～115μmol/L）；AKP 84U/L（53～140U/L）；s-TSH 0.75μIU/mL（0.27～4.2μIU/mL）；肝功能、风湿全套、肿瘤标志物正常。

辅助检查：腰椎 CT（2015 年 7 月 21 日）示 L_3/L_4 轻度退行性改变。

　　　　　甲状旁腺 B 超（2015 年 7 月 21 日）示甲状旁腺未见明显异常。

西医诊断：绝经后骨质疏松症（Ⅰ型）、慢性胰腺炎、低钙血症。

中医诊断：骨痿（脾肾两虚）。

辨证施治：给予骨乐冲剂治疗。

处方：淫羊藿 20g，熟地黄 15g，骨碎补 10g，枸杞子 12g，蛇床子 10g，黄芪 12g，龙骨 10g，牡蛎 10g，龟板胶 10g。

配伍分析：骨乐冲剂方中以山药、肉苁蓉、骨碎补、龟板为主药，以补肾益精，强筋壮骨，辅以丹参、黄芪以益气活血止痛，共奏主治腰背酸痛、足膝酸软之功效。方中肉苁蓉甘咸而润，补肾阳，益精血，养命门而滋肾气；龟板咸寒，滋肾益阴健骨；两者合用补阳益阴，治肾虚精亏共为君药。骨碎补性温，补肾助阳以助肉苁蓉，且具有活血之功；山药甘平功专于补，生用尤能强肾益阴固精以助龟板，两药同为臣药。肾为一身元气之根本，肾虚日久必致他脏气虚，故以甘而微温之黄芪大补脾肺之气。阳气虚衰，血失温煦推动可致血行瘀滞，故配以丹参通行血脉，活血祛瘀。丹参配伍黄芪益气活血，令气旺血行，瘀祛通脉，共为佐使药。本方的配伍特点是滋阴壮阳共济，益气活血兼施，标本兼治，治本为主，诸药合用，虚者得补，瘀者得祛。

服法：每次 1 袋，每日 3 次，温水服。2 个月为 1 个疗程。

2 个月后复查：有食欲，吃饭量增加，后背痛缓解，疲倦乏力减轻，夜尿次数减少，面色㿠白，舌体胖大略紫暗，苔薄白，脉细弱。实验室检查无明显变化。嘱继续服用，定期复查。

3 个疗程后复查：后背痛明显缓解，走路有劲可每天散步 5000 步以上，饮食基本正常，夜尿 1、2 次，面色已有红润，舌体适中，苔薄白，脉沉弱。实验室检查指标明显向好的方向发展。

案 2

陈某，男，78 岁，退休。

主诉：左髋疼痛并活动受限 12 天。

现病史：患者于 12 天前无诱因出现左髋疼痛，初期症状不明显，患者未引起重视，后左髋疼痛症状加重并伴有活动受限，偶感乏力，发病以来食欲欠佳，体重有所减轻（具体不详）。无发热、畏寒，无恶心、呕吐，无胸闷、气促。于 2016 年 4 月 7 日来笔者门诊治疗。

既往史：患者有高血压病史 20 年，冠状动脉性心脏病病史 20 年，否认有糖尿病史，否认有骨折史，否认有激素应用史。

婚育史：患者 27 岁结婚，育有 2 女 1 子，配偶及子女体健。

家族史：否认有家族性遗传性疾病。

体格检查：身高 176cm，体重 70kg。

症状与体征：左髋疼痛，疲倦乏力，胃纳欠佳，舌体胖大而紫暗、苔薄白、脉细弱。

专科检查：视诊示左下肢外旋 60° 畸形，肌肉萎缩。

触诊示左腹股沟中点压痛，大转子叩痛。左髋活动性疼痛。

测量示屈 60°、伸 0°、内旋 10°、外旋 20°、内收 0°、外展 15°。

特殊检查示"4"字试验（＋），Thomas 征（－）。

辅助检查：盆腔 CT 示股骨颈骨折。

西医诊断：股骨颈骨折，重度骨质疏松，高血压，冠状动脉粥样硬化性心脏病。

中医诊断：骨痿（脾肾两虚）。

辨证施治：给予骨乐冲剂治疗。

处方，配伍分析、服法同本章案 1。

2 个月后复查：有食欲，吃饭量增加，左髋疼痛有所缓解，疲倦乏力减轻，体胖大略紫暗，苔薄白，脉细弱。实验室检查无明显变化。嘱继续服用，定期复查。

3 个疗程后复查：左髋疼痛明显缓解，走路有劲可每天散步 5000 步以上，饮食基本正常，面色红润，舌体适中、苔薄白、脉沉弱。

参 考 文 献

丁亦含, 李玉峰. 2015. mTOR 信号通路与自噬、凋亡之间的相互关系. 现代医学, 43（6）: 801-804.

李恩, 薛延, 王洪复, 等. 2005. 骨质疏松鉴别诊断与治疗. 北京: 人民卫生出版社: 04.

欧阳玲莉. 2004. 骨质疏松的临床表现、诊断与鉴别诊断. 广西医学, 26（7）: 106-107.

孙贵才, 徐轶尔. 2015. 滋阴补阳中药对成骨细胞 OPG 和 RANKL 表达的影响. 中医药学报, 43（6）: 15-19.

孙树椿, 孙之镐. 2006. 临床骨伤科学. 北京: 人民卫生出版社: 03.

徐轶尔, 孙贵才, 于雪峰, 等. 2016. 骨乐冲剂对前体破骨细胞 OSCAR, NFATC1 表达的影响. 中医药学报, 44（1）: 41-45.

易剑华, 蒋志平. 2006. 骨质疏松症的药物治疗进展. 现代医院, 6（11）: 55- 57.

袁瑛, 袁兵. 2006. 原发性骨质疏松症的中医治疗. 中国骨质疏松杂志, 12; （2）: 204.

Beil FT, Seitz S, Priemel M, et al. 2008. Pathophysiology and pathomorphology of osteoporosis. Eur J Trauma Emerg Surg, 34（6）: 527-534.

sieghart W, Fuereder T, Niederreiter B, et al. 2010. Mammalian target of signaling is crucial for joint destruction in experimental arthritis and is activated in osteoclasts from patients with rheumatoid arthritis. Arthritis Rheum, 62（8）: 2294-2302.

Codogno P, Meijer A J. 2005. Autophagy and signaling: their role in cell survival and cell death. Cell Death Differ, 12（2）: 1509-1518.

Darcy A, Meltzer M, Miller J, et al. 2012. A novel library screen identifies immunosuppressors that promote osteoblast differentiation. Bone, 50（6）: 1294-1303.

Deselm C J, Miller B C, Zou W, et al. 2011. Autophagy proteins regulate the secretory component of osteoclastic bone resorption. Dev Cell, 21（5）: 966-974.

Glick D, Barth S, Macleod K F. 2010. Autophagy: cellular and molecular mechanism. J Patbol, 221（1）: 3-12.

Hu Y, Carraro-Lacroix L R, Wang A, et al. 2016. Lysosomal pH plays a key role in regulation of mTOR activity in osteoclasts. J of Cell Bio, 117（2）: 413-425.

Inoki K, Li Y, Zhu T, et al. 2002. Tsc2 is phosphorylated and inhibited by Akt and suppresses MTOR signalling. Nature Cell Biology, 4（9）: 648-657.

Jaglal S B, Hawker G, Cameron C, et al. 2010. The ontario osteoporosis strategy: implementation of a population-based osteoporosis action plan in Canada. Osteoporosis Int, 21（6）: 903-908.

Liu F, Fang F, Yuan H, et al. 2013. Suppression of autophagy by FIP200 deletion leads to osteopenia in mice through the inhibition of osteoblast terminaldifferentiation. Journal of Bone and Mineral Research, 28 (11): 2414-2430.

Ma L, Chen Z, Erdjument-Bromage H, et al. 2005. Phosphorylation and functional inactivation of Tsc2 by Erk implications for tuberous sclerosis and cancer pathogenesis. Cell, 121（2）: 179-193.

Manolagas S C, Parfitt A M. 2010. What old means to bone. Trends Endocrinol Metab, 21 (6): 369-374.

Zebaze R M, Ghasem-Zadeh A, Bohte A, et al. 2010. Intracortical remodelling and porosity in the distal radius and post-mortem femurs of women: a cross-sectional study. Lancet, 375 (9727): 1729-1736.

Zhang L, Guo Y F, Liu Y Z, et al. 2010. Pathway-based genome-wide association analysis identified the importance of regulation-of-autophagy pathway for ultradistal radius BMD. Journal of Bone and Mineral Research, 25 (7): 1572-1580.

Zhao Q X, Shao J Z, Chen W, et al. 2007. Osteoclast differentiation and gene regulation. Frontiers in Bioscience-Landmark, 12: 2519-2529.

Jensen S, Hansen C, Johnston B, et al. 2011. The genetic heterogeneous biologic in glucuronidation of ... buphanamine-based dexpoinosis action plant is a target. Osteoporosis Int, 21(1) : 1025-49.

Liu B, Pang P, Yuan H, et al. 2013. Suppression of autophagy by 3-methyl-2-20 deleted gene to osteoporosis in mice through the inhibition of osteoblast differentiation at death. Journal of Bone and Mineral Research, 28(11) : 1-14(1).

Ma L, Chen Y. Bimanein-Brungage Drucker. 2007. Phosphorylation and functional interaction of Taz1 by 14-3-3. Implications for phosphatase, protein kinase, cancer onset. Mol. Cell. Bio. Chi. 1(6) : 1-1.

Mahdiqian S, Gardner M. 2015. Wnt: a Novel target to bone. Trends in recent Metabolism, 21(6) : 345-354.

Sharath M, Chourani, Sheth A, Loew A, et al. 2012. Subacteria cesodatility and patony in a small mouse and heart murmur forms of wnt gene changes in medial-2012. Hancer, 94(9) : 2271-1220(1-20.

Wang L, Chen Y, Liu Y, Zu M. 2017. Pathways on genome-wide association in the joint tissue of Jia ... In principal ... Pathology at disorders exhibitory in the inhibition of radio. Bone, Pathology. Bone and Mineral Research, 31(12) : 1412-1890.

Zhou Q, He, Zhao S, Chen, W, et al. 2007. Osteoblast differentiation and gene regulation; biochemistry in life sciences. Pathway, 22 : 2510-2519.

第四章

脑性瘫痪

第一节 概 论

一 定义

脑性瘫痪（cerebral palsy，CP），是以中枢性运动功能障碍为主的致残性疾病，简称脑瘫。其发病率至今仍呈上升趋势，属于儿科难治之症，是儿科康复治疗的主要疾病。

迄今，国际上尚无被一致公认和引用的定义与分型。

我国对于脑瘫定义的讨论是在对脑瘫的认识不断深入的情况下进行的。

1988 年第一届全国小儿脑瘫座谈会提出的定义：脑瘫是出生前到出生后 1 个月内发育时期非进行性脑损伤所导致的综合征，主要表现为中枢性运动障碍及姿势异常。此定义是我国首次提出的定义，被我国学者广泛引用 20 余年。强调脑瘫的发生由脑损伤所致，发生时期为出生前到出生后 1 个月。

2004 年《中华儿科杂志》编辑委员会、中华医学会儿科学分会神经学组提出的定义：脑瘫是出生前到出生后 1 个月内各种原因所引起的脑损伤或发育缺陷所致的运动障碍及姿势异常。此定义强调脑瘫的发生可以由脑损伤所致，也可以由发育缺陷所致，发生时期为出生前到出生后 1 个月。

2006 年中国康复医学会儿童康复专业委员会、中国残疾人康复协会小儿脑瘫康复专业委员会提出的定义：脑瘫是自受孕开始至婴儿期非进行性脑损伤和发育缺陷所导致的综合征，主要表现为运动障碍及姿势异常，常合并智力障碍、癫痫、感知觉障碍、交流障碍、行为异常及其他异常。此定义既强调了脑损伤和发育缺陷可导致脑瘫，也强调了脑瘫发生的时期可在婴儿期内，目前在我国已被广泛采用。

2006 年国际脑瘫康复界提出脑瘫定义修正稿：脑瘫是指一组持续存在的导致活动受限的运动和姿势发育障碍症候群，这种症候群是由于发育中的胎儿或婴儿脑部受到非进行性损伤而引起的。脑瘫的运动障碍常伴随感觉、认知、交流、感知，和（或）行为障碍，和（或）癫痫，和（或）继发性肌肉骨骼障碍。此定义与以往相比，许多用语来自国际功能、残疾和健康分类（international classification of function, disability and health，ICF）。此定义指出脑瘫的核心表现是运动发育和姿势异常，首次指出脑瘫患者常伴有继发性骨骼肌问题，强调临床康复治疗和研究应该以解决脑瘫患儿的运动功能障碍为主。

根据 2006 版国际脑瘫定义的原则，第六届全国儿童康复、第十三届全国小儿脑瘫康复学术会议于 2014 年通过了我国脑瘫定义：脑瘫是一组持续存在的中枢性运动和姿势发育障碍、活动受限症候群，这种症候群是由于发育中的胎儿或婴幼儿脑部非进行性损伤所致。脑性瘫痪的运动障碍常伴有感觉、知觉、认知、交流和行为障碍，以及癫痫和继发性肌肉骨骼问题。此定义指出运动和姿势异常是脑瘫的核心表现，临床康复治疗和研究应以解决脑瘫患儿的运动功能障碍为主。

"脑性瘫痪"这一病名属于西医所定义。根据其临床的表现，小儿脑瘫属于中医学"五迟""五软""五硬"的范畴。所谓五迟是指立迟、行迟、发迟、齿迟、语迟而言；五软是指头颈软、口软、手软、脚软、肌肉软而言；五硬在是指头颈硬、口硬、手硬、脚硬、肌肉硬而言。

二　理论基础

（一）现代西医学理论

1. 病因

脑瘫的直接病因是在脑发育成熟前发生的脑损伤和（或）发育缺陷。脑瘫的病因是由多种因素构成的，主要从三个方面去分析，即出生前、围生期和出生后。各国学者对脑损伤的发生时期进行了大量研究，普遍认为脑损伤主要发生在围生期，其次为出生前，发生于出生后者所占比例最少。

（1）出生前因素

1）遗传性因素：基因病、遗传性疾病、胎芽疾病等。

2）胎儿因素：感染、低血糖、宫内缺氧、胎儿红细胞症等。

3）孕母因素：妊娠高血压综合征、反复阴道流血、胎盘梗死、过量吸烟或饮酒、初产 >34 岁或 <20 岁、妊娠中手术、接受 X 线照射、母亲患病未经治疗、中毒、母孕期间服用激素、孕母感染、习惯性流产、早产、死产、子痫等。

4）血管性因素：动脉和静脉梗死、脑卒中、妊娠早期的血管损伤等。

5）中枢神经系统畸形：脑积水、脑疝、胼胝体缺损、脑回缺损、多发性小脑回畸形、小脑畸形、脑裂畸形等。

（2）围生期因素

1）早产儿、未熟儿。

2）低出生体重儿、过期儿、巨大儿、双胎或多胎。

3）胎盘异常、脐带脱垂、脐带绕颈、羊水异常。

4）异常分娩（产钳、胎头吸引分娩、因故剖宫产、臀位或足位产、第二产程＞4小时、全产程＞30小时、急产）。

5）新生儿窒息、新生儿缺血缺氧性脑病、新生儿异常黄疸和核黄疸。

6）新生儿低血糖、新生儿低血钙。

（3）出生后因素

1）各种中枢神经系统感染（脑炎、脑膜炎等）。

2）中毒（铅、一氧化碳中毒等）。

3）新生儿痉挛、脑血管栓塞、新生儿颅内出血、硬膜下血肿、蛛网膜下腔出血、头部外伤。

4）新生儿感染（肺炎、脐周炎、皮肤感染、中耳炎等）。

5）迁延性黄疸、镰状红细胞贫血、出生后1周内重度营养不良。

（4）目前脑瘫病因排序：①早产；②窒息；③低出生体重；④多胎；⑤妊娠中毒征；⑥迁延性黄疸；⑦未明病因；⑧过期产；⑨脐带绕颈；⑩高龄产妇，阴道流血，先兆流产。

也有人将脑瘫划分为先天性和后天性两种，即将自胎儿期至围生期的各种病因而致的脑瘫统称为先天性脑瘫，在围生期以后的发育途中的脑损伤和发育缺陷而引起的脑瘫统称为后天性脑瘫。

2. 病理改变

（1）主要以弥散的不同程度的大脑皮质发育不良或萎缩性脑叶硬化最为多见，皮质和基底结有分散的大理石样病灶瘢痕。

（2）其次为脑局限性白质硬化和脑积水、脑穿通畸形，也可见点状出血或局部出血，椎体束变性等。

（3）脑组织特别是代谢最旺盛的丘脑和脑干核团，对缺氧极为敏感，缺氧还可以增加血管内皮的渗透性和脆性，引起脑血管病变，进一步加重脑组织损害。

（二）传统中医学理论

1. 发病原因

本病的成因缘于母体虚弱、感受邪毒，影响胎儿发育，致小儿先天禀赋不足；或难产、外伤等引起后天损伤，可归纳为先天性、后天性和外伤性三种。

（1）先天性因素：父精不足，母血气虚，导致胎儿禀赋不足，精血亏损，不能充养髓脑；或其母孕中受惊吓或抑郁悲伤，扰动胎气，以致胎育不良。

（2）后天性因素：小儿初生，正气怯弱，处理不当，致生大病，损伤脑髓。

（3）外伤性因素：各种原因引起的产时脑部揭伤。

2. 发病病机

主要病机转归为肝肾不足，元气不充，脉络不畅，胎育不良，脑髓空虚，通过经络而累及四肢百骸，五官九窍，致肢体不用。病位涉及心、肝、脾、肾。

三 诊断要点

（一）现代医学诊断要点

1. 必备条件

（1）中枢性运动障碍持续存在：婴幼儿发育早期（不成熟期）发生，抬头、翻身、坐、爬、站、走等运动功能和精细运动功能障碍，或显著发育落后。功能障碍是持久性、非进行性的，但并非是一成不变的，轻症可逐渐缓解，重症可致肌肉、关节的继发性损伤。

（2）运动和姿势发育异常：包括动态和静态，以及俯卧位、仰卧位、坐位和立位时的姿势异常，应根据不同年龄段的姿势发育判断。运动时出现运动模式的异常。

（3）反射发育异常：主要表现有原始反射延缓消失和立直反射（如保护性伸展反射）及平衡反应的延迟出现或不出现，可有病理反射阳性。

（4）肌张力及肌力异常：大多数脑瘫患儿的肌力是降低的；痉挛型脑瘫肌张力增高、不随意运动型脑瘫肌张力变化（在兴奋或运动时增高，安静时降低）。可通过检查腱反射、静止性肌张力、姿势性肌张力和运动性肌张力来判断。主要通过检查肌肉硬度、手掌屈角、双下肢股角、腘窝角、肢体运动幅度、关节伸展度、足背屈角、围巾征和跟耳试验等确定。

2. 参考条件

（1）有引起脑瘫的病因学证据。

（2）可有头颅影像学佐证。

脑瘫的诊断应当具备上述四项必备条件，以及两项参考条件以帮助寻找病因。

3. 鉴别诊断

诊断脑瘫应排除发育落后、障碍性疾病、颅内感染性疾病、脑肿瘤、智力低下、脊髓疾病、内分泌疾病、自身免疫性疾病、遗传性疾病、代谢性疾病及肌源性疾病。

（二）传统中医学诊断要点

脑瘫以肢体瘫痪、不自主异常动作、智力低下为主要表现，可伴有语言障碍，视觉、听觉障碍，抽搐等症。本病证候繁杂，但辨证不外乎先天不足及后天失养，临证时应执简驭繁，抓住要点，先分病因，再辨虚实，随证施治。

（三）临床分型及分级

1. 现代医学临床分型及分级

参考 2006 版国际脑瘫定义、分型和诊断标准、ICD-10 和近几年的国外文献，第六届全国儿童康复、第十三届全国小儿脑瘫康复学术会议于 2014 年 4 月制定我国脑瘫的临床分型、分级标准。

（1）临床分型

1）痉挛型四肢瘫（spastic quadriplegia）：以锥体系受损为主，包括皮质运动区损伤。牵张反射亢进是本型的特征。四肢肌张力增高，上肢背伸、内收、内旋，拇指内收，躯干前屈，下肢内收、内旋、交叉、膝关节屈曲、剪刀步、尖足、足内外翻、拱背坐、腱反射亢进、踝阵挛、折刀征和锥体束征等。

2）痉挛型双瘫（spastic diplegia）：症状同痉挛型四肢瘫，主要表现为双下肢痉挛及功能障碍重于双上肢。

3）痉挛型偏瘫（spastic hemiplegia）：症状同痉挛型四肢瘫，表现在一侧肢体。

4）不随意运动型（dyskinetic）：以锥体外系受损为主，主要包括舞蹈性手足徐动和肌张力障碍；该型最明显特征是非对称性姿势，头部和四肢出现不随意运动，即进行某种动作时常夹杂许多多余动作，四肢、头部不停地晃动，难以自我控制。该型肌张力可高可低，可随年龄改变。腱反射正常、锥体外系征 TLR（＋）、ATNR（＋）。静止时肌张力低下，随意运动时增强，对刺激敏感，表情奇特，挤眉弄眼，颈部不稳定，构音与发音障碍，流涎、摄食困难，婴儿期多表现为肌张力低下。

5）共济失调型（ataxia）：以小脑受损为主，以及锥体系、锥体外系损伤。主要特点是由于运动感觉和平衡感觉障碍造成不协调运动。为获得平衡，两脚左右分离较远，步态蹒跚，方向性差。运动笨拙、不协调，可有意向性震颤及眼球震颤，平衡障碍、站立时重心在足跟部、基底宽、醉汉步态、身体僵硬。肌张力可偏低、运动速度慢、头部活动少、分离动作差。闭目难立征（＋）、指鼻试验（＋）、腱反射正常。

6）混合型（mixed types）：具有两型以上的特点。

（2）临床分级：目前多采用粗大运动功能分级系统（gross motor function classification system，GMFCS）。GMFCS 是根据脑瘫儿童运动功能受限随年龄变化的规律所设计的一套分级系统，完整的 GMFCS 分级系统将脑瘫患儿分为 5 个年龄组（0～2 岁；2～4 岁；4～6 岁；6～12 岁；12～18 岁），每个年龄组根据患儿运动功能从高到低分为 5 个级别（Ⅰ级、Ⅱ级、Ⅲ级、Ⅳ级、Ⅴ级）。此外，欧洲小儿脑瘫监测组织（surveillance of cerebral palsy in Europe，SCPE）树状分型法（决策树）现在也被广泛采用。

2. 传统中医学辨证分型

（1）肾精不足型

主证：肢体瘫痪，痿弱不用，颈软不支，立、行困难，囟门闭迟，智力低下，精神不振，面色无华，舌质淡，舌苔白，脉细微无力。

分析：本证由禀赋不足、肾精亏虚所致。肾主骨生髓，肾精不足，筋骨不健，故肢体痿弱、瘫痪；立、行困难，脑髓不充，故智力低下，精神不振。

（2）肝肾阴虚型

主证：肢体瘫痪，筋脉拘急，肌肉萎缩，手足徐动，足履不正，语言不利，时有抽搐，烦躁易怒，潮热盗汗，舌质红，少苔，脉细数。

分析：本证由肝肾阴亏、肝阳偏亢所致。肝肾精血不足，不能流注于筋骨，故见肢体瘫痪。阴亏虚热内生，引动肝风，故见筋脉拘急，手足徐动，时有抽搐。

（3）脾胃虚弱型

主证：肢体瘫痪，神情呆滞，智力低下，口软唇弛，咀嚼无力，涎出不禁，面色萎黄，泛恶纳呆，舌质淡，苔白，脉沉弱。

分析：本证由脾胃不足、生化乏源所致。脾胃虚弱，气血化生无源，筋骨肌肉失养，故见肢体瘫痪。气血不足，脑髓不充，故见神情呆滞，智力低下。脾主唇口之肌肉，脾虚则口唇软薄，咀嚼无力。

（4）瘀阻脑络型

主证：肢体痿弱不用，或四肢麻木，智力减退，毛发枯槁，肌肤甲错，四肢厥冷，舌质紫暗，脉细涩。

分析：本证由病程迁延、络脉不通所致。久病不愈，气血运行不畅，络脉痹阻，故见肢体痿弱不用。血脉不通，故见四肢麻木及四肢厥冷等症。

四 康复治疗

脑瘫的治疗主要以康复疗法为主，康复的基本目标是通过医疗、教育、职业、社会等康复手段，使脑瘫患者在身体、心理、职业、社会等方面达到最大程度的恢复和补偿。因此，脑瘫康复强调综合性、全面康复。

（一）康复评定

脑瘫患儿的评定在康复治疗过程中起着非常重要的作用，评定分三个时期，即初期评定、中期评定和末期评定。根据评定，可为脑瘫患儿的诊断、治疗及修订治疗方案提供重要的依据。

1. 评定内容

（1）患儿的整体像：患儿的一般状态、发育、营养、神志、面部表情、反应能力、皮肤色泽、身长、体重、头围、语言、哭声、听力、脏器功能等全身检查。

（2）患儿心理与精神状态评定。

（3）智力评定：包括筛查性质的测定和诊断性质的测定。筛查性质的测定包括丹佛筛查试验、皮博迪图词汇试验、绘人像试验、入学 50 项测试。诊断性质的测定包括贝利婴儿发育量表、盖泽尔发育量表、斯坦福-比奈智力量表、韦氏儿童智力量表。

（4）运动功能评定：肌张力、肌力、关节活动度的评定。

（5）神经发育学评定：评定脑瘫必须从神经发育学的观点出发，对与神经系统发育密切相关，又能准确反映神经系统发育的小儿姿势、小儿反射、姿势反射等发育神经学异常进行评定。

（6）姿势与运动异常特征：作为临床康复工作者及研究者应对不同类型脑瘫患儿的异常姿势和运动障碍的特征进行详细的研究、分析、归纳，并借此探索科学有效的矫正及康复训练方案和方法。姿势及运动异常是脑瘫的核心表现，也是阻碍其运动功能发育的重要因素。自从研究脑瘫之始，人们就将研究重点放在脑瘫儿童的姿势与运动障碍的研究上。脑瘫儿童都存在运动功能障碍和异常姿势，且脑瘫病情越严重，异常姿势和运动模式愈多。如果脑瘫儿童长期运用不正确的运动模式活动，会出现许多问题，例如，髋关节屈曲，导致双下肢后伸困难及身体不能保持直立；膝关节屈曲，导致下肢伸直困难；直立或行走时膝关节过伸，膝关节稳定性差致使支撑体重困难；站立或行走时仅能以足尖着地，踝关节过度跖屈；足内、外翻使距下、距舟、跟骨三关节畸形，站立及步行时足触地面主要是足底内、外侧缘，导致踝关节不稳；下肢内收肌群肌张力高，导致摆动相髋关节内收，并与对侧下肢交叉，呈剪刀步态；难以用意志控制的不随意运动，全身受累，颜面肌肉、发音和构音器官亦受累；走路时躯干前后摇晃，东倒西歪，呈醉酒步态；坐位时无法维持躯干抗重力伸展，呈圆背坐位；坐位时双髋关节内收、内旋，同时伴有膝关节屈曲，无法实现直腿坐位，呈 W 坐位；上肢屈肌肌张力增高，伸肌肌力不足，引起肘、腕、指关节屈曲，以致抓握物体和释放物体困难；旋前肌（主要是旋前圆肌）痉挛，旋后肌不能发挥作用而引起前臂旋前；肩关节内收，双上肢后旋，使双上肢不能在中线上活动。

2. 评估量表

小儿脑瘫的评估量表较多，各有侧重，现简要介绍如下。

（1）用于发育水平评定的量表

1）格塞尔发育诊断量表（Gesell development diagnosis schedules，GDDS）：适用于 0～6 岁的孩子，我国已建立常模，它以应物能、动作能、言语能及应人能 4 个能区来评价小儿的综合发育成熟度。

2）贝利婴儿发育量表（Bayley scales of infant development，BSID）：适用年龄范围为 2～30 个月的婴儿，包括智能量表、运动量表及婴幼儿行为记录 3 个分量表。

3）丹佛发育筛查量表（Denver developmental screening test，DDST）：适用于 0～6 岁儿童，包括运动能、细动作应物能、言语能及应人能 4 个能区。研究发现，DDST 对初步筛查脑瘫有重要意义。

（2）用于粗大运动及精细运动总体水平评价的量表

1）Peabody 运动发育量表（Peabody developmental motor scale，PDMS）：目前在国

外被广泛采用，是一个较为全面的运动功能评估量表，可以分别对脑瘫患儿的粗大及精细运动功能进行评估。

2）粗大运动功能测评量表（gross motor function measure，GMFM）及与其相配套的粗大运动功能分级系统（gross motor function classification system，GMFCS）：GMFM是1989年由美国Russell创立，包含88项内容，可以对脑瘫患儿的运动功能进行个体化描述及量化记录，并据此可以制订具有针对性且比较细致的治疗方案。2000年在GMFM-88基础上又推出GMFM-66，它结合电脑软件，临床应用省时，最少评13项后将信息输入电脑即可得出结果，并可用图表示，直观提示最接近的下一个训练目标，但GMFM-66反映详细程度上不如GMFM-88。GMFCS是由Pallisan于1997年根据脑瘫儿童运动功能随年龄变化规律而设计的分级系统。将脑瘫患儿分为4个年龄组，每个年龄组脑瘫患儿的运动功能都分为5个级别，Ⅰ级为最高，Ⅴ级为最低。

3）Alberta婴儿运动量表（AIMS）：用于判断婴儿运动发育水平，1994年由加拿大Alberta大学Martha C.Piper博士和Johanna Darrah治疗师共同创造，适用于0～18个月龄或从出生到独立行走这段时期的婴幼儿，可精确地评估婴儿运动发育成熟水平及在干预治疗后的变化。

（3）精细运动功能的评估：采用PDMS中精细运动评估量表、House上肢实用功能分级法（House classification of upper extremity functional use）、Bimanual精细运动分级法（Bimanual fine motor function）、QUEST量表（quality of upper extremity skills test）、上海复旦大学附属儿科医院制定的精细运动功能评估量表（fine motor function measure scale，FMFM）、手功能分级系统（manual ability classification system，MACS）。PDMS精细运动评估量表主要评估患儿抓握和视觉—运动整合两个运动技能区的能力。House上肢实用功能分级法，九个级别的分类方法能判断上肢功能的水平和功能基线。Bimanual精细运动分级法是参照粗大运动功能分级系统而制定的，适用于各个年龄段的脑瘫儿童，主要特点是可以同时判断单手和双手的功能。QUEST量表由加拿大人制定，适用于18个月至8岁痉挛型脑瘫患儿，较多地被用于评价治疗效果。FMFM以0～3岁脑瘫儿童为样本制定，采用Rasch分析法建立，属于等距量表，可以合理判断脑瘫儿童的精细运动功能水平，具有良好的信度和效度。MACS是针对脑瘫患儿在日常生活中操作物品的能力进行分级的系统，旨在描述哪一个级别能够最佳反映患儿在家庭、学校和社区中的日常表现。MACS参照GMFCS的分级方法，同样有5个级别，Ⅰ级为最高，Ⅴ级为最低，适用于4～18岁患儿。MACS评定的是双手参与活动的能力，而不是单独评定一只手的功能。

（4）日常生活活动能力评定：常采用儿科残疾评定量表（pediatrics evaluation of disability inventory，PEDI）、残疾儿童综合功能评定量表、儿童功能独立性评定量表（functional independence of measure for children）、PALCI评定法等。PEDI主要用于评定脑瘫患儿在与年龄相关的独立能力方面的功能受限或残疾程度。残疾儿童综合功能评定量表是由胡莹媛等参照国外资料结合我国国情而设计的简便易行的新量表，能够全面、具体、客观地反映脑瘫儿童综合功能发育情况。它适用对象为0～14岁儿童，以认知能、语言能、运动能、自理动作及社会适应 5 个能区来评价功能障碍的程度及治疗效果。儿童功能独立性评定量表可用于脑瘫患儿运动、自理、认知和社交等功能的评定。PALCI 评定法是目前评定脑瘫患儿日常生活活动能力使用最为广泛的方法。P（posture）为身体姿势，A（ADL）为日常生活动作，L（locomotion）为移动能力，C（communication）为交流能力，I（IQ）为智能。

（5）评定患儿肢体痉挛程度：常用量表有 Ashworth 量表或改良 Ashworth 量表（modified Ashworth scale，MAS）、综合痉挛量表（composite spasticity scale，CSS）、主动或被动关节活动度（active or passive range of motion，A/PROM）、塔迪厄量表（Tardieu scale）等。

（6）平衡功能评定：常采用 Berg 平衡量表、平衡功能测试仪等方法检测。

（7）用于其他方面的评价方法：全身运动（general movements）质量评估、运动功能的简单评估法（brief assessment of motor function，BAMF）、目的达到量表（goal attainment scale）、Zancolli 分级系统、父母调查问卷（parent questionnaire）等。

（二）现代医学康复方法

1. 物理疗法

物理疗法（physical therapy，PT）指运动疗法和物理因子疗法，主要针对患儿的运动功能进行康复治疗。运动疗法包括 Baboth 法、Vojta 法、引导式教育（Peto 法）、上田法、Temple Fay 法、运动再学习法、传统运动疗法、PNF 法、Collis 法、Rood 法、Doman-Delacato 法、渐进性抗阻肌力训练、强制性诱导运动疗法（CMT）。主要针对上肢运动功能及日常生活活动能力进行训练的作业疗法。

Baboth 法是英国学者 Karel Bobath 和 Berta Bobath 夫妇共同创造的疗法，是当代小儿脑瘫康复治疗的主要疗法之一，Baboth 法是以神经发育（运动发育和姿势发育）为理论基础创建的理论与方法，已经发展为当代中枢神经损伤所致运动障碍最重要的理论与方法，在世界范围内被广泛应用。其基本原理是通过反射性抑制异常姿势和运动，促进正确的运动感觉和运动模式，包括抑制手技、促通手技、刺激本体感受器和体表感受器手技（以叩击手技为主）。英国 Baboth 讲师协会还进一步对 Baboth 理论做了如下说明：Baboth 理论以运动控制为核心的系统性疗法为基础，为临床实践提供了理论框架，它关注神经生理学、骨骼肌与运动学习等领域的最新研究，发展具有专业性和独特性的评价治疗法。当今 Baboth 法的实际应用是为了再建患者的身体图式，通过治疗师给予各种向心性输入，促使患者完成更有效的、更具功能性的运动再学习。为此还需要治疗对象与治疗师之间构筑一种良好的互动关系。

Vojta 疗法又称为诱导疗法，由德国学者 Vojta 博士创建。这种方法通过对身体一定部位的压迫刺激，诱导全身产生协调的反射移动运动，促进和改善患儿的移动运动功能。Vojta 疗法所诱导的运动主要包括反射性翻身和反射性腹爬两种。

Peto 法是由匈牙利学者 Peto 创立。该法由引导员通过集体训练的方式，给予脑瘫患儿所需要的各种康复治疗和教育，使患儿在运动功能、日常生活活动能力、感觉认知能力、学习能力和社交技能等方面得到全方位的发展。

除上述方法外，临床上还采用上田法、Temple Fay 法、运动再学习法、传统运动疗法、PNF 法等方法。这些方法被称为易化技术，根据神经生理学与神经发育学的原理，利用各种方式刺激运动神经元，调节其兴奋性，以获得正确的运动控制能力。

物理因子治疗技术包括功能性电刺激（日本低中频电刺激治疗仪、神经损伤治疗仪、痉挛肌治疗仪、经皮神经电刺激仪、脑电仿生电刺激仪、音频电疗法、干扰电疗）、生物反馈疗法、经颅磁刺激疗法、高压氧疗法、水疗法、光疗法、超短波疗法等。

2. 作业疗法

作业疗法（occupational therapy，OT）是指有计划、有针对性地从患儿日常生活、学习、劳动、认知等活动中，选择一些作业，对患儿进行训练，以恢复和学习各种精细协调动作，解决生活、学习、工作及社交中所遇到的困难，取得一定程度的独立性和适应性。作业疗法目的主要是提高患儿的上肢运动功能、协调能力、自主生活能力和适应能力，作业疗法的重点如下。

（1）保持正常姿势。

（2）促进上肢功能的发育。

（3）促进感觉、知觉运动功能的发育。

（4）促进日常生活动作能力。

（5）促进情绪的稳定和社会适应性。

3. 语言治疗

语言治疗实际上是指语言及交流障碍的矫治。语言障碍矫治的主要内容如下。

（1）日常生活交流能力的训练。

（2）进食训练。

（3）构音障碍训练。

（4）语言发育迟缓训练。

（5）利用语言交流辅助器具进行交流的能力训练等。

4. 手术治疗

手术治疗是脑瘫康复治疗的一种重要的辅助方法，主要包括神经外科手术和矫形外科手术。神经外科手术主要有选择性脊神经后根切断术和周围神经缩小术，神经干细胞移植、脑移植、基因治疗，以及脑立体定位干预技术等新疗法和新技术正在研究中，具有广阔的前景。矫形外科手术目的是矫正局部畸形，改善功能，主要有肌肉、肌腱切断术，肌腱延长术，肌腱移位术，骨矫形术等，其手术简单，可重复，对脑瘫患儿的肢体固定畸形矫正有显著疗效。

5. 辅助器具及矫形器

目前应用较多的辅助器具及矫形器有踝足矫形器、膝关节矫形器、手部矫形器、坐姿矫正系统、髋外展矫形器等。日常生活辅助器具也可不同程度地提高脑瘫患儿的生活能力，主要有坐位、立位、步行、移动、日常生活等不同用途的器具。

6. 音乐和文娱疗法

根据患儿的病情，多以小组形式、家长或家庭成员参与的形式进行，促进患儿身心全面发育。

7. 其他疗法

伴随智力低下的认知训练、行为障碍的行为治疗、骑马疗法、药物治疗等。

（三）传统中医学康复疗法

中医治疗本病以培补肝肾、健脾养心为基本原则，有针刺、推拿、艾灸、穴位注射、埋线和中药等康复治疗方法。

1. 针刺疗法

运用针刺刺激人体穴位或特定部位，以疏通气血，调和阴阳，促进身心疾病康复的方法，包括体针、头针、电针、水针、耳针等疗法。

（1）体针疗法

1）穴位与主治：以宁心安神、通经活络为主，采用局部取穴与循经取穴相结合的方法；是以毫针直接刺入身体的某个或某些穴位，通过经络的感应、传导和调节发挥治疗疾病作用，故针刺疗病以"得气"为要。大椎、哑门、风池、百会：主治智力障碍。哑门、廉泉、关冲、合谷：主治语言障碍。天突、廉泉、合谷、颊车：主治吞咽困难。手三里、间使、合谷、阳陵泉、大椎：主治震颤。风池、阳白、攒竹、四白、地仓：主治面瘫。上肢取肩髃、曲池、外关、合谷；下肢取环跳、阳陵泉、解溪、昆仑、承扶、承山、委中、犊鼻、梁丘、伏兔、血海、太冲、涌泉，主治四肢瘫痪。

2）针刺方法：一般选用 28～30 号，长 25～50mm 的毫针。四肢穴直刺 0.3～1.5 寸，根据病情分别采用不同手法运针，留针 10～15 分钟即可出针；督脉经穴与夹脊穴横刺，针尖与皮肤表面成 15°～30°进针，然后针身与皮肤平行推到一定深度，留针 15～30 分钟。

3）针刺方法：以"虚则补之，实则泻之"为治疗原则，通过针刺手法产生补泻作用。古代针灸医家在长期的临床医疗实践中，创造和总结出很多针刺补泻手法。

捻转补泻：针下得气后，捻转角度小、用力轻、频率慢、操作时间短者为补法；捻转角度大、用力重、频率快、操作时间长者为泻法。也有以左转时角度大，用力轻者为补法；右转时角度大，用力重者为泻法。

提插补泻：针下得气后，先浅后深，重插轻提，提插幅度小、频率慢、操作时间短者为补法；先深后浅，轻插重提，提插幅度大、频率快、操作时间长者为泻法。

疾徐补泻：进针时徐徐刺入，少捻转，疾速出针者为补法；进针时疾速刺入，多捻转，徐徐出针者为泻法。

迎随补泻：进针时针尖随着经脉循行去的方向刺入为补法；针尖迎着经脉循行来的

方向刺入为泻法。

呼吸补泻：患者呼气时进针，吸气时出针为补法。吸气时进针，呼气时出针为泻法。

开阖补泻：出针后迅速按揉针孔为补法；出针时摇大针孔而不立即揉按为泻法。

平补平泻：进针得气后均匀地提插、捻转后即可出针。

4）注意事项：熟悉经络的循行路线和方向，准确定位取穴，精准辨证施治。痉挛性脑瘫患儿不宜采用强刺激手法。手足徐动型患儿不宜留针，运针后出针。如果出现晕针、滞针、弯针、断针等异常情况，一定要沉着冷静，根据情况分别处理：晕针者应立即起针，使其平卧，给予温开水口服并取头低位；滞针者要协助消除紧张情绪，使其肌肉放松，慢慢将针取出；弯针者视其针柄扭转方向，顺着弯曲方向逐渐退出，切忌急拔猛抽，以防断针；断针者，嘱患者不要乱动，保持原来体位，残针尚在体外即用手指或镊子取出，若已没入皮下须手术取出。

（2）头针疗法：又称为头皮针疗法，是在中国传统针灸学及现代解剖学、神经生理学、生物全息论的基础上发展形成的，通过针刺头部的特定区域，以治疗各科疾病，主要用于治疗脑源性疾病的一种微刺系统方法。从经络循行分布可以看出，头为足三阳经与手三阳经交会之处，手少阴心经和足厥阴肝经直接到达头面部，其余阴经通过经络合入阳经也上达头部，所以头部与整个人体有着密切的联系。头针疗法可分为两种：一是根据脏腑经络理论在头部选取相应腧穴进行治疗；二是根据大脑皮质功能定位头皮投影在头皮上划分出相应的刺激区或线进行针刺。

1）头部腧穴定位及主治：头维穴、发际穴、阳白穴、印堂穴、攒竹穴、睛明穴、承泣穴、四白穴、迎香穴、水沟穴、瞳子髎穴。头背面：百会穴、后顶穴、风府穴、哑门穴、完骨穴、风池穴、天柱穴。头部侧面：太阳穴、下关穴、上关穴、耳门穴、听宫穴、翳风穴、颊车穴、大迎穴等。

临床常用治疗小儿脑瘫穴位的定位及主治如下。

百会穴：在头部，当前发际正中直上 5 寸，后发际正中直上 7 寸，当两耳尖直上连线中点，主治中风、失语等。

四神聪：在头部，百会前、后、左、右各开 1 寸处，共有四穴，故名四神聪，主治癫痫等神志病症。

神庭穴：在头部，当前发际正中直上 0.5 寸，主治癫狂、痫证、角弓反张等。

眉冲穴：在头部，当攒竹直上入前发际 0.5 寸，神庭穴与曲差的连线之间。主治癫痫等。

头临泣穴：在头部，目正视，瞳孔直上，入前发际 0.5 寸，神庭穴与头维穴连线的中点处，主治小儿惊风、癫痫、耳聋等。

本神穴：在头部，前发际上 0.5 寸，神庭穴旁开 3 寸，神庭穴与头维穴连线的内 2/3 与外 1/3 的交点处，主治癫痫、小儿惊风、中风等。

头维穴：在头部，当额角发际上 0.5 寸，头正中线旁开 4.5 寸。神庭穴、双头临泣穴、双头维穴合称额五针，额五针与四神聪合称为智九针，减双头维穴称智七针，主治小儿智力低下。

前顶穴：在头部，当前发际正中直上 3.5 寸（百会前 1.5 寸），主治癫痫、小儿惊风等。

强间穴：位于人体的头部，当后发际正中直上 4 寸（脑户穴上 1.5 寸），主治目眩、癫狂痫证等。

脑户穴：在头部，当后发际正中直上 2.5 寸（风府穴上 1.5 寸），约当枕骨粗隆上缘凹陷处，主治失声、癫狂痫等。

哑门穴：在头部，当后发际正中直上 0.5 寸，第 1 颈椎下，主治舌缓不语、音哑、颈项强急、脊强反折、癫狂、痫证等。

风池穴：在颈部，当枕骨之下，与风府穴相平，胸锁乳突肌与斜方肌上端之间的凹陷处，主治颈项强痛、耳聋、中风、口眼㖞斜等。

印堂穴：在前额部，当两眉头间连线与前正中线交点处，主治头痛、小儿惊风等。

阳白穴：目正视，瞳孔直上，眉上 1 寸，主治眼睑下垂、口眼㖞斜、头痛等头目疾患。

攒竹穴：在面部，当眉头陷中，眶上切迹处，主治目眩、目翳、眼睑𥆧动等。

睛明穴：位于目内眦角稍上方凹陷处，主治视力障碍者。

承泣穴：在面部，瞳孔直下，眼球与眶下缘之间，主治眼睑𥆧动、口眼㖞斜、近视、夜盲、眼球颤动、眼睑痉挛等。

四白穴：在面部，瞳孔直下，当眶下孔凹陷处，主治目翳、眼睑𥆧动、口眼㖞斜等。

耳门穴：在耳屏上切迹前方，下颌骨髁状突后缘，张口有凹陷处，主治耳聋、耳鸣、聤耳等。

听宫穴：在耳屏前，下颌骨髁状突后方，张口时呈凹陷处，主治耳鸣、耳聋、聤耳、癫狂痫等。

听会穴：在耳屏切迹的前方，下颌骨髁状突后缘，张口有凹陷处，主治耳鸣、耳聋、聤耳、口眼㖞斜等。

翳风穴：在颈部，耳垂后，乳突下端前方凹陷中，主治口眼㖞斜、牙关紧闭、耳鸣、耳聋等头面五官疾病。

完骨穴：在头部，耳后乳突的后下方凹陷处，主治口眼㖞斜、喉痹齿痛等头面五官疾病，颈项强痛，癫痫等。

地仓穴：在面部，口角外侧，口角旁开 0.4 寸，上直对瞳孔，主治口眼㖞斜、流涎等。

颊车穴：在面颊部，下颌角前上方，耳下大约一横指处，咀嚼时肌肉隆起出现的凹陷处，地仓透颊车主治流涎、吞咽咀嚼障碍等。

承浆穴：在面部，当颏唇沟的正中凹陷处，主治口眼㖞斜、唇紧、流涎、暴喑不言、癫痫等。

廉泉穴：在颈部，当前正中线上，结喉上方，舌骨上缘凹陷处，主治舌根急缩、舌纵涎出、舌强、中风失语、暴喑、喉痹、吞咽不下等。

2）头部常用刺激区的定位及主治

头部刺激区定位线：前后正中线（简称 1 线）是从眉心至枕外粗隆的连线；眉枕线（简称 2 线）是从眉上缘中点沿颞侧至枕外粗隆的连线。

运动区：上点为 1 线中点向后移 0.5cm 处，下点为 2 线和鬓角发际前缘的交点，上下点连线即为运动区，是临床常用的刺激区，头部运动区涉及督脉、足太阳膀胱经、足少阳胆经。按中医辨证施治原则，根据"腧穴所在，主治所及"的原理，选取相应腧穴，达到调肝补肾、益精填髓的作用，以改善和恢复脑瘫患儿的肢体功能；现代研究表明，针刺头部穴位可以促进头部的血液循环，改善头部的微循环，促进中枢神经系统的修复。该区主治肢体瘫痪、中枢性面瘫、运动性失语等。

感觉区：运动区向后平移 1.5cm，主治头痛、颈项痛、肢体疼痛麻木和感觉异常。

运用区：从顶骨结节处向下引一垂直线，并在此线前后各引两条与其夹角成 40°的斜线，三线长度均为 3cm，主治失用症。

言语二区：以顶骨结节后下方 2cm 处为起点，向后引 3cm 长、平行于 1 线的直线，主治命名性失语。

言语三区：晕听区中点向后引 4cm 长的水平线，主治感觉性失语。

平衡区：从枕外粗隆顶端旁开 3.5cm 处，向后引 4cm 长、平行于 1 线的直线，主治小脑性平衡障碍、头晕、脑干功能障碍引起的肢体麻木、瘫痪。

足运感区：从距 1 线中点左右旁开 1cm 处各向后引 3cm 长、平行于 1 线的直线，主治下肢瘫痪、疼痛、麻木、夜尿症等。

视区：从距枕外粗隆顶端旁 1cm 的左右两点各向上引 4cm 长、平行于 1 线的直线，主治皮质性视觉障碍。

3）针具：一般选用 30～32 号，长 40mm 的毫针。

4）操作：针体与头皮成 15°～30°，快速进针，刺入帽状腱膜下后将针与头皮平行推进一定深度，不加捻转，静留针 2～4 小时。

5）注意事项：留针期间，应加强肢体的功能锻炼，重症患儿可做被动活动；同时应注意避免头部碰撞，以免弯针、断针。对囟门和骨缝尚未闭合的婴儿，由于其穴位面积大，深度浅，所以针刺时应特别谨慎，避免深刺。对于小儿而言，头皮血管丰富，起针时容易出血，因此起针速度要快，针孔用干棉球按压数秒钟。

（3）电针疗法：作为治疗小儿脑瘫脑损伤的一种手段逐渐被人们引入临床运用及科学研究领域，是指针刺腧穴"得气"后，再通过针体给予人体脉冲电流的刺激，这是一种将针刺腧穴与电刺激联合运用治疗疾病的方法。

1）电针仪的种类：有蜂鸣式、电子管、半导体等。宜选择体积小，携带方便，不受电源限制，刺激量大且安全、无噪声、耐震等特性的电针仪。

2）操作方法：对所选腧穴行针至"得气"，将电针仪的输出电位器调至"0"；将每对输出的两根导线分别连接在两个针柄上，然后打开电源开关，选择适当的波形，再将输出电位器由"0"逐渐调大，电流强度以患者能耐受为度，通电时间一般为 5～20 分钟。

3）常用脉冲电流的选择：电针仪分别装有密波、疏波、疏密波、断续波等数种波形，应根据病情不同选择适当的波形。

密波：频率一般在50～100次/秒，能降低神经应激功能，有止痛、镇静、解痉的作用，亦可用于针刺麻醉。

疏波：频率一般在2～5次/秒，刺激作用较强，能引起肌肉收缩，提高肌肉的张力，常用于痿症及肌肉、关节、韧带、肌腱的损伤。

疏密波：疏波、密波自动交替出现的波形，有促进代谢和血液循环，改善组织营养，消除炎性水肿的作用，用于治疗面瘫、肌无力等。

断续波：有节律的时断时续，自动出现的一种疏波，能提高肌肉组织的兴奋性，对横纹肌有良好的刺激收缩作用，用于痿症和瘫痪。

4）注意事项：使用电针仪前，应仔细检查其性能是否良好，电池是否有电。一般同一对输出电极应连接在身体同侧的两个腧穴上，对心脏病者应避免电流通过心脏。调节刺激量一定要缓慢逐渐增加，应从小到大，突然的强刺激会使患者难以耐受，还会造成弯针、断针及晕针等意外情况。还要注意每个患者的体质、敏感度及脑瘫的类型，痉挛型、徐动型患儿均不宜采用强刺激。颈项、胸背电针治疗时，注意电流强度要小，否则针体颤动太强易发生意外。针体上有锈蚀的针具要剔除不用。

（4）水针疗法：又称为"穴位注射"，是用注射器将药物注入腧穴，使腧穴受到针刺和药物双重刺激的一种治疗疾病的方法。水针疗法为一种中西医结合的治疗方法，具有取穴少、起效快、疗效好等优点，具有调节机体功能的作用。

1）常用药物

西药：维生素 B_1 注射液、维生素 B_{12} 注射液、醋谷胺注射液等。

中药：常用复方当归注射液。

2）操作方法：主要选择十四经穴中的特定穴，如心俞、肝俞、脾俞、肺俞、肾俞穴，还有原穴、郄穴、合穴等；还有选择肌肉较丰满处的腧穴，如环跳、承扶、委中等。注射剂量根据腧穴所在的部位而定，一般头面部注射0.3～0.5mL，四肢部位注射1～2mL；胸背部注射0.5～1mL；腰部注射2～5mL。根据注射剂量选用适宜的注射器及针头。抽好药液，腧穴局部皮肤常规消毒，将针快速刺入皮下，然后缓慢深入并反复提插至"得气"，回抽注射器无血，即可将药物缓慢推入，抽出注射器后按压针孔。每次选3～6个穴位，隔日注射1次，1～2个月为1个疗程。

3）注意事项：要熟悉药物性能，选择合适的药物，剂量应恰当，注入速度应缓慢。注射用针时只能提插不要捻转，待有针感后再注进药物。颈项、胸背部注射时，针刺不宜过深，药液剂量要小，且注射应缓慢。要避免神经干注射，当患者针刺有触电感时必须退针或改换角度。注射的药物一般不能注入血管、关节腔或脊髓腔。

2. 推拿疗法

推拿疗法在中医学中以其悠久历史、简易的治疗手段、有效的治疗效果争艳于群芳之中。小儿脑瘫与其他运动障碍的发病机制不同，因此小儿脑瘫的按摩方法亦有其特殊性，是根据中医传统医学的经络学说、推拿理论、现代医学的神经生理学、运动学等有关知识选择的推拿疗法。施行治疗时，尽量避免患儿哭闹，同时向其家长说明病情和可能出现的问题；手法轻重要适宜，切忌生拉硬拽，尤其对于病程长、挛缩严重的患儿更应注意，以免造成副损伤；治疗前不应过饥、过饱，治疗后 10 分钟给予患儿饮料及营养品以补充能量；一般病症，每日 1 次；病情重、体虚小儿，隔日 1 次。

（1）推法

操作：用一手掌紧贴患者皮肤，向前作直线或沿筋肉走向顺推，推时用力要均匀。

适用部位：胸部、腹部、背部及大腿部。

功能与作用：舒筋活络、消肿止痛、开郁散结，用于治疗肩背痛、腰腿痛、胸胁胀痛、肢体麻木等。

（2）一指禅

操作：用拇指的指端或偏峰着力于治疗部位或穴位上，沉肩垂肘，腕关节做左右连续、均匀、有节律的摆动，拇指关节亦随着腕关节摆动节律而摆动。

适用部位：全身各部，以头部、腹部应用最多。

功能与作用：理气活血、调和营卫、舒畅经络、消肿止痛，用于治疗头痛、面瘫等。

（3）拿法

操作：一手或双手的拇指与其余四指指腹相对提捏肌肉，一提一松，用力要均衡，动作要有节律性，注意不可用指尖抠抓体表。

适用部位：颈肩和四肢部位。

功能与作用：活血通络、祛风散寒、缓解痉挛，用于治疗颈椎病、肌肉痉挛或麻痹、关节疼痛等。

（4）点按法

操作：以拇指或肘尖或掌根按压在一定部位或穴位上，逐渐用力，达到"按而留之"的效果，使患者有"得气感"。

适用部位：身体各个部位。

功能与作用：祛瘀止痛、通经活络、解郁破结，用于治疗肢体瘫痪、脊柱侧弯等。

（5）按法

操作：手背近小指部位，用一定的压力，附着于患处或相关治疗部位，利用腕关节的伸屈，做内外旋转的连续复合动作，带动手背做往返的按动，按法动作大，活动面积广，渗透力强。

适用部位：腰、背、臀部及四肢等肌肉丰厚的部位。

功能与作用：祛风散寒、疏通经络、活血止痛、疏松肌肉、缓解痉挛、舒利关节，用于治疗风湿疼痛、肢体麻木瘫痪等。

（6）擦法

操作：手掌或大、小鱼际着力于一定的部位上进行直线往返推擦，或上下、左右，不可歪斜，动作稳快、用力要均匀。

适用部位：适用于肩部、腰臀、胸腹及四肢。

功能与作用：舒筋活络、理气止痛、健脾和胃、消痕退肿、祛风散寒，用于治疗腰背疼痛、肢体麻木、软组织损伤及消化系统疾病。

（7）捻法

操作：拇指、食指螺纹面上下或左右对称地拈取某一部位，同时做环转捻动，用力要着实而不能漂浮。

适用部位：四肢末端。

功能与作用：缓解痉挛、消肿止痛、疏利关节，用于治疗四肢末梢麻木及四肢小关节扭挫伤。

（8）抹法

操作：单手或双手的拇指或大鱼际紧贴皮肤做上下或左右的移动。

适用部位：头面部及额部。

功能与作用：开窍醒神、镇静明目，用于治疗头痛、头晕、面瘫等。

（9）拍法

操作：单手或双手，五指自然并拢，掌心要空，用虚掌叩打体表。操作时各着力点要同时起落，节奏性要强，用力要平稳。

适用部位：腰背及下肢部位。

功能与作用：舒筋活络、行气活血、解除痉挛，用于治疗肢体麻木瘫痪、肌肉痉挛、腰腿疼痛等。

（10）抖法

操作：双手握住上肢或下肢远端，用力做上下、左右连续的小幅度抖动。

适用部位：上肢或下肢部位。

功能与作用：舒筋活络、调和气血，用于治疗上肢麻木瘫痪、四肢肌肉疼痛、痉挛。

（11）弹筋法

操作：用拇指和食指（中指）的指端对称地拿起一定的部位，进行短时间挤压后，将所拿筋肉提起，提到一定高度即迅速放手，使筋肉弹回。

适用部位：四肢部及背部。

功能与作用：舒筋活络、消瘀止痛，用于治疗肌肉劳损、麻木及瘫痪。

（12）摇法

操作：术者用双手或单手握住肢体远端，以被摇动关节为轴，使肢体做被动的旋环转动，操作时幅度由小到大，力量由轻到重，速度由慢到快，循序渐进。切忌盲目做超出生理活动范围的摇动。

适用部位：颈部、腰部及四肢大关节部位。

功能与作用：滑利关节、松解粘连、缓解痉挛，治疗肌肉痉挛，关节粘连或强直。

3. 中药疗法

中医中药是促进脑瘫疾病康复的重要方法之一，根据中医辨证，分别施以不同的治则方药，以调节患者的精神、情志，使身体功能得到康复。中药促进脑瘫疾病康复的途径有内治和外治两种，可根据脑瘫疾病的性质、部位、药物作用趋向及病之虚实等方面的不同情况，分别采用内服、外用及两者相结合的给药途径。

（1）中药内治法

1）肝肾不足型

症状：筋骨发育迟缓，坐、立、行走及牙齿的发育都迟于同龄小儿，颈项痿软，舌淡，苔薄，脉细软。

证候分析：肝肾不足，不能荣注于筋骨，筋骨不能按期生长发育。

治法：补肾养肝。

方药：加味六味地黄丸。方中鹿茸温肾益精，五加皮强筋壮骨，熟地黄、山茱萸滋养肝肾，山药健脾，泽泻、茯苓淡渗化湿，丹皮凉血。齿迟者加紫河车、何首乌、龙骨，以补骨生齿；颈项痿软者加枸杞子、菟丝子、巴戟天，以补养肝肾；立迟者加牛膝、杜仲，以强筋壮骨。

2）心脾两虚型

症状：语言迟钝，智力低下，四肢痿软，口角流涎，咀嚼吮吸无力，头发生长迟缓，肌肉松弛，纳食欠佳，舌淡红、少苔、脉细。

证候分析：脾主四肢肌肉，舌为心之苗，脾开窍于口。脾虚精华摄取不足，故四肢痿软、口角流涎、纳食欠佳；心主神明，语为中声，心气虚弱，故语声迟钝、智力低下；心主血，发为血之余，心血不足，故发迟。

治法：健脾养心。

方药：调元散和菖蒲丸加减。方中黄芪、人参、茯苓、白术、甘草健脾益气，当归、熟地黄、川芎滋养阴血，远志、石菖蒲养心益智。发迟难生者，加肉苁蓉、何首乌益肾养血生发。

3）肝脾不足型

症状：生后即见多卧少动，颈强不柔，抱起时两腿伸直，呈内旋状，随着生长，坐、爬、站、行等动作发育延迟，步态不稳，动作表现笨拙，肢体可见痉挛强硬状；少数表现为肢体弛缓软瘫，智力基本正常，面色萎黄，形体消瘦。舌偏淡，苔薄白，脉细无力，指纹淡。

证候分析：肝气不足，虚风内动则见多卧少动，颈项僵硬，两腿强直内旋；肝血虚不荣肢体，坐、爬、站、行等动作发育延迟，动作笨拙；脾虚则面色萎黄，形体消瘦，舌质淡，苔薄白，脉细无力，指纹淡。

治法：滋肝健脾、补益气血。

方药：十全大补汤加减。方中黄芪、党参、茯苓、黄精、白术益气健脾生血，白芍、川芎、当归、鸡血藤、桂枝养血柔肝，温通经络。食欲不振去黄精、白芍、当归、鸡血藤，加陈皮、焦山楂、鸡内金；眼目干涩、目不明者加枸杞子、杭菊花、桑椹；四肢震颤加天麻、钩藤、僵蚕。

（2）中药外治法：常用的药物外治方法有熏洗、蒸、贴敷、熨等。

目前主要采用中药药浴治疗方法，通过辨证配方，加工成一定浓度的药液，将其置于特定的治疗仪内，保持一定的水温，将患者赤身置于药液内浸泡，利用热效应熏蒸身体以达到治疗的目的，具有补益肝肾、活血通络的作用。注意将患儿头部露出药液面，并且让患儿乳头与药液面平行，勿使药液进入口鼻。每天1次，每次30分钟，30天为1个疗程。通过药浴，对改善患儿智力，促进功能恢复，增强免疫力有一定的疗效。

五　预防及注意事项

（一）注重婚前保健

预防脑瘫，应从婚前开始。对准备结婚的男女双方进行性卫生、生育和遗传病知识的指导。据报道，患糖尿病的母亲所生的婴儿，其先天性畸形的发生率要比健康妇女多2～200倍。在这些先天性畸形儿中，中枢神经系统畸形占着相当大的比例。婚前保健为优生打下了基础，可避免和减少遗传疾病、先天性缺陷，防止和阻断遗传病的延续。另外，妇女的生育年龄宜在35岁以前为好。

（二）做好孕期保健

1. 定期产前检查

孕妇定期到医疗、保健机构进行产前检查，是保障母婴健康的重大措施，亦是保证优生优育的良好举措。若在检查中发现胎儿患有严重的遗传性疾病或先天性缺陷、孕妇患有严重疾病，继续妊娠会严重危害孕妇健康甚至生命安全的，均应遵照《母婴保健法》规定，妥善处理。在妊娠后期，检查要频，以便及时了解母亲和胎儿的健康状况，纠正异常胎位。

另外，孕妇要注意避免不必要的X线照射。研究显示，胎儿的中枢神经中分化活跃的细胞，对X线的损伤十分敏感，可使胎儿发生染色体异常的危险性增加，在妊娠的头3个月内应特别注意。此外，孕妇应避免接触有毒物质，不能过度饮酒，否则也会使胎儿的脑部受到损害。

2. 坚强营养

孕妇营养不良常常导致低体重儿的出生或胎儿的脑发育不良，从而引起脑瘫。缺碘母亲所生的婴儿往往有神经系统缺陷表现。母亲缺铁除引起自身的贫血外，还可影响婴儿的智能。为了防止胎儿的脑发育不良，孕妇必须特别注意营养，不要偏食、挑食，荤素要合理搭配，粗细粮轮食，要多食富含蛋白质、脂肪、葡萄糖、核酸、维生素、微量元素的食品。

3. 防止感染性疾病的发生

胎儿期脑发育极为迅速，如果发生先天性感染，如风疹（在妊娠早期）或弓形虫病、李司忒菌病（在妊娠晚期）、肝炎病毒、梅毒等都可导致严重的脑瘫。孕妇在整个孕期避免感染性疾病的发生，对预防脑瘫是很重要的。平时，孕妇不宜经常去公共场所活动，以免感染而影响胎儿的正常发育。孕妇一旦发生感染性疾病，要及时医治，药物需在专业医生指导下使用。

（三）处理好分娩的各个环节

胎儿出生时，即分娩过程中，因分娩引起的胎儿窒息和颅内出血是造成小儿脑瘫的一个重要原因，应预防早产、难产。医护人员应认真仔细地处理好分娩的各个环节，做好难产胎儿的各项处理。

（四）加强对胎儿的护理

胎儿出生后一个月内要加强护理、合理喂养，预防颅内感染、脑外伤。

第二节　学术研究特点、构想及设计

把脑瘫患儿康复方法与机制研究作为研究方向始于 2007 年，当时笔者所在的南昌大学附属第四医院被国家民政部定为"残疾孤儿脑瘫手术康复明天计划定点医院"，作为行政主管有幸取得有关脑瘫患儿的手术与康复治疗的第一手资料，特别是带领专家团队，先后走访了江西、湖南、湖北、广西、广东、安徽、重庆等省、直辖市的儿童福利院，筛查脑瘫患儿一万余名，看到孤残儿肢体障碍行走不便的身影，望着孩子们渴望健康，渴望融入美好生活的眼神，深深地触动了笔者的心灵，暗下决心作为一名医生，有义务有责任为孤残脑瘫患儿的肢体运动康复，为他们重返社会贡献一分力量。南昌大学附属第四医院脑瘫康复事业的发展，以及笔者个人在其科研上取得的成就，还要感谢一个人，她就是淮安市妇幼保健院的高晶博士，她是当时我国仅有的几位从事儿童脑瘫康复治疗及科学研究的高层次人才之一，对南昌大学附属第四医院脑瘫康复科的建立与健康发展给予多年的指导，特别是对开展脑瘫康复的应用基础研究，起到了重要的引领作用。10 年来，笔者的学科团队已为孤残儿脑瘫行矫治手术与康复治疗近 2000 例，取得了满意的疗效，为孤残儿童恢复健康，走向社会做出了贡献。

另外，从检索的大量相关文献发现，以往多为脑瘫康复方法疗效的临床报道，特别是对脑瘫康复治疗有显著效果的中医针灸疗法，亦都是对其疗效的评估，有关康复方法的机制研究甚少。为此，笔者课题组将脑瘫康复方法与机制研究纳入了重点研究方向，10 年来，先后获得四项国家自然科学基金项目和多项地方项目的支持，并取得了丰硕的研究成果。

一　不同康复疗法促进脑瘫大脑再塑和功能重组的作用机制研究

（一）研究背景

脑瘫是目前儿童致残的主要疾病之一，其患病率为 1‰～3‰。近半个世纪以来，由于产科技术、围产医学、新生儿医学的进展，新生儿死亡率、死胎发生率均有明显下降，但脑瘫的发病率并无明显降低，在某些地区甚至有上升的趋势，这可能是因为抢救危重新生儿技术提高、新生儿监护病房的应用，使许多过去很难生存的极低体重儿得以存活，而这些早产儿得脑瘫的机会明显高于足月儿。目前国外报道脑瘫在基本生活需要支持方面列第三位，在残疾原因方面列第五位，我国有 31 万例脑瘫患儿，其对个人、家庭、社会的影响是极大的。因此提高脑瘫综合治疗水平，最大限度地恢复患儿肢体功能，使其重返社会是至关重要的。据大量文献报道，有关小儿脑瘫临床康复疗法的研究发展迅速，已证明脑瘫患儿通过全面系统的康复训练和治疗，多能取得理想的治疗效果，但有关脑瘫康复治疗后神经运动功能恢复的机制研究甚少，对临床各种促进小儿脑瘫康复疗法的有效性缺少科学依据。

（二）研究基础

著名学者 Bach Y. Ritap 1930 年就提出了"脑的可塑性"这一概念。国内外学者对脑的可塑性进行了不断深入的研究。脑的可塑性是指脑在环境变化或受伤时神经具有的结构和功能的相应变化能力，为脑损伤后的恢复提供了基本保证。脑的可塑性在结构上表现为①受损神经细胞轴突的侧支芽生，增加了部分传入靶区的投射密度。②新长出的侧支与靶细胞再建突触联系，可表现为部分传入靶区内突触性终末的数量先减少，后增多；或终末增大或每个终末上的突触增多，或电活性增强等。③靶区内部分传入的二级神经元出现兴奋性递质受体上调，突触后致密区扩大。④胶质细胞增多、增大等。

国内诸多学者采用电刺激方法证实了神经损伤后会产生一系列变异和适应过程，代

201

偿机制中最重要的就是中枢神经系统细胞轴突再生、树突侧支芽生及突触阈值改变，发挥储备或休眠状态的神经细胞功能，调整神经元的兴奋性，重建神经功能网络，重现功能重组，起到功能重塑的作用。

生长相关蛋白（growth associated protein-43，GAP-43）作为神经元发育、神经生长、再生、突触形成和重建的标准蛋白质，在神经生长区表达非常丰富；表明生长相关蛋白在神经元发育过程中起着关键性作用，故生长相关蛋白高度表达是再生的典型特征。国际上将生长相关蛋白列为研究神经生长发育和损害修复等神经可塑性的首先分子探针。

突触素（SYP）是分布于突触囊泡膜上含量丰富的糖蛋白之一，与递质释放关系密切，并可影响突触可塑性。突触素既是突触发生的标志，又是突触传递效能水平的反映，它的免疫定位与定量可以准确反映突触的分布与密度。

国内外均致力于探索有效的脑瘫治疗方法，但其属复杂、难治性疾病，疗效与机制上存在诸多争议。国际上对脑瘫的认识始于 1841 年，经过尝试和探索，发达国家已形成多学科参与的综合性康复治疗体系，主要采用九类方法治疗脑瘫：物理治疗、作业治疗、语言治疗、手术治疗、辅助器具与矫形器、药物治疗、心理康复与教育、护理与管理、感觉统合训练康复治疗方法。临床研究表明，以上方法虽然不能根治脑瘫，但能部分改善脑瘫患儿肢体运动功能，发挥其潜能。我国脑瘫康复始于 1987 年，在这短短 26 年发展中，儿童康复工作者既致力于学习国外现代康复技术，又在探索传统康复治疗方法，希望能发挥我国传统医学优势，采取中西医结合方式，更有效地治疗脑瘫。中医药如中药、推拿、头针、体针、针灸加穴位注射、经络导平疗法等，对治疗小儿脑瘫均具有一定疗效。

近年来，笔者科研团队组针对中枢神经损伤后具有可塑性，初步做了降钙素基因相关肽与神经损伤修复；脊髓半离断损伤后，大鼠运动终板的氧化金染色；穹窿下器神经核团与其他核团的纤维联系等动物实验研究。对临床 60 名缺血缺氧所致的脑瘫患儿康复治疗前后不同时段及肢体运动功能恢复情况进行了评估，同时获取了大脑功能运动区的功能磁共振（fMRI）图像。

（三）提出科学问题

近 10 年来，小儿脑瘫康复事业正在以前所未有的速度快速发展，大量文献报道证实，脑瘫患儿通过全面系统的康复训练和治疗，大多数能取得相当理想的治疗效果。在康复治疗的诸多方法中，又以"针刺为中心的综合康复训练疗法"的效果更为显著。但目前有关脑瘫康复治疗后肢体运动功能恢复的机制尚不清楚，相关研究甚少，特别是应用 fMRI 及现代分子生物学技术对康复治疗促进脑瘫肢体运动功能恢复的机制研究尚未见报道。因此，在掌握大量有关大脑损伤后再塑、神经发育、生长、再生、突触形成和重建等文献基础上，结合以往课题组动物实验及临床观察结果，笔者提出，脑瘫患儿的康复治疗后的肢体运动功能恢复主要基于大脑皮质再塑、功能重组作用，以及与细胞、分子、基因调控作用相关的科学假说。

（四）康复方法

1. 康复训练疗法

（1）旋转训练：制作滚筒网状式训练仪，为一长 100cm、直径 60cm 的圆形网状仪器。底座有一固定架，一端有一手摇柄。将大鼠放于其中让其被动跑笼，训练大鼠抓握、旋转及行走能力。

（2）平衡训练：将大鼠放于距地面高 5cm，长 150cm、宽 2cm 的方木棒上，用食物诱导其行走，训练平衡能力。

（3）网屏训练：将大鼠放于网眼 1cm×1cm，网宽 50cm×40cm 的网屏上。网屏距地面高度 80cm，下铺 12cm 厚的海绵。网屏由水平逐步垂直并保持 5°。观察大鼠是否从网屏上掉下来或用前爪抓住网屏。大鼠在网屏上的时间越长反映肌力越好，因此训练大鼠的抓握能力及肌力。每天训练时间为 40 分钟，每周 6 天。

2. 针刺穴位处方

（1）合谷

1）定位：在第 1～2 掌骨之间，当第 2 掌骨桡侧之中点处；或拇指、食指两指张开，以另一手的拇指关节横纹放在虎口上，当虎口与第 1～2 掌骨结合部连线的中点；拇指、食指合拢，在肌肉的最高处即是。

2）功效：镇静止痛、通经活络、清热解表。

此穴为手阳明大肠经之原穴，居于虎口，为人身气血之大关，通经活络、舒筋利节之力甚强，可治疗大肠经循经部位的疼痛、麻木、冰冷、发热、瘫痪等。

（2）足三里

1）定位：位于小腿外侧，犊鼻下 3 寸，犊鼻与解溪连线上；浅层布有腓肠外侧皮神经。深层有胫前动、静脉的分支或属支。

2）功效：燥化脾湿、生发胃气。

此穴是"足阳明胃经"的主要穴位之一，主治胃肠病证，下肢痿痹、神志病、外科疾病、虚劳诸证。

（3）交信

1）定位：在小腿内侧，当太溪直上 2 寸，复溜前 0.5 寸，胫骨内侧缘的后方。

2）功效：益肾调经、调理二便。

此穴别名阴跷，属足少阴肾经。阴跷之郄穴。肾经经气由此交于三阴交穴，主治月经不调、痛经、崩漏等妇科病证；此处主治膝、股、腘内侧疾病。

（4）跗阳

1）定位：在小腿后面，外踝后，昆仑穴直上 3 寸。

2）功效：吸热化湿。

此穴为阳跷脉郄穴，足少阳、足阳明经的阳气在此带动足太阳经的气血上行，主治头痛、腰骶痛、下肢痿痹、外踝肿痛。

（五）研究思路及目标

本研究拟通过实验性脑瘫大鼠动物模型，应用 fMRI 技术观察康复治疗前后的相应脑内功能区激活规律；应用透射电镜观察其神经突触的超微结构；应用免疫组化、RT-PCR 法及基因芯片等现代分子生物学技术检测其神经生长因子、生长相关蛋白、突触素的 mRNA 表达状态，对比观察不同康复方法对神经元发育、胞体突起生长、突触生长及重建的影响，最终证明康复疗法有促进脑瘫大鼠大脑再塑和功能重组的作用，阐明脑瘫康复治疗后肢体运动功能恢复的机制，并有助于理解大脑皮质网络结构的形成和发展规律。同时，亦为临床上筛选最佳综合康复疗法治疗脑瘫提供理论依据。

（六）关键技术及解决的关键科学问题

1. 关键技术

（1）组织取材处理过程中需要注意防止 RNA 酶对 mRNA 的降解作用。

（2）注意实验大鼠头部 fMRI 检查时线圈匹配；信号差与神经活动位置的对应。

2. 解决的关键科学问题

（1）明确康复治疗脑瘫的肢体运动功能恢复与生长相关蛋白、突触素、神经生长因子的 mRNA 表达的关系，以及对神经突触生长、再生的影响。

（2）明确康复治疗脑瘫前后大脑功能区的激活规律。

（3）了解大脑皮质网络结构的形成和发展规律。

（七）特色与创新点

（1）紧密结合大脑损伤后修复再塑机制研究前沿，较早地采用 fMRI 活体观察脑瘫康复治疗前后大脑相应功能区的变化规律。

（2）通过透射电镜观察脑瘫康复治疗后大脑神经突触的超微结构变化。

（3）通过检测不同时段脑瘫大鼠大脑神经生长因子及受体 mRNA 表达状态、生长相关蛋白、突触素 mRNA 表达状态，以了解大脑皮质网络结构的形成和发展规律，探讨康复治疗脑瘫前后大脑再塑与功能重组作用的机制。

二　脑瘫大鼠脑内微环境对神经干细胞移植的影响及头部电针干预作用机制研究

（一）研究背景

脑瘫是目前儿童致残的主要疾病之一。近年来，脑瘫发生率有上升趋势，选择有效の康复治疗方法，探讨促进大脑功能重建，恢复患儿神经运动功能的作用机制，是目前医学界研究的热点。

的康复治疗方法，探讨促进大脑功能重建，恢复患儿神经运动功能的作用机制，是目前医学界研究的热点。

临床上采用神经干细胞（neural stem cell，NSC）移植治疗脑瘫取得一定疗效，但移植后的 NSC 在存活、迁移、分化等方面，还存在很多问题，严重影响脑瘫的治疗效果。如果给予早期干预，以激活移植的 NSC 并产生直接的良性诱导，同时调控脑内微环境，间接地促进移植 NSC 增殖、分化，这将为临床上应用 NSC 移植治疗脑瘫提供新的思路；为 NSC 移植治疗脑瘫同时配合体外良性干预因素的临床意义提供科学的理论依据。

临床用于脑瘫康复治疗的方法众多，因头部电针疗效确切而得到广泛推广。头部电针具有简便易行、疗效显著、安全可靠等优点。前期研究结果证实，电针刺激头部运动区可明显改善缺血缺氧性脑瘫损伤脑组织的局部血流量，清除氧自由基，提高神经营养因子的表达，有激发内源性 NSC 的作用，促进其增殖和分化。

（二）研究基础

国内外学者对脑的可塑、再生及功能重组等问题进行了不断深入的研究。1992 年 Reynolds 等首次报道体外成功分离 NSC，由此自体神经干细胞和移植神经干细胞，成为神经功能恢复的研究热点。NSC 是脑内具有自我复制能力和多项分化潜能的细胞团，在一定条件下可分化为神经系统的三种细胞，即神经元细胞、星型胶质细胞、少突胶质细胞。在脑损伤后可以激活并增殖、迁移和分化，使损伤造成的形态与功能上的缺失得以部分恢复。但是，这种自我诱导的强度持续时间是有限的，远远不能满足脑组织修复的需要。多年来，国内外学者在移植 NSC 治疗中枢神经损伤实验与临床研究中发现，只有 1%～3% NSC 长期存活，即使应用各种免疫抑制药物，也不能显著延长移植 NSC 的存活，移植后 NSC 很难继续保持自我更新的能力，这些现象可能导致移植的失败，严重制约了 NSC 移植疗法在临床上的应用。

头针疗法又称为头皮针疗法，是在中国传统针灸学及现代解剖学、神经生理学、生物全息论的基础上发展形成的，通过针刺头部的特定区域，以治疗各科疾病，主要用于治疗脑源性疾病的一种微刺系统方法。该法可分为两种，一是根据脏腑经络理论在头部选取相应腧穴进行治疗；二是根据大脑皮质功能定位头皮投影在头皮上划分出相应的刺激区或线进行针刺。头部运动区涉及督脉、足太阳膀胱经、足少阳胆经。按中医辨证施治原则，根据"腧穴所在，主治所及"的原理，选取相应腧穴，达到调补肝肾、益精填髓的作用，以改善和恢复脑瘫患儿的肢体功能；现代研究表明，针刺头部穴位可以促进头部的血液循环，改善头部的微循环，促进中枢神经系统的修复。电针作为治疗小儿脑瘫脑损伤的一种手段逐渐被人们引入科学研究领域，大量文献报道及笔者课题组前期研究结果证实，在治疗缺血缺氧性脑瘫方面，可明显改善损伤局部血流量，清除氧自由基，提高神经营养因子的表达，促进自体 NSC 增殖和分化。这提示电针具有既能改善损伤局部的微环境，又能激发内源性 NSC 的作用。

"微环境"指的是细胞间质及其中的体液成分，参与构成细胞生存的微环境。微环境的稳定是保持细胞正常增殖、分化、代谢和功能活动的重要条件，微环境成分的异常变化可使细胞发生病变。研究证明，神经干细胞的周围结构和成分，包括附近的神经细胞、基质细胞和结合在胞外基质上的各种生长因子和细胞因子等对 NSC 产生影响，在正常情况下，这些因子可抑制干细胞的分化，而在组织细胞受损时，这类抑制因子减少，而坏死细胞释放的物质可能诱导干细胞的分化来修复组织损伤。

近年来，笔者的科研团队针对中枢神经损伤后具有可塑性和再生性这一理论，为探讨脑瘫患儿的早期干预对大脑功能重建的作用机制，做了神经康复重建疗法促进痉挛型双瘫患儿下肢功能、治疗脑瘫患儿尖足、改善痉挛型脑瘫肌张力、早期丰富环境刺激对脑瘫大鼠脑发育的影响等多项临床观察；在对宫内感染致早产鼠脑瘫动物模型制备及其鉴定基础上，成功建立了缺血缺氧性脑瘫大鼠动物模型，随后进行了对胆红素脑病仔鼠血清 S-100 蛋白水平及其脑组织蛋白表达的动态变化；降钙素基因相关肽与神经损伤修复；穹窿下器神经核团与其他核团的纤维联系等多项动物实验研究。特别是在国家自然科学基金资助下（批准号 30960483）应用免疫组化、RT-PCR 法等现代分子生物学技术对脑瘫大鼠针刺加运动疗法干预后的生长相关蛋白与突触素的 mRNA 表达状态进行了观察，其研究结果证实了对脑瘫患儿的早期干预具有促进脑瘫大脑神经元发育、胞体突起生长、突触生长的作用，其机制主要基于大脑再塑与功能重组，与细胞、分子、基因调控作用相关；与脑损伤后局部微环境相关。

（三）提出科学问题

目前采用 NSC 移植治疗脑瘫过程中，仍存在着影响临床疗效的有关 NSC 移植后的存活、迁移、分化等问题。以往研究证实了对脑瘫患儿的早期干预具有促进脑瘫大脑神经元发育、胞体突起生长、突触生长的作用，其机制主要基于大脑再塑与功能重组，与细胞、分子、基因调控作用相关，与脑损伤后局部微环境相关。因此，来自外部的干预与诱导成为重要的研究内容，多项临床和动物实验研究结果已证实了对中枢神经损伤后的早期干预具有促进 NSC 增殖、迁移和分化的作用，具有促进大脑神经元发育、胞体突起生长、突触生长及功能重建的作用。那么体外诱导干预方法，对脑瘫脑内微环境及移植的 NSC 的存活、迁移、分化是否有同样作用，有待进一步研究，相关文献尚未见报道。

（四）康复方法

1. 方法

参照《头针穴名国际标准化方案》，拟定电针刺激脑瘫大鼠运动区头皮投影方案，即电针刺激头部运动区方法，针刺头部运动区疗法是针灸疗法与现代医学的大脑皮质功能定位理论相结合，经过医疗实践发展起来的一种新的针刺方法。

2. 穴位定位

参照郭义主编的《实验针灸学》（新世纪全国高等中医药院校规划教材），结合人与动物骨度类比，以颞前线、顶颞前斜线定位，针刺运动区头皮表面投影上 2/5。

3. 操作方法

毫针浅刺，按一定方向沿皮下缓慢捻转进针，达到应有深度，进针后接通电针仪，正极、负极接左右针尾，频率 2Hz，疏密波形，电流 3.5mA，每日 1 次，每次 3 分钟，7 次为 1 个疗程，停针 2 天进入下个疗程，共 3 个疗程。选用 BT701-1B 型针灸电针仪。

（五）研究思路及目标

笔者的科研团队在以往研究基础上，对目前临床上采用 NSC 移植治疗脑瘫过程中存在的影响临床疗效的有关 NSC 移植后的存活、迁移、分化等问题，利用《头皮针穴名国际标准化方案》，根据诱发电位操作原理，拟采用电针刺激脑瘫大鼠运动区头皮投影，穿过高阻抗颅骨释放传导冲动，旨在激活移植的 NSC 并产生直接的良性诱导，同时调节促进神经生长活性因子和生化物质的分泌、释放，以营造适宜移植的 NSC 的生存微环境，间接地促进移植 NSC 增殖、分化，重塑神经环路。通过肌电图观察神经电生理变化规律；通过透射电镜观察神经突触的超微结构；运用磁共振扩散张量纤维束成像（DTT）无创活体观察脑白质纤维束的细微结构特征；通过免疫组化等现代分子生物学技术检测微管联合蛋白 2（MAP-2）、烯醇化酶（NSE）的表达和脑内微环境中髓磷脂碱性蛋白（MBP）、胶质神经源性神经营养因子（GDNF）、碱性成纤维细胞生长因子（bFGF）的含量变化，以及 Na^+、K^+-ATP 酶、Ca^{2+}-ATP 酶的活性，以证实电针刺激运动区头皮投影对移植 NSC 的增殖、分化具有直接诱导作用和通过调控微环境的间接促进作用。为临床上应用 NSC 移植治疗脑瘫提供新的思路；为 NSC 移植治疗脑瘫同时配合体外良性干预因素的临床意义提供科学的理论依据。

（六）关键技术及解决的关键科学问题

1. 关键技术

（1）脑瘫大鼠动物模型制备。掌握好神经行为学检查和病理学检测鉴定标准；对参加实验人员进行标准化培训。

（2）脑瘫大鼠运动区头皮投影的电针选穴标准化。参照新世纪全国高等中医药院校规划教材《实验针灸学》，对参加实验人员进行标准化培训。

（3）NSC 移植前要注意细胞活力，配好浓度，并注意植入手术技巧。

2. 解决的关键科学问题

（1）注意调试 DTT 适合实验动物的射频发射和接受线圈。

（2）电刺激脑瘫大鼠运动区头皮投影调控脑组织微环境的途径。

（3）电刺激脑瘫大鼠运动区头皮投影促进移植的 NSC 增殖、分化的机制。

（4）脑瘫大鼠脑内移植的 NSC 存活、增殖、分化与脑组织微环境的关系。

（七）特色及创新点

（1）紧密结合中枢神经损伤修复机制的研究前沿，对目前临床上采用 NSC 移植治疗脑瘫过程中存在的影响临床疗效的有关 NSC 移植后的存活、迁移、分化等问题，把电针刺激脑瘫大鼠运动区头皮投影，穿过高阻抗颅骨释放的传导冲动，作为体外干预因素直接良性诱导移植的 NSC 增殖、分化。NSC 移植配以电针头部运动区作为体外干预治疗的方法，为临床上 NSC 移植治疗脑瘫提供了新的思路。

（2）采用电针刺激脑瘫大鼠运动区头皮投影，良性调控脑内微环境，从而间接干预移植的 NSC 增殖和定向分化，从实验结果上去证明和强调脑内微环境对移植的 NSC 增殖、分化的重要性。

（3）较早地应用 DTT 对干预治疗后的脑瘫脑白质神经纤维束结构、走行，做细微结构的无创、跟踪对照观察。

（4）首次联合应用 BBB 运动功能评定方法（侧重于后肢评价）和悬吊实验（侧重于前肢评价），对脑瘫大鼠进行运动功能监测并进行组间比较，为脑损伤实验动物的运动功能研究提供综合性的客观评价方法。

三　基于代谢组学技术的头针疗法对脑瘫脑内微环境影响的机制研究

（一）研究背景

近年来，诸多学者一致强调脑内微环境对大脑神经元发育、胞体突起生长、突触生长作用非常重要，是神经再生与功能重建的关键。由于导致新生儿脑瘫的高危因素中以早产、窒息、核黄疸为主。早产、窒息又是最重要的高危因素，主要病理生理改变是脑组织的缺血缺氧，涉及一系列复杂的病理生理改变，因此，脑瘫后的脑内微环境非常复杂。但目前对脑瘫后脑内微环境的认识还仅仅停留在运用基因组学、转录组学、蛋白组学的研究上。大量文献证明：小儿脑瘫的头针治疗选用《头针穴名国际标准化方案》多见，另外还存在几个较有影响的流派，如焦顺发头针、靳三针、汤颂延头针、方云鹏头针、朱明清头针等，已形成主流头针体系。虽然头针治疗脑瘫的前瞻性临床研究较多，但疗效报道差异性较大，且存在较大争议，特别是头针独立治疗脑瘫的临床随机对照研究及基础研究较少。因此，对目前临床上既有影响又有争议的几种脑瘫头针治疗方案，进行科学的设计、规范操作及试验方法的研究，这对推动脑瘫头针治疗与研究有着重要意义。

（二）研究基础

部分学者通过蛋白组学、基因组学等研究方法已证实通过电针刺激脑瘫头部运动区调控脑内微环境，可有效促进移植的 NSC 增殖、分化，并证明细胞生长因子、神经递质及神经载体是脑瘫脑内微环境中的重要成分，在神经生长、增殖、分化过程中扮演重要角色。有学者提出作为基因组、转录组和蛋白组的"终端"——代谢生物标志物的改变同样影响脑内微环境，但其在脑内微环境中的种类与作用目前还不明确。因此，脑神经损伤后的再生与修复还面临诸多问题，除了脑内微环境中的细胞生长因子、神经递质及神经载体等起重要作用外，还有脑损伤后的局部微环境中的兴奋性氨基酸毒性、能量衰竭、氧自由基损坏、钙离子超载、炎症反应、细胞凋亡及代谢生物标志物的异常等一系列复杂的病理生理机制。中枢神经损伤的再生与修复就是针对上述因素加以干预。

笔者的学科团队在以往国家自然科学基金项目（批准号 81160451）资助下，通过蛋白组学、基因组学等研究方法已证实通过电针刺激脑瘫头部运动区调控脑内微环境，可有效促进移植的 NSC 增殖、分化；细胞生长因子、神经递质是脑瘫脑内微环境中的重要成分，在神经生长、增殖、分化过程中扮演着重要角色。

（三）提出科学问题

由于目前对脑瘫后脑内微环境的认识还仅仅停留在运用基因组学、转录组学、蛋白组学的研究上，而作为基因组、转录组及蛋白组的"终端"，更能表征、反映生物体病理生理状态的代谢生物标志物是否同样影响脑瘫后的脑内微环境，影响神经系统的再生与重建，目前尚无确证。代谢生物标志物是通过代谢组学技术检测出的基因表达的最后产物，其分析结果更能说明机体表型，更直接、更准确地反映生物体的病理生理状态，反应生物体的代谢物轮廓谱在疾病或环境刺激下的整体应激和变化。通过疾病引起的代谢物轮廓谱变化的分析，能够帮助更好地理解疾病的病变过程及机体内物质的代谢途径。因此，通过代谢组学技术分析获得的脑瘫后脑内微环境更能说明机体表型，更直接、准确地反映生物体病理生理状态的代谢生物标志物，并观察不同干预情况下的代谢物差异和含量变化及代谢网络缺陷的回归变化趋势，这对从生物体代谢层面探讨脑瘫的病理生理特点、康复治疗机制及对比评价康复治疗效果有着十分重要的意义。但目前尚未检索到相关文献报道。

我们认为，头针刺激脑瘫头部"治疗区"影响脑内微环境，促进神经再生与功能重建的可能作用机制如下。刺激信号所引起的神经冲动，调控某些代谢通路，影响脑内微环境中潜在的代谢生物标志物，营造适宜内源 NSC 增殖、分化，生存的微环境，以保护脑损伤，促进神经再生与功能重建；利用代谢组学技术分析，寻找、确证潜在生物标志物，推测代谢途径是本研究中的关键。

（四）康复方法

1. 头针疗法

选择目前国内临床治疗小儿脑瘫使用最多的《头针穴名国际标准化方案》；另外选择目前国内有影响使用较多的焦顺发头针方案、靳三针头针方案。

（1）头皮针穴名国际标准化方案：选择颞前线、顶颞前斜线。

（2）焦顺发头针方案：选择运动区头皮表面投影上 2/5，顶骨正中斜刺向耳前方（百会穴透太阳穴）。

（3）靳三针头针方案：选择颞三针、脑三针。

2. 设计分组

（1）头针独立治疗方案：分别是《头针穴名国际标准化方案》、焦顺发头针方案、靳三针头针方案。

（2）头针联合治疗方案：为焦顺发头针方案加靳三针头针方案。

（五）研究思路及目标

本研究是前国家自然科学基金项目（批准号 81160451）的继续与深入，在以往研究的基础上，首选临床公认的对脑瘫康复最为有效的几种头针疗法（《头针穴名国际标准化方案》、焦顺发头针、靳三针头针）为干预手段，以具有脑瘫高危因素的新生儿及构建的脑瘫大鼠模型为研究对象，以脑内微环境为切入点，基于代谢组学理论，运用超高效液相色谱-飞行时间质谱（UPLC/TOF-MS）、主成分分析法（PCA）和偏最小二乘法-判别分析（PLS-DA）的代谢组学技术分析，观察分析脑瘫脑内微环境中的代谢网络变化趋势，建立不同时间段干预前后的生物体代谢轮廓谱，通过比较代谢物轮廓谱差异变化及特定靶标的定性、定量分析，确证能够表征脑瘫发生、发展和评价不同头针疗法干预效果的潜在生物标志物，推测代谢途径。从生物体内代谢层面更深层次阐释脑瘫的病理生理特点及头针疗法促进脑瘫康复的作用机制；并通过对头针不同方案的各组间代谢网络缺陷的回归变化趋势与神经功能评估结果的关联分析，评价不同头针疗法的干预效果，为对比不同头针独立治疗方案、联合治疗方案促进脑瘫康复的有效性、科学性提供依据。本项目的开展也将为采用不同康复方法促进脑瘫康复的作用机制研究提供新的研究思路。

（六）关键技术及解决的关键科学问题

1. 关键技术

（1）过早电针刺激新生脑瘫大鼠头部易死亡，要在出生后 48 小时后使用。本实验使用出生后 7 天的新生鼠，并于造模后 2 天开始干预电针刺激，实验中严格控制电针刺激强度。

（2）脑瘫大鼠运动区头皮投影的电针选穴标准化，对参加实验人员进行标准化培训。

（3）重视液相色谱条件优化，注意考察流速、进样体积、柱温等对样品分离的影响；重视质谱条件优化，注意考察正、负离子模式脱溶剂气流量、温度等因素。

（4）在 PLS-DA 判断分析之前，应用 OPLS-DA 分析对正交信号进行过滤处理，以滤除与类别判断无关的变量信息，只保留与类别判断相关的变量信息，有助于提高判别的准确性和针对性。

2. 解决的关键科学问题

（1）通过代谢组学这一最新研究方法的超高效液相色谱-飞行时间质谱（UPLC/TOF MS）分析检测和相关生物学信息技术，寻找能反映新生儿脑瘫脑损伤病理生理表型，并与其进程相一致的、具有早期诊断意义的特异性生物学标志物。

（2）在获得的众多生物标志物中，如何确认电针刺激头部运动区有效保护脑损伤、促进神经重塑与再生，减轻、恢复肢体功能障碍的作用"靶点"。

（3）分析作为脑瘫早期风险因子及作用"靶点"的特异性生物学标志物与基因表达的相互调控关系，探讨 PI3K/Akt 信号通路在电刺激头部运动区调控脑内微环境，有效减轻神经行为障碍机制中的作用。从更深层次明确电针刺激新生儿脑瘫头部运动区调控脑内微环境生物学标志物的途径。

（七）特色及创新点

（1）目前对脑瘫脑内微环境的认识还仅仅停留在应用蛋白组学、基因组学对细胞生长因子、神经递质及神经载体等研究的层面上，而作为基因组、转录组和蛋白组的"终端"——代谢生物标志物是否同样影响脑瘫后的脑内微环境及神经再生与重建，目前还不清楚。课题组紧紧抓住医学代谢组学研究的最新进展，以代谢组学技术分析为手段，以脑内微环境为切入点，寻找、确证更能表征脑瘫病理生理状态的潜在生物标志物，从生物体代谢的更深层面阐释脑瘫后脑内微环境的病理生理特点。

（2）通过代谢组学分析技术建立脑瘫及不同头针疗法干预下的生物体代谢轮廓谱，观察对比潜在生物标志物差异及代谢网络缺陷的回归变化趋势，并与神经功能评价结果进行关联分析，从生物体代谢的更深层面探讨头针疗法促进脑瘫康复的作用机制。

（3）对目前临床上即有影响又有争议的几种不同头针独立治疗脑瘫方案及联合治疗脑瘫方案，进行生物体代谢的更深层面研究及临床康复效果评估，通过各组间代谢网络缺陷的回归变化趋势与神经功能评估结果的关联分析，对各项头针治疗方案的有效性、科学性提供可靠依据。

四　电针刺激头部运动区调控 PI3K/AKT 信号通路对脑瘫大鼠神经行为影响的机制研究

（一）研究背景

近 10 年来，小儿脑瘫治疗与康复事业正在以前所未有的速度快速发展，大量文献报道证实，脑瘫患儿早期干预和全面系统的康复治疗，对减少脑损害，促进大脑功能重建有着重要的积极意义。临床观察结果也已证实，在脑瘫康复治疗的众多方法中，头部针刺及本课题组采用的电针刺激头部运动区在改善和恢复脑瘫后神经行为障碍效果显著，但有关作用机制研究尚少。

以往研究证实 PI3K/Akt 信号通路参与脑缺血缺氧损伤的调控，其变化趋势关系到脑损坏的程度、大脑再塑与功能重组和神经行为障碍的轻重。而大多数脑瘫的病理生理改变也是脑组织的缺血缺氧，涉及一系列复杂的病理生理机制，包括兴奋性氨基酸毒性、能量衰竭、氧自由基损坏、钙离子超载、炎症反应及细胞凋亡等，其变化趋势关系到脑损坏的程度、大脑再塑与功能重组和神经行为障碍的轻重。PI3K/Akt 信号通路是否与脑瘫的病理生理相关有一定研究意义。

（二）研究基础

PI3K/Akt 信号通路是一个经典的抗凋亡、促存活的信号转导途径。磷酸肌醇激酶（PI3K）是一类特异的催化磷脂酰肌醇脂类物质的激酶，参与细胞内信号的转导。PI3K功能上是 Akt 活化的首要调节者。Akt 是信号转导途径中重要的蛋白激酶，是 PI3K 的直接靶基因，能介导多种生物学效应，调控细胞生长和增殖、细胞运动和侵袭、细胞存活和凋亡，新生血管的生成等多种细胞活动和生物学效应，是重要的抗凋亡调节因子。以往研究证实，PI3K/Akt 信号通路参与脑缺血缺氧损伤的调控，其变化趋势关系到脑损坏的程度、大脑再塑与功能重组和神经行为障碍的轻重。

大量临床研究结果已证实，在脑瘫康复治疗的众多方法中，头部针刺特别是电针刺激头部运动区方法在改善和恢复脑瘫后神经行为障碍效果显著。

（三）康复方法

参照《头针穴名国际标准化方案》，拟定电针刺激脑瘫大鼠运动区头皮投影方案，即电针刺激头部运动区方法，穴位定位参照郭义主编的《实验针灸学》（新世纪全国高等中医药院校规划教材），结合人与动物骨度类比，以颞前线、顶颞前斜线定位，针刺运动区头皮表面投影上 2/5。毫针浅刺，按一定方向沿皮下缓慢捻转进针，达到应有深度，进针后接通电针仪，正极、负极接左右针尾，频率 2Hz，疏密波形，电流 3.5mA，每日 1 次，每次 3 分钟，7 次为 1 个疗程，停针 2 天进入下个疗程，共 3 个疗程。选用 BT701-1B 型针灸电针仪。

（四）提出科学问题

PI3K/Akt 信号通路是一个经典的抗凋亡、促存活的信号转导途径。以往研究证实 PI3K/Akt 信号通路参与脑缺血缺氧损伤的调控，其变化趋势关系到脑损坏的程度、大脑再塑与功能重组和神经行为障碍的轻重。但 PI3K/Akt 信号通路在脑瘫早期的病理生理机制中是否也有调控作用；改善脑瘫神经行为障碍的康复方法，是否与 PI3K/Akt 信号通路有关，有必要进行深一步的研究。但目前有关 PI3K/Akt 信号通路与脑瘫的神经行为障碍相关性的研究；特别是对电针刺激头部运动区是否通过 PI3K/Akt 信号通路减轻脑损害、抑制神经细胞凋亡、促进神经细胞再生，从而改善和恢复脑瘫后的神经行为障碍的相关性研究尚未见报道。

（五）研究思路及目标

笔者的科研团队在前国家自然科学基金项目（批准号 81160451）研究及以往大量临床观察结果的基础上，构建新生脑瘫大鼠实验动物模型，利用《头皮针穴名国际标准化方案》，根据诱发电位操作原理，拟采用电针刺激脑瘫大鼠运动区头皮投影，穿过高阻抗颅骨释放传导冲动，旨在激活 PI3K/Akt 信号通路，活化 PI3K 的直接靶基因 Akt，以介导多种生物学效应，达到调控神经细胞生长、增殖、存活和抑制凋亡之目的。进一步证明 PI3K/Akt 信号通路不仅影响发育期大脑缺血缺氧的病理生理过程，而且与后期的脑瘫脑功能恢复密切相关；证明电针刺激头部运动区有效改善和恢复脑瘫的神经行为障碍的机制是通过激活 PI3K/Akt 信号通路，干预"靶点"Akt 来实现的。为临床脑瘫的早期治疗与康复提供新的"靶点"，为中医药治疗脑瘫的研究提供新的思路，并为头针治疗脑瘫提供可靠的理论依据。

（六）关键技术及解决的关键科学问题

1. 关键技术

（1）脑瘫大鼠动物模型制备，掌握好鉴定标准。掌握好神经行为学检查和病理学检测鉴定标准。对参加实验人员进行标准化培训。

（2）脑内注射距离脑皮质表面深度 3.5mm，确定针头在脑室内后，缓慢注射药物。

2.解决的关键科学问题

（1）通过 PI3K/Akt/GSK3β 信号通路磷酸化的实验结果，分析电针刺激新生脑瘫大鼠头部运动区有效减轻脑瘫脑损害，减轻和恢复神经行为障碍作用的主要机制。

（2）电针刺激新生脑瘫大鼠头部运动区影响海马神经元细胞的凋亡，亦是通过 PI3K/Akt/GSK3β 信号通路来实现的。

（3）电针刺激新生脑瘫大鼠头部运动区激活 PI3K/Akt/GSK3β 信号通路，抑制线粒体凋亡，是保护和减轻新生脑瘫大鼠脑损害的途径之一。

（七）特色及创新点

（1）紧密结合中枢神经损伤修复机制的研究前沿，首次探讨利用《头皮针穴名国际标准化方案》，根据诱发电位操作原理，采用电针刺激脑瘫大鼠头部运动区头皮投影，穿过高阻抗颅骨释放传导冲动，旨在激活 PI3K/Akt 信号通路，以减轻脑损害，抑制神经细胞凋亡，促进神经元发育、胞体突起生长，减轻和恢复新生脑瘫大鼠的神经行为障碍。

（2）紧紧抓住基因组学、蛋白质组学研究的最新进展，以活化 PI3K 的直接靶基因 Akt 介导的多种生物学效应作为切入点，从更深层次探讨脑瘫的发生、发展机制及电针刺激头部运动区早期治疗脑瘫的机制与意义。

（3）证明电针刺激头部运动区有效改善和恢复新生脑瘫大鼠的神经行为障碍最重要机制是以 PI3K/Akt 信号通路为靶点来实现的，为临床脑瘫早期防治和康复提供了理论依据。

五　头部电针调控 PI3K/AKT 信号通路对脑瘫大鼠脑内微环境生物代谢的影响

（一）研究背景

有关促进脑瘫康复方法及其作用机制的研究，已成为世界医学界研究的一大热点。以往研究证实缺血缺氧性脑损伤是脑瘫最主要致病因素之一，磷脂酰肌醇–3 激酶（phosphoinositide-3 kinase）PI3K/Akt 信号转导通路参与脑瘫脑缺血缺氧损伤的调控。PI3K/Akt 信号通路的激活可以抑制因缺血缺氧性脑损伤引起的神经细胞凋亡，起到脑保护作用，PI3K/Akt 信号通路在电针刺激头部运动区有效减轻脑瘫大鼠脑损害、恢复神经运动功能机制中起着重要作用；另一项研究证实电针刺激头部运动区可以调控脑瘫大鼠脑内微环境，促进神经细胞生长、增殖、存活和抑制凋亡。但电针刺激头部运动区是通过什么途径调控脑内微环境；PI3K/Akt 信号通路在电针刺激头部运动区调控脑瘫大鼠脑内微环境的机制中是否发挥着重要作用，还有待确证。

（二）研究基础

近年来，本课题组针对中枢神经损伤后具有可塑性和再生性，进行了相关基础与临床研究。为探讨脑瘫患儿的早期干预对大脑功能的重建作用，先后开展了康复训练、针灸配合康复训练、电针头部运动区配合康复训练和早期丰富环境刺激等对脑瘫脑发育及肢体功能恢复作用的临床观察与机制研究。在前国家自然科学基金项目（批准号 81160451）资助下，应用免疫组化、RT-PCR 法等现代分子生物学技术对脑瘫大鼠针刺加运动疗法干预后的生长相关蛋白与突触素的 mRNA 表达状态进行了研究；同时应用 fMRI 技术动态对脑瘫大鼠给予不同干预情况下的大脑病变区细胞功能代谢情况进行了动态观察；通过电针刺激脑瘫头部运动区调控脑内微环境，可营造适宜移植的 NSC 生存的微环境，促进其增殖、分化，重塑神经环路；特别是在前国家自然科学基金项目（青年基金，批准号 81303035）资助下，开展了电针刺激头部运动区调控 PI3K/AKT 信号通路对新生脑瘫大鼠神经行为影响的机制研究，研究结果证实：电针刺激头部运动区对脑瘫大鼠大脑缺血缺氧性损害具有保护作用，PI3K/Akt 信号通路参与脑瘫大鼠脑损害的病理生理过程，PI3K/Akt 信号通路在电针刺激头部运动区有效减轻脑瘫大鼠脑损害、恢复神经运动功能机制中起着重要作用。

（三）康复方法

参照《头针穴名国际标准化方案》，拟定电针刺激脑瘫大鼠运动区头皮投影方案，即电针刺激头部运动区方法，穴位定位参照郭义主编的《实验针灸学》（新世纪全国高等中医药院校规划教材），结合人与动物骨度类比，以颞前线、顶颞前斜线定位，针刺运动区头皮表面投影上 2/5；毫针浅刺，按一定方向沿皮下缓慢捻转进针，达到应有深度，进针后接通电针仪，正极、负极接左右针尾，频率 2Hz，疏密波形，电流 3.5mA，每日 1 次，每次 3 分钟，7 次为 1 个疗程，停针 2 天进入下个疗程，共三个疗程。选用 BT701-1B 型针灸电针仪。

（四）提出科学问题

基于以往研究基础及最新研究进展，我们推测：PI3K/Akt 信号通路可能参与缺血缺氧性脑瘫脑内微环境的调控，是脑损害后脑内微环境代谢生物标志物的代谢途径之一。头针刺激脑瘫头部"治疗区"影响脑内微环境，促进神经再生与功能重建的可能作用机制如下。刺激信号所引起的神经冲动，调控 PI3K/Akt/GSK3β 信号通路，进而影响脑内微环境潜在的代谢生物标志物，营造适宜内源 NSC 增殖、分化、生存的微环境，以保护脑损伤，促进神经再生与功能重建。

（五）研究思路与目标

本研究是前国家自然科学基金项目（批准号 81303035、81160451）的继续与深入，课题组拟在以往研究的基础上，以构建的脑瘫大鼠动物模型为研究对象，以探讨经典的抗凋亡、促存活的信号转导途径 PI3K/Akt 与脑内微环境相关性为切入点，运用超高效液相色谱-飞行时间质谱（UPLC/TOF-MS）、主成分分析法（PCA）和偏最小二乘法-判别分析（PLS-DA）的代谢组学技术方法，建立生物代谢轮廓谱，通过比较代谢物轮廓谱差异变化及特定靶标的定性、定量分析，确证能够表征脑瘫病理生理特点的潜在生物标志物；通过观察阻断 PI3K/Akt 信号通路（使用 PI3K/Akt 通路抑制剂 LY294002 及 GSK3β 抑制剂 LiCl 方法）前后脑瘫脑内微环境潜在的生物标志物代谢特征及代谢网络变化趋势，推测代谢途径；比较电针刺激脑瘫大鼠头部运动区前后的生物体代谢轮廓谱的差异变化，以验证 PI3K/Akt 信号通路参与电针刺激头部运动区对脑瘫脑内微环境生物代谢的调控，从生物体内代谢层面的更深层次阐释其保护脑损害，促进神经运动功能恢复的作用机制。本项目的开展也将为采用不同康复方法促进脑瘫康复的作用机制研究提供新的研究思路。

（六）关键技术及解决的关键科学问题

1. 关键技术

（1）实验鼠头针选穴方案及针刺操作要标准化，要注意针刺方向、深度、时间及刺激强度，提前对参加实验人员进行标准化培训。

（2）重视液相色谱条件优化，注意考察流速、进样体积、柱温等对样品分离的影响；重视质谱条件优化，注意考察正、负离子模式脱溶剂气流量、温度等因素。

（3）在 PLS-DA 判断分析之前，应用 OPLS-DA 分析对正交信号进行滤过处理，以滤除与类别判断无关的变量信息，只保留与类别判断相关的变量信息，有助于提高判别的准确性和针对性。

2. 解决的关键科学问题

（1）建立脑瘫脑内微环境生物代谢轮廓谱，通过比较其差异变化及特定靶标的定性、定量分析，获得能够表征脑瘫病理生理状态的潜在生物标志物。

（2）获得 PI3K 特异抑制剂 LY294002 及 GSK-3β 特异抑制剂 LiCl 使用前后的生物代谢轮廓谱。

（3）建立干预前后脑瘫脑内微环境代谢的生物代谢轮廓谱，通过比较其差异变化观察分析，获得代谢网络变化趋势。

（七）特色及创新点

（1）近年来，众多学者越来越重视对脑内微环境的研究，但脑内微环境构成复杂，作为基因组、转录组和蛋白组的"终端"代谢生物标志物的改变影响脑内微环境。课题组紧紧抓住医学代谢组学研究的最新进展，以代谢组学技术分析为手段，以脑内微环境为切入点，寻找、确证更能表征脑瘫病理生理状态的潜在生物标志物，从生物体代谢的更深层面阐释脑瘫的病理生理特征。

（2）在以往研究的基础上，为揭示电针刺激头部运动区调控脑瘫脑内微环境生物代谢的作用机制，课题组拟借助代谢组学技术分析平台，并联用选择性抑制信号通路活性这一创新方法，以挖掘影响脑瘫脑内微环境生物代谢的信号传导途径为目标，探讨 PI3K/Akt 信号通路在电针刺激头部运动区调控脑瘫脑内微环境生物代谢中的作用及机制。目前尚未见报道。

第三节 研究进展及成果分析

一 不同康复疗法促进脑瘫大脑再塑和功能重组的作用机制研究进展

(一) 相关研究

大脑损伤后，脑组织可以重塑和功能重组，已被国内外多数学者认可。大脑的可塑性包括现有突触的功能变化、突触发生、皮质重组和可能的神经再生。脑瘫患者多数是多部位的脑缺血缺氧性损伤，其神经元的损伤是不容忽视的因素之一，因此寻找修复神经元的有效方法，抑制神经细胞水肿，保护细胞器，其中对线粒体的保护可能最为关键。线粒体是细胞能量的基础，是生成 ATP 的主要场所，对缺血缺氧亦最为敏感；同时神经细胞之间的信息交流最关键的部位是突触，突触数量和突触结构的变化均可影响脑的神经传递，脑缺血缺氧性损伤可影响突触的发育，致突触数减少。因此，突触密度在研究神经器官的结构和功能中是一个很重要的参数。

生长相关蛋白是一种与神经轴突生长密切相关的磷酸蛋白，其含量在神经生长区表达较为丰富，生长相关蛋白是神经元发育、神经生长及再生、突触形成和重建的标志性物质。表明生长相关蛋白的表达增高是神经系统再生及生长、发育过程中的一个特征性表现，在神经系统的可塑性中起到了重要作用。突触素是分布于突触囊泡膜上的特异性糖蛋白，与递质的释放关系密切，并可影响突触的再塑，突触素是突触发生的标志，对突触的形成起始和突触保持都起着决定性作用，其含量高低又可反映突触数目的多少。因而突触素表达的增加可以反映神经传递的增加，这种神经传递的增加可改善认知与肢体功能。

fMRI 技术结合了功能、影像和解剖等方面的因素，具有较高的时间和空间分辨率及整体性，在生理状态下可无创性研究人脑的复杂功能活动，直接显示激活区所在的确切位置，是目前唯一无侵入、可精确定位人脑高级功能的研究手段。从狭义上讲，fMRI 主要指血氧水平依赖对比增强成像技术，通过流速以氧合血红蛋白和脱氧血红蛋白浓度的差异，导致磁共振信号强度的改变来进行分析。应用 fMRI 技术动态观察研究脑瘫康复疗效及机制相关报道甚少。

体针疗法是用毫针刺激躯干及四肢的穴位，通过针感传导的原理，可以达到疏通经络、调和阴阳、改善肢体功能的目的。李诺等在物理治疗、作业治疗、语言治疗等基础上，结合体针疗法，将督脉十三针配伍肾俞、太溪、阳陵泉、足三里、三阴交等穴位，这些穴位配伍起到通督补肾之功。针刺 30 次为 1 个疗程。治疗后的 Gesell 评分、GMFM 评分均优于治疗前（$P < 0.05$），康复疗效总有效率为 63.3%。表明通督醒神针刺疗法可促进脑瘫患儿脑功能恢复及提高其运动、认知功能。党伟利等对照组给予常规综合康复治疗，治疗组在此基础上加俞募配穴针刺。4 周为 1 个疗程，连续治疗 3 个疗程。治疗后，治疗组 GMFM 评定分数、身高、体重、胸围增长值优于对照组（$P < 0.05$）；治疗组（呼吸道及胃肠道）感染次数少于对照组（$P < 0.05$），表明俞募穴针刺法能促进消化吸收、提高人体免疫力、改善患儿身体素质，促进患儿生长发育。付文杰等治疗组与对照组均在肉毒毒素肌内注射后第 2 日配合使用针刺治疗，治疗组取双侧 $L_1 \sim L_5$ 夹脊穴，对照组取双侧肾俞、足三里、三阴交、阳陵泉，10 次为 1 个疗程，共治疗 3 个疗程。治疗后，治疗组 GMFM 坐位功能评分优于对照组（$P < 0.05$），治疗组总有效率为 83.3%，对照组为 60.0%，表明在进行肉毒毒素注射治疗基础上，针刺腰段华佗夹脊穴比传统针刺治疗对痉挛型脑瘫患者坐位功能的改善更快、更明显，对提高痉挛型脑瘫患者粗大运动功能起到更好的促进作用。王敏等对照组给予现代康复训练、传统小儿推拿训练、神经节苷脂、大鼠神经生长因子等西药治疗，治疗组在此基础上，给予电针治疗，取穴：下肢部取环跳、髀关、风市、阳陵泉、阴陵泉、足三里、太冲，上肢部取肩髎、肩髃、曲池透少海，用疏波或疏密波。治疗后，治疗组与对照组总有效率分别为 83.8% 和 68.0%，表明电针结合综合康复运动训练疗效明显优于常规单一的运动疗法。

（二）研究方法

1. 实验动物

实验大鼠由江西中医学院实验动物中心提供（二级），雄性 SD 大鼠，3 周龄[（200 ± 25）g]，自由进食，明暗周期设为 12 小时/12 小时，室温为（20 ± 3）℃。

2. 脑瘫大鼠动物模型制备与鉴定

（1）造模方法：10% 的水合氯醛腹腔麻醉，剂量按 4mL/kg 体重计算。麻醉生效后，将实验大鼠仰卧于手术板上，固定四肢和头部，去除颈部手术部位的鼠毛，碘伏、酒精消毒手术部位，颈前正中稍偏左侧处切口，切口长 8～10mm。逐层分离组织，在胸锁乳突肌内缘找到左颈总动脉，用 0 号线结扎，缝合切口后，将其置于 8% 氧气+92% 氮气的混合气体的封闭缺氧箱中，气流量 1L/min，室温 24℃，维持缺氧 2 小时后分别开箱取出大鼠放回饲养笼内。随机选取的正常阴性对照组 30 只大鼠，只在颈前正中稍偏左侧处切口，长 8～10mm。逐层分离组织，在胸锁乳突肌内缘找到左颈总动脉，不做结扎，缝合切口后，放回饲养笼。

（2）脑瘫动物模型的鉴定：在造模后第 5 天的实验大鼠中随机抽取 5 只，做神经行为学检测和病理学检测，鉴定脑瘫动物模型。

1）神经行为学检测：同时具备随意运动障碍、姿势异常、肌张力异常；伴有或不伴有不自主动作、情感行为能力异常；倾斜板试验阳性。

2）病理学检测：应用常规 HE 染色病理检测，光镜下观察皮质、内囊、胼胝体等部位脑组织，可见组织疏松，胶质细胞聚集，囊间少突胶质细胞减少，脑室内出血，脑皮质内血管扩张，脑皮质内毛细血管破裂出血。

3. 分组及干预方法

随机选 30 只大鼠作为正常阴性对照组（正常组），再将造模成功的 90 只大鼠随机分为阳性对照组（模型组）、康复组、针刺加康复治疗组（简称针康组），每组 30 只，共计 4 组。

正常组：自由进食，笼内自由活动。

模型组：自由进食，笼内自由活动。

康复组：造模后第 1 周开始进行康复训练，包括转动训练、平衡木训练、网屏训练。自由进食，笼内自由活动。

针康组：造模后第 1 周开始，给予与康复组相同的康复训练，并加针刺疗法。针刺穴位：合谷、前三里、肘节、少海、膝前，每日 1 次，每次穴位针刺 3 分钟，不留针，连续 5 周。穴位定位参照华兴邦等的大鼠穴位图谱的研制资料。自由进食，笼内自由活动。

4. 观察内容

（1）运动功能评估：分别在 1 周、2 周、3 周、4 周、5 周各组随机取 6 只实验大鼠，在处死取材前进行运动功能检测，采用 BBB 运动功能等级评分，对实验大鼠进行运动功能评估。在拥有自然光的安静房间内进行测试。首先在塑料戏水池中进行适应环境的训练。当大鼠在测试环境中活动自如，不再有害怕（蜷缩、尿频、便频、尖叫）表现时，进行正式测试评估。由经过培训后的三位检测人员同时从不同方向对每只大鼠进行评定，对每只大鼠的后肢（髋、膝、踝部）及躯干运动、足部持重、步态、肢体协调、趾爪触地及抬起程度、躯干摇摆程度、鼠尾位置等进行一个可操作的精确定量评分（0～21 分）。

（2）实验鼠大脑皮质生长相关蛋白和突触素表达

1）取材与检测：10% 的水合氯醛腹腔麻醉，剂量按 4mL/kg 体重计算，麻醉生效后，使用 4% 的多聚甲醛经心脏灌注固定后，开颅，暴露大小脑，然后取左大脑半球顶枕叶病变较明显的大脑皮质，置 10% 中性甲醛固定 24 小时，然后常规脱水、透明、浸蜡、包埋，制备超薄切片。进行 SABC 法染色，按试剂盒说明行生长相关蛋白和突触素的免疫组化染色测定。

2）图像分析：采用 HMIAS-2000 型图像分析系统测定生长相关蛋白和突触素免疫组化染色后的平均光密度（OD 值），每张切片取周边区不同的 3 个同倍视野，然后取其平均值，数据用均数 ± 标准差表示，用 SPSS 17.0 软件处理，组间比较采用方差分析。

（3）fMRI 技术检查：检查方法，分别在 1 周、2 周、3 周、4 周、5 周各组随机取 6 只实验大鼠，在处死取材前，进行运动功能检测后，对实验大鼠头部进行 fMRI 检查。首都医科大学天坛医院神经外科研究所提供仪器和技术支持，仪器相关参数，Rang of Bo7.0T；Range of RT bore size 31cm；Gradientcoil BGA 20-S；Optional or insert BGA12-S；Gradient Strength 290mT/m；Slewrate 1160T/m/s。采用 10% 水合氯醛常规腹腔麻醉，待肢体瘫软，麻醉状态良好的情况下，将大鼠仰卧位放入 fMRI 检测仪器内，进行固定，同时检测呼吸、心率是否处于平稳状态，准备就绪，进行检测，检测内容为组织形态（T_4结构）和功能（光谱图 CSI）。

（4）组织病理学检测：取材及检测，分别在 1 周、2 周、3 周、4 周、5 周各组随机取 6 只实验大鼠，在大鼠麻醉生效后，将实验大鼠断头处死，置于 75% 乙醇中浸泡 3 秒钟，取出后放在手术架上，开颅，暴露大小脑。用病理取材专用刀片，快速切取两侧完整大脑半球，分离左侧大脑半球，在顶枕叶病变部位明显处，切取大脑皮质 1mm×1mm×1mm 的组织块，迅速置入装有特殊电镜固定液的 Eppendorf 管中，40℃冷藏固定。常规程序进行电镜病理切片制作，观察、拍照。

（三）结果分析与讨论

1. 成功构建脑瘫大鼠实验动物模型

造模后 24 小时，各组随机选 5 只实验大鼠做神经行为学、病理学检查，鉴定脑瘫动物模型。鉴定结果：模型组运动功能评分结果明显低于正常组、对照组，有显著性差异（$P < 0.05$）；大体病理见大脑表面明显缺血泛白、水肿，后期病变侧脑组织萎缩，代偿性血管增生；光镜下病理检测，见脑组织疏松，胶质细胞聚集，囊间少突胶质细胞减少，脑室内出血，脑皮质内血管扩张，脑皮质内毛细血管破裂出血，证明造模成功。

2. 运动功能评估结果

采用 BBB 运动功能等级评分对实验大鼠进行运动功能评估。在拥有自然光的安静房间内进行测试。首先在塑料戏水池中进行适应环境的训练。当大鼠在测试环境中活动自如，不再有害怕（蜷缩、尿频、便频、尖叫）表现时，进行正式测试评估。由经过培训后的三位检测人员同时从不同方向对每只大鼠进行评定，对每只大鼠的后肢（髋、膝、踝部）及躯干运动、足部持重、步态、肢体协调、趾爪触地及抬起程度、躯干摇摆程度、鼠尾位置等进行一个可操作的精确定量评分（0～21 分）。研究结果证实，针康组与康复组、模型组比较（$P < 0.05$），康复组、模型组、针康组实验大鼠运动功能评分皆有增加，但只有针康组变化幅度较大，且在 1 周、2 周、3 周、4 周、5 周变化较康复组、模型组明显，有统计学意义（$P < 0.05$）。

3. 生长相关蛋白和突触素表达检测结果

针刺加康复运动组脑瘫大鼠的生长相关蛋白及突触素的表达及运动功能评分均较模型组及单一康复治疗组有明显增加，模型组、康复组、针康组实验大鼠大脑病变区突触素的表达在 2 周时最低，从 3 周开始升高，于 4 周、5 周持续升高；针康组的治疗效果在 4 周、5 周时表现明显，较模型组、康复组有显著性差异（$P < 0.05$）。模型组、康复组、针康组实验大鼠大脑病变区生长相关蛋白的表达在 1 周、2 周持续升高，3 周时到达高峰，随后降低，到 5 周时恢复到正常水平，在 2 周、3 周、4 周时针康组较模型组、康复组变化明显（$P < 0.05$），表明综合康复治疗脑瘫比单一康复治疗有更好效果，可增

强突触可塑性，促使存活神经元轴突再生及突触重建，代替损伤中断的神经环路，从而恢复肢体运动功能。肢体运动训练可使患肢运动刺激信号向中枢神经系统传导冲动，使大脑运动皮质支配区产生周围代偿、远隔代偿和局部功能重组。

4. fMRI技术检查结果

重点扫描 T_2 结构图像的形态学变化，进行冠状位、矢状位、横轴位三位的扫描。通过 fMRI 技术动态观察针刺加康复运动疗法对促进脑瘫大鼠模型大脑再塑、功能重组的影响作用，以阐明脑瘫大鼠大脑组织缺血缺氧后的组织结构、细胞功能与脑瘫肢体运动功能恢复的关系，探讨针刺加康复运动疗法促进脑瘫肢体运动功能恢复的作用机制，特别是 fMRI 对脑瘫康复过程中疗效结果的分析与评估有一定的实际意义。在造模后 1 周正常阴性对照组与阳性对照组之间比较，并未发现异常变化，即阳性对照组在造模后 1 周并没有出现明显的局部缺血性的形态学改变。运用波谱图像分析检测细胞功能代谢情况，通过模板线和实测线，进行正常区域和病变区域的比较，研究细胞代谢过程中乳酸脱氢酶等的变化规律。造模后 1 周进行扫描时，阳性对照组与正常阴性对照组之间有明显的差异，即相对应的波谱曲线明显下降；在造模后 3 周、5 周检测时，阳性对照组和康复组比较，波谱曲线在 1～3 周有回升趋势，在 3～5 周，变化不明显，基本处于稳定水平；但针康组的波谱曲线具有逐渐回升的趋势，不仅明显优于阳性对照和康复组，且从造模后 3～5 周呈现良好的上升趋势。通过 fMRI 技术动态观察结果证明，针刺加康复运动疗法对脑瘫大鼠大脑组织缺血缺氧后的组织结构、细胞功能变化有良性促进作用。

5. 组织病理学检查结果

采用透射电镜观察神经元的超微结构。造模 1 周后组织病理：①正常阴性对照组，神经元细胞形态完整，可见丰富的粗面内质网、游离核糖体和线粒体；线粒体嵴清晰，排列规则；核膜清晰，核内染色质以常染色质为主，核仁明显；其突触前膜、后膜致密物质较少而厚度对称，突触前后成分境界清楚，轮廓完整，具有典型的突触结构特点。②模型阳性对照组，可见神经元细胞水肿，细胞器数量明显减少；绝大部分线粒体嵴和部分膜融合或消失，有的线粒体有空化现象；粗面内质网明显扩张，脱颗粒现象明显，游离核糖体减少；部分双层核膜融合，模糊不清，突触结构完整，数量较正常阴性对照组有所减少。造模后 2～5 周组织病理：正常阴性对照组同前；模型阳性对照组，神经元细胞水肿状态，随着时间的延长，水肿逐渐减轻，细胞器数量和线粒体结构无明显改善，游离核糖体数目有所恢复，突触数密度有逐渐下降趋势；康复组，神经元细胞水肿状态逐渐减轻，粗面内质网脱颗粒现象较模型阳性对照组逐渐恢复；针康组，细胞水肿逐渐消失，细胞器数量明显增多；线粒体嵴断裂减少、但没有完全消失，空泡样改变明显改善，突触数密度有逐渐恢复的趋势。

通过构建脑瘫大鼠缺血缺氧模型，在以往研究的基础上，采用现代分子生物学技术检测脑瘫大鼠大脑病变区生长相关蛋白、突触素的表达，应用 fMRI 技术动态追踪检测脑组织病变区细胞功能代谢的动态变化情况，并结合透射电镜对脑组织的形态结构、超微病理检测和运动功能评估结果分析脑瘫大鼠经针刺加康复运动治疗后肢体运动功能恢复与大脑病变区超微组织形态结构和细胞功能代谢的动态变化关系，以探讨针刺加康复运动疗法促进脑瘫肢体运动功能恢复的作用机制。脑瘫属于中医学"五迟""五软"范畴，重在调补肝肾，益精生髓，故选穴以阳明经脉腧穴为主，针刺经穴，可疏通经脉，上达巅顶，直接刺激大脑皮质网络系统，可以有效促进实验性脑瘫大鼠大脑病变皮质区的生长相关蛋白和突触素的表达，从而改善患肢运动功能。因此，我们认为针刺加康复运动疗法可更为有效促进脑瘫肢体运动功能恢复的有效作用机制，是通过促进大脑病变皮质区的生长相关蛋白和突触素的表达，恢复脑细胞的线粒体、突触数及密度，激活脑细胞功能代谢来实现的。本实验结果和以往的临床观察资料都证实了脑瘫通过全面系统的康复训练和治疗，大多数能取得相当理想的治疗效果，而针刺加康复运动训练方法的疗效更为显著。

（四）研究结论

（1）针刺加康复运动疗法可以有效恢复脑瘫的肢体运动功能。

（2）可以促进实验性脑瘫大鼠大脑病变皮质区的神经生长因子即生长相关蛋白和突触素的表达；在改善大脑病变区细胞功能代谢的同时，对脑组织病变区的超微病理结构亦具有明显地促进其恢复作用。

（3）生长相关蛋白和突触素的表达、fMRI 技术动态追踪检测、透射电镜超微病理检测结果与运动功能评估结果呈正相关，证明针刺加康复运动疗法有效促进脑瘫肢体运动功能的恢复机制，是通过促进大脑病变皮质区的生长相关蛋白和突触素的表达，恢复脑细胞的线粒体、突触数及密度，激活脑细胞功能代谢来实现的，主要基于大脑的再塑与功能重组作用。

（4）fMRI 技术对脑瘫康复过程中疗效结果的无创追踪分析与评估亦具有重要的实际意义。

（五）问题与展望

（1）脑瘫的主要病理生理改变是脑组织的缺血缺氧，涉及一系列复杂的病理生理机制，包括兴奋性氨基酸毒性、能量衰竭、氧自由基损坏、钙离子超载、炎症反应及细胞凋亡等，其变化趋势关系到脑损坏的程度、大脑再塑与功能重组和神经行为障碍的轻重。目前许多研究均揭示 PI3K/Akt 信号通路与上述机制密切相关。

（2）PI3K/Akt 信号通路是一个经典的抗凋亡、促存活的信号转导途径。因此，本课题组拟在以往研究结果的基础上，构建新生脑瘫大鼠实验动物模型，利用《头皮针穴名国际标准化方案》，根据诱发电位操作原理，拟采用电针刺激脑瘫大鼠运动区头皮投影，穿过高阻抗颅骨释放传导冲动，旨在激活 PI3K/Akt 信号通路，活化 PI3K 的直接靶基因 Akt，以介导多种生物学效应，达到调控神经细胞生长、增殖、存活和抑制凋亡之目的；

进一步证明 PI3K/Akt 信号通路不仅影响发育期大脑缺血缺氧的病理生理过程，而且与后期的脑瘫脑功能恢复密切相关；证明电针刺激头部运动区有效改善和恢复脑瘫的神经行为障碍机制是以 PI3K/Akt 信号通路为靶点来实现的，为临床脑瘫的防治和康复提供新的理论依据。

二 头部电针调控脑内微环境对神经干细胞移植治疗脑瘫大鼠疗效影响的研究进展

（一）相关研究

1992 年 Reynolds 等首次报道体外成功分离 NSC，由此自体 NSC 和移植 NSC，成为神经功能恢复的研究热点。干细胞移植引入临床治疗疾病，越来越受到重视，其移植水平及治疗效果随着科学技术的不断进步而不断提高。目前 NSC 的来源主要是从脊髓和脐血中提取的，而脐带血间充质干细胞（UC-MSC）产量和绝大多数生物学特征与骨髓间充质干细胞（BM-MSC）相似，且具有比 BM-MSC 更高的增殖能力。近年来，NSC 移植治疗脑瘫也逐渐进入人们视线，但单纯 NSC 移植治疗脑瘫仍存在供体细胞生存率低、分化为神经元比例低，疗效差等不足。

在临床治疗脑瘫的其他各种方法之中，电针治疗是目前公认的疗效较为确切的方法。针刺头部运动区疗法是针灸疗法与现代医学的大脑皮质功能定位理论相结合，经过医疗实践发展起来的一种新的针刺方法。头部运动区涉及督脉、足太阳膀胱经、足少阳胆经。按中医辨证施治原则，根据"腧穴所在，主治所及"的原理，选取相应腧穴，达到调肝补肾、益精填髓的作用，以改善和恢复脑瘫患儿的肢体功能；现代研究表明，针刺头部穴位可以促进头部的血液循环，改善头部的微循环，促进中枢神经系统的修复。电针作为治疗小儿脑瘫脑损伤的一种手段逐渐被人们引入科学研究领域，大量文献报道及本课题研究结果证实，在治疗缺血缺氧性脑瘫方面，可明显改善损伤局部血流量，清除氧自由基，提高神经营养因子的表达，促进自体 NSC 增殖和分化。提示电针具有既能改善损伤局部的微环境，又能激发内源性 NSC 的作用。

NSC 移植作为一种新兴的治疗脑瘫的方法，有了电针干预其疗效更加确切。两者有效结合，优势互补，相信在不久的未来不仅在脑瘫的治疗，其他脑损伤的治疗方面必将发挥巨大的作用。

（二）研究方法

1. 实验动物

清洁级成年 SD 大鼠 150 只，雄性，体重 145～155g，由北京金牧阳实验动物养殖有限责任公司提供，合格证号：SCXK（京）2010-0001，饲养于北京工业大学生命科学与生物工程学院动物实验中心并在此完成实验。

2. 实验方法

（1）造模：先在提供的 150 只实验大鼠中随机选 30 只大鼠，随机分为正常组、假手术组、造模组，每组 10 只。正常组，笼内正常饲养；对照组，仅进行假手术处理，笼内正常饲养；模型组，动物用 10%的水合氯醛麻醉（4mL/kg），仰卧固定于手术板上，参照国际公认改良的 HIE 造模方法，颈前正中做纵行切口（5～7mm），于胸锁乳突肌内侧与颈前肌交界的三角区域内分离左颈总动脉，并用 0 号线结扎，缝合切口。随后立即置于 37℃水封闭缺氧箱中，箱内持续充以浓度为 8%氧气+92%氮气的混合气体，气流量为 1L/min，维持缺氧状态 2 小时后取出。缺氧全过程用测氧仪持续监测并确认箱内氧气含量维持在 8%。

完成操作 24 小时后对各组实验大鼠做神经行为学、病理学检查，鉴定脑瘫动物模型。鉴定结果：模型组运动功能评分结果明显低于正常组、对照组，有显著性差异（$P<0.05$）；大体病理见大脑表面明显缺血泛白、水肿，后期病变侧脑组织萎缩，代偿性血管增生；光镜下病理检测，见脑组织疏松，胶质细胞聚集，囊间少突胶质细胞减少，脑室内出血，脑皮质内血管扩张，脑皮质内毛细血管破裂出血，证明造模成功。

（2）预实验确定注射部位：麻醉生效后，将实验大鼠固定，将头部手术部位备皮。用酒精消毒手术部位，正中剪开皮肤，分离软组织，充分暴露颅骨。将微量注射器固定于大鼠脑定位仪上，根据大鼠脑定位图谱确定脑室位置，使用大鼠脑定位仪定位：前囟前 3mm，旁开 2mm，使用牙科钻在此处的颅骨钻一个孔。使用微量注射器注射吉姆萨染液 10μL。成功注射后，缝合切口，用碘伏、酒精消毒手术部位。术中及术后保持室温 25℃左右。将手术完成的大鼠单独置于笼中，等待其自然苏醒。注射手术完成后 1 小时，用脱颈处死法处死大鼠。剪开头部皮肤，沿颅骨中缝剪开颅骨，打开颅骨，暴露大脑，取出大脑并切开，观察染液位置。

（3）分组与干预方法：将余下的 120 只实验大鼠随机分为阴性对照组（简称对照组）、阳性对照组（简称模型组）、UC-MSC 移植组（简称干细胞组）、头针+干细胞组，每组 30 只。

对照组：仅进行假手术处理，笼内正常饲养，不给予任何干预治疗。

模型组：参照国际公认改良的 HIE 造模方法，造模后笼内正常饲养，不给予任何干预治疗。

干细胞组：造模后第 5 天开始植入 UC-MSC，按照干细胞移植技术操作，实验大鼠乙醚吸入麻醉，皮筋固定四肢，大鼠脑定位仪固定头部，根据大鼠脑定位图谱确定脑室位置，使用大鼠脑定位仪定位，无菌条件下操作，使用微量注射器以囟门为进针点，缓慢注射浓度 10^5/mL 的人 UC-MSC10μL 后迅速退针。

头针+干细胞组：造模后第 5 天开始植入 UC-MSC，随后给予头部电针干预，参照《头皮针穴名国际标准化方案》，选择颞前线、顶颞前斜线，毫针浅刺，按一定方向沿皮下缓慢捻转进针，达到应有深度，进针后接通电针仪，正极、负极接左右针尾，频率 2Hz，疏密波形，电流 3.5mA，每日 1 次，每次 3 分钟。使用 BT701-1B 型针灸电针仪。

（4）检测内容

1）运动功能评估：于造模 5 天后的 1 周、2 周、3 周时间节点各组取 10 只大鼠，采用 BBB 运动功能等级评分法，对大鼠运动功能状况进行评估。由 3 个受训的检测人员同时间从不同方向对每只鼠进行评定，平均分数作为检测结果的评分数值，由第四人汇总并进行统计学处理。

2）神经电生理检测：于 1 周、2 周、3 周时间节点各组取 10 只大鼠，处死前进行神经电生理检测，观测运动诱发电位（MEP）、躯体感觉诱发电位（SEP）的潜伏期及波幅变化。

采用 10% 的水合氯醛麻醉（4mL/kg），麻醉生效后，将大鼠固定于大鼠脑立体定位仪上，术区常规消毒，切开皮肤、皮下组织，显露颅骨膜，确定前囟向后囟移 2mm 为中心用开颅球磨钻将颅骨板开窗，左右各开一骨窗，直视硬脑膜且完整无破损。确定颅骨缝及信号测定位点。

检测 SEP：一根银针刺激电极刺入大鼠右后肢小腿内侧腓肠肌中，另一根银针电极刺入大鼠左右后肢小腿，距刺激电极 2cm，作为参考电极。将用于记录的银球电极放于颅骨左侧的骨窗内，与硬脑膜表面接触后用固定架固定。给予刺激时见接受刺激的后肢足趾微动，进行记录获取的波形数据；对侧后肢 SEP 检测方法同上。

检测 MEP：将用于刺激电极的银球电极放于颅骨左侧的骨窗内，与硬脑膜表面接触后用固定架固定，用于记录电极的银针刺入大鼠右后肢近坐骨神经处。给予刺激时见大鼠右后肢足趾微动，进行记录获取的波形数据；对侧后肢 MEP 检测电极放置与上述对称。

静息脑电生理信号处理：选择 α 波（7Hz）、β 波（15Hz）进行分析。将每组 2 只大鼠平静状态下获取的脑电信号，利用有重叠的平均周期图法（Bartlett 法）估计功率谱密度（power spectral density，PSD）。周期图法先取信号序列的离散傅里叶变换，然后取其幅频特性的平方并除以序列长度，如式（4-1）、式（4-2）所示：

$$\hat{s}_x\left(e^{jw}\right)=\frac{1}{N}\left|X\left(e^{jw}\right)\right|^2 \tag{4-1}$$

$$X\left(e^{jw}\right)=\sum_{n=-\infty}^{+\infty}x_n e^{-jnw}=\sum_{n=0}^{N-1}x_n e^{-jnw} \tag{4-2}$$

N 为随机信号序列 x_n 的长度，$X\left(e^{jw}\right)$ 为序列 x_n 的 Fourier 变换。平均周期法即先把信号序列分为若干段，对每段分别计算其周期图，然后取各个周期图的平均作为功率谱的估值。

根据信号功率谱，对 α 波和 β 波频段分别计算其平均能量，如式（4-3）所示：

$$E = \frac{1}{M} \sum_{f=f_1}^{f_2} \left| \hat{s}_x \left(e^{j2\pi f} \right) \right|^2 \qquad (4\text{-}3)$$

f_1 为频段的起始频率，f_2 为频段的终止频率，M 为频率的个数，由带宽和频率分辨率决定。

3）磁共振影像检查：分别于造模后第 5 天的 1 周、2 周、3 周时间节段各组随机取 10 只大鼠，10% 的水合氯醛腹腔麻醉（4mL/kg），检查脑部 MRI 图。采用 Bruker BioSpin 磁共振成像系统，场强 7.0T，配有自带大鼠头部射频发射和接受线圈孔径 16cm，梯度场强度 300mT/m，由首都医科大学天坛医院神经外科研究所提供仪器和技术支持。扫描参数：冠状面扫描 Slice Thickness=1mm，TR=4500ms，TE=35ms，Spacing Between Slices=1.3 mm，Flip Angle=90°，Pixel Spacing=0.312 5×0.312 5mm，field of view= 40×33.75 mm，matrix size=128×108，Bruker 公司产品，Rang of Bo 7.0 T；Range of RT bore size 31cm；Gradient coil BGA20-S；Optional or insert BGA12-S；Gradient Strength 290mT/m；Slewrate 1160T/m/s。MRI 用 GEAW4.2 专用 Functool 软件对图像进行处理，得到 MRS 图像中的 NAA 值。

4）磁共振扩散张量纤维束成像：于 1 周、2 周、3 周时间节点各组取 10 只大鼠，处死前进行磁共振扩散张量纤维束成像检查。

采用 Bruker BioSpin 磁共振成像系统，场强 7.0T，配有自带大鼠头部射频发射和接受线圈孔径 16cm，梯度场强度 300mT/m，由首都医科大学天坛医院神经外科研究所提供仪器和技术支持。冠状面扫描 Slice Thickness=1 mm，TR=4500 ms，TE=35ms，Spacing Between Slices=1.3mm，Flip Angle=90°，Pixel Spacing=0.312 5 × 0.312 5mm，field of view=40 × 33.75mm，matrix size=128 × 108，Bruker 公司产品，Rang of Bo7.0T；Range of RT bore size31cm；Gradient coil BGA20-S；Optional or insert BGA12-S；Gradient Strength 290mT/m；Slewrate1160T/m/s。用 GEAW4.2 专用 Functool 软件对图像进行处理。数据统计处理使用 SPSS 14.0。

5）组织病理学检查：分别于造模后第 5 天的 1 周、2 周、3 周各组随机取 10 只大鼠处死取材。10% 的水合氯醛腹腔麻醉（4mL/kg），麻醉生效后将实验大鼠俯卧于手术板上，固定四肢及头部，从枕骨大孔处向前剪开颅骨，暴露大小脑，然后用眼科镊取左侧大脑半球顶枕叶病变明显部位的大脑皮质，每只大鼠约取 50mg 皮质组织，立即置于 2.5% 戊二醛溶液中，放到 4℃ 冰箱中预固定。标本经磷酸缓冲液（PBS）冲洗后，置于 2% 四氧化锇液（4℃）中固定。再经 PBS 冲洗，标本经梯度乙醇逐级脱水至环氧丙烷，用环氧树脂 Epon618 浸透，包埋，制备超 500A 薄切片，经电子染色后，制备常规电镜标本，于 JEMM—1220 型透射电子显微镜下观察胶质细胞核染色质、核仁、线粒体、溶酶体等部位脑组织超微结构变化。另外每只大鼠约取 50mg 皮质组织，放入 4% 多聚甲醛液中进行后固定，再将脑皮质组织置于 30% 蔗糖溶液放于 4℃ 冰箱保存过夜，待行恒冷切片机切片。冷冻标本切片苏木素—伊红染色，光镜下观察各组脑组织形态变化。

6）相关蛋白检测：分别于造模后第 5 天的 1 周、2 周、3 周各组随机取 10 只大鼠处死取材。10%的水合氯醛腹腔麻醉（4mL/kg），麻醉生效后将实验大鼠俯卧于手术板上，固定四肢及头部，头部碘伏消毒，用眼科镊取左侧大脑半球顶枕叶病变明显部位的大脑皮质，每只大鼠约取50mg皮质组织。用 Western Blot 方法对脑组织中神经特异性烯醇化酶（neuron-specific enolase，NSE）、微管结合蛋白（microtubule-associated protein 2，MAP-2）、髓磷脂碱性蛋白（myelin basic protein，MBP）进行检测。用 Odyssey 双色红外荧光成像系统自带软件，对检测蛋白的光密度进行定量，并与 β-actin 参照，再与对照组的该蛋白光密度值相比，将数据归一化。统计学处理采用 SPSS17.0 数据处理软件，进行统计学处理。各组实验数据以（ $\bar{x} \pm s$ ）表示，组间数据比较采用单因素方差分析。

7）Na$^+$，K$^+$-ATP 酶和 Ca^{2+}-ATP 酶检测：分别于造模后第 5 天的 1 周、2 周、3 周各组随机取 10 只大鼠处死取材，大鼠脑组织样品的处理按照试剂盒说明书进行操作。采用定磷法测定 ATP 酶活性，用微孔板检测仪测定脑组织中 Na$^+$，K$^+$-ATP 酶和 Ca^{2+}-ATP 酶的活性。采用 SPSS17.0 数据处理软件，进行统计学处理。各组实验数据以（ $\bar{x} \pm s$ ）表示，组间数据比较采用单因素方差分析。

8）人脐带血间充质干细胞移植及检测：按实验设计依次进行人脐带血间充质干细胞的复苏与扩增、人脐带血间充质干细胞的鉴定、脑室染色预实验。预实验证实注射部位为脑室后，使用微量注射器注射浓度 10^5/mL 的人脐带血间充质干细胞 10μL。成功注射后，缝合切口，用碘伏、乙醇消毒手术部位。术中及术后保持室温 25℃ 左右。将手术完成的大鼠单独置于笼中，等待其自然苏醒。植入后第 1 周、第 2 周、第 3 周，共 3 次脑组织取材、观察，每次随机取 10 只大鼠的脑组织。按照荧光免疫组化技术步骤行荧光显微镜观察。在 10×20 荧光显微镜下，对表达阳性细胞进行计数。每组取 5 个脑组织盖玻片，每个盖玻片上随机选 3 个计数单位面积，计算细胞总数和阳性细胞数及阳性细胞的百分率。采用 SPSS17.0 统计软件进行数据分析，计量资料以（ $\bar{x} \pm s$ ）表示。

（三）结果分析及讨论

课题组为解决单纯 NSC 移植存在的缺陷，为脑瘫康复与治疗开辟一条新路，在以往研究的基础上，设计在干细胞移植治疗脑瘫大鼠同时给予电针刺激脑瘫大鼠运动区头皮投影的直接良性诱导干预，调节促进神经生长活性因子和生化物质的分泌、释放，以营造适宜移植的 NSC 的生存微环境，间接地促进移植 NSC 增殖、分化，重塑神经环路。课题组通过观察神经电生理变化规律；通过透射电镜观察神经突触的超微结构；运用磁共振扩散张量纤维束成像（DTT）无创活体观察脑白质纤维束的细微结构特征；通过免疫组化等现代分子生物学技术检测微管联合蛋白 2（MAP-2）、烯醇化酶（NSE）的表达和脑内微环境中髓磷脂碱性蛋白（MBP）、胶质神经源性神经营养因子（GDNF）、碱性成纤维细胞生长因子（bFGF）的含量变化，以及 Na$^+$，K$^+$-ATP 酶、Ca^{2+}-ATP 酶的活性，证实了电针刺激运动区头皮投影对移植 NSC 的增殖、分化具有直接诱导作用和通过调控微环境的间接促进作用。为临床上应用 NSC 移植治疗脑瘫提供了新的思路；为

NSC 移植治疗脑瘫同时配合体外良性干预因素的临床意义提供了科学的理论依据。

1. 无创检查结果

无创诊断、检查方法，即在不破坏机体任何组织的情况下通过仪器辅助处理组织内部发出或激发的信号，判断生理或病理组织结构，确定分析病症。其特点是患者在检测中基本无痛苦、伤害，其结果清晰明确，可以用来确诊疾病及分析患病情况。例如，X线、CT、B 超等都属于无创诊断的范围。目前，无创诊断在应用上多以辅助的形式给医生的判断提供线索，但如心、脑等人体重要器官，有创诊断的应用被极大限制，而综合使用无创诊断确诊疾病，评估疾病严重程度是一种理想的解决方案。

在本次实验中使用了静息脑电分析、磁共振[MRI、磁共振波谱（MRS）]分析及磁共振扩散张量纤维束成像（DDT）分析三种无创诊断方式，评估脑损伤程度及干预治疗后脑组织恢复程度。模型制作早期，在行为学出现不同程度的改变以后，电信号、弥散加权（DWI）图像、MRS、DTT 图像表现出异常，说明大脑组织在缺血缺氧条件下出现细胞内外水分子交换改变、细胞代谢及神经元电信号改变及神经纤维束的损伤，可见DWI、MRS、DTT 及电生理信号的综合评定，可以在缺血早期，给出缺血准确位置、病情严重程度等多种重要诊断指标和病情评估结果。

（1）神经电生理检测结果分析：正常组实验大鼠各个时段数据都维持在一个稳定数值。无论模型组还是电针组在各时段都没有达到正常组水平，α 波和 β 波在各时段表现类似。实验结果证实，电针治疗可以有效地增强脑电生理活动强度，但后期数据显示，电针组稍高于模型组，优势很小，无显著性差异，最终结果均无法达到正常组水平；但无论是模型组还是电针组，电信号功率均有一定程度的升高趋势，说明脑电生理活动强度有恢复迹象；脑电恢复进入平台期。

（2）磁共振波谱（NMRS）扫描结果分析：通过对电针干预实验大鼠的 ADC、NMRS 图像显示结果分析发现，电针后，大鼠脑组织中水的弥散情况有所加强，组织液交换能够得到提升、新陈代谢水平上升。这些积极的信号都提示，电针干预治疗对于脑组织局部缺血的改善作用很明显。脑组织缺血后形成的急性脑梗死病灶是由中心坏死区及其周围的缺血半暗带组成，病灶中细胞坏死与细胞凋亡并存，细胞凋亡主要出现在缺血半暗带内。挽救保护半暗带可逆的神经元是改善缺血性脑血管病预后的关键。结合实验结果的 T_2 加权图像分析发现，在超急性期（4 小时）没出现器质性病变，所以 T_2 不能显示损伤区域，而在 24 小时以后，脑损伤位置会形成不可逆的器质性病变，T_2 会显示高信号病变区域。不给予干预治疗，缺血区域周围半暗带神经元会继续凋亡，器质性病变会增大，在 1 周时模型组结果就可以验证。在后期，损伤组织恢复，病灶会有一定的吸收，因此 1 周之后病变会缩小。在电针组与模型组的比对中发现，电针干预可以减少梗死组织扩张，也就是挽救半暗带，从而保护神经元。

（3）磁共振扩散张量纤维束成像（DTT）检查结果分析：扩散张量成像（diffusion tensor imaging，DTI）是目前唯一能活体显示脑白质纤维束的方法，在此基础上发展起来的扩散张量纤维束成像（diffusion tenser tracking，DTT）是目前唯一可无创跟踪白质纤维束三维结构的方法，能够更加直观、立体地显示白质纤维束的形态、走行方向、在脑区间的联系、结构的完整性。

DTI 是在传统磁共振成像（magnetic resonance imaging，MRI）及弥散加权成像（diffusion weighted imaging，DWI）为基础的一种新的磁共振成像技术，可以定时定量地对组织内水分子的弥散特性在三维空间内分析。DTT 是以 DTI 为基础，在无创的情况下，在活体内显示白质纤维束的解剖结构、定量测量白质纤维束的完整性，可以直接显示纤维束的变化，观察神经纤维数量，追踪纤维走行，观察白质纤维束受压、移位、中断等不同损害的程度，可评估其结构完整性与方向性。测量目标区域神经纤维束的数量，可以从影像学角度对神经纤维的损害程度进行定量分析，尽早估计病情状况、估计预后。课题组通过 DTT 对脑白质神经纤维束走行的细微结构观察发现：模型组大鼠脑白质神经纤维束短小、稀疏，走行紊乱；与模型组比较，电针组大鼠脑白质神经纤维束随疗程时间的延长，神经纤维束逐渐增多、增粗。这说明电针刺激头部运动区疗法可以有效促进脑瘫大鼠损伤后的脑白质神经纤维束恢复，并促进其增殖、再生，重建神经环路。

2. 神经行为学观察结果

近年来，国外学者主要将 BBB 运动功能评价方法用于脊髓损伤大鼠后肢运动能力评定。经过科学严谨的设计及验证，BBB 运动功能评价方法被证明灵敏度高，稳定性好，既简单易行，又可准确定量。其最主要的优点是在不同实验室之间通用的误差甚小，已广泛被国际范围接受，是目前应用于评价中枢神经系统损伤及修复的最佳评定方法之一。本课题组将此方法用于检测脑损伤后神经功能的恢复情况。

采用 BBB 运动功能等级评分方法对实验大鼠进行运动功能评估。对每只大鼠的后肢（髋、膝、踝部）及躯干运动、足部持重、步态、肢体协调、趾爪触地及抬起程度、躯干摇摆程度、鼠尾位置等进行一个可操作的精确定量评分（0～21 分）。在不同时段头针组运动功能评分均高于模型组，但观察中发现，模型制作后 1 周，实验大鼠神经行为学表现已有恢复迹象，说明实验大鼠对脑缺血缺氧损伤有自身修复作用，电针头部运动区疗法具有促进中枢神经系统修复，恢复肢体功能的作用。但观察到第 3 周时，眼睑闭合不全症状依然存在。

3. 神经生长相关蛋白检测结果

众多研究表明，脑组织中神经生长相关蛋白如 NSE、MAP-2、MBP 等与神经功能关系密切，可直接反映脑组织修复情况。NSE 主要存在于中枢神经系统的神经内分泌细胞及神经元内，当神经元损伤或坏死后，NSE 从胞内游离，进入脑脊液和血液内。研究表明，NSE 表达量与脑组织损伤的严重程度呈正相关；MAP-2 是一种细胞骨架蛋白，在哺乳动物脑组织中如神经元胞体、星形胶质细胞、树突中表达丰富，细胞骨架的完整性对神经元细胞非常重要，受损后将会直接影响神经元的生成；MBP 被视为内源性中枢神经髓鞘再生的标志，足够的 MBP 是中枢神经系统功能恢复的必要条件，MBP 的缺乏可直接导致髓鞘生成不足，从而导致神经功能障碍。

本实验结果显示，造模后第 5 天的第 1 周，模型组 NSE 表达显著增加，说明脑组织损伤严重，而干细胞移植组、头针+干细胞组在同一时间点表达却不明显，头针+干细胞组与干细胞移植组比较更为突出；各组 MAP-2 表达量、MBP 的表达量皆有增加，但头针+干细胞组增加更明显，说明脑神经损伤后有反射性的自我保护作用，而头针起到良好的干预作用。第 2 周时，头针+干细胞组 NSE 表达与模型组、干细胞组比较仍有显著差异；MAP-2 各组表达量有所减少，但在电针+干细胞组的表达量仍较高，与模型组、干细胞组比较仍有显著差异；各组 MBP 的表达差别不明显。第 3 周时，各组 NSE、MAP-2、MBP 的表达差别不明显。上述研究结果证实，头部电针刺激协同 UC-MSC 移植能够减轻脑组织损伤程度，促进神经髓鞘的再生修复，促进脑组织结构重塑，而头部电针刺激协同 UC-MSC 移植治疗效果最佳。我们认为，头部电针刺激协同 UC-MSC 移植治疗脑瘫的有效机制可能是电针刺激脑瘫大鼠头部运动区的刺激信号穿过高阻抗颅骨释放传导冲动，产生良性诱导，促进一系列神经生长因子的产生与释放，调节相关蛋白，从而改善移植的 UC-MSC 所赖以生存的脑内微环境，促其增殖与定向分化，最终达到修复脑瘫脑损伤的目的。头部电针刺激干预移植的 NSC 治疗脑瘫为我们开辟了一条新的思路，增加了电针治疗的应用范围，但其具体机制还需要更深入的研究。

4. 人脐带血间充质干细胞移植后观察结果

NSC 是具有多向分化潜能并能自我更新的原始细胞，可增殖并分化为中枢神经系统各种成熟的细胞，有研究表明，其可以使损伤后的脑组织再生，并维持其神经内环境稳态。Reynolds 等学者在 1992 年首先成功地从成年大鼠纹状体分离得到 NSC，并提出 NSC 的概念，打破了神经细胞不能再生的观念。正常情况下脑组织内的 NSC 处于休眠状态，没有增殖、分化现象，在出现损伤或局部环境变化时会出现分化、增生等改变。但这种改变形成的新生细胞存活率很低，其中仅有 0.2%能替代缺血后死亡的细胞。因此，外源性 NSC 移植被纳入到研究中，成为脑损伤治疗研究的热点。缺血缺氧性损伤是脑瘫的主要病因之一，其神经元的损伤是不容忽视的因素，寻找修复神经元的方法是治疗脑瘫的关键问题。因此 NSC 移植治疗脑瘫被认为是比较有前景的研究。

CD29 是人间充质干细胞表面标志物之一，也是一种细胞外基质蛋白的受体，有助于细胞间的黏附。通过荧光免疫组化检测发现只有干细胞组和头针+干细胞组才显示荧光亮斑。这些荧光亮斑意味着 CD29 比较集中于这些位置，这提示人脐带血间充质干细胞就在这些荧光亮斑处。这也说明了人间充质干细胞在 SD 大鼠脑室内可以存活一段时间，基本覆盖了大鼠的脑损伤修复的整个时期。但是也可以发现，随着时间的延长，干细胞组和电针+干细胞组的 CD29 表达的阳性率逐渐下降。可能的原因：一是人间充质干细胞在这里分化了，分化后使得其减少了 CD29 的表达。人间充质干细胞在这里分化成了神经细胞等细胞，实现了对损伤的脑组织的代偿与修复作用。二是人间充质干细胞在逐渐减少，如凋亡或被免疫系统消灭。由于没有发现强烈的免疫反应，而且这种情况更可能看到荧光亮斑减少数量而不是亮度降低，所以这种情况可能性较小。三是大鼠脑中的微环境改变了，CD29 被其他蛋白结合，与一抗的结合减少了。由此启示：人间充质干细胞移植的影响可能随时间减弱，因此应用这种治疗方式的时候应该酌情增加治疗量与治疗次数；CD29 是一种整合素，不仅有着细胞外基质蛋白受体的作用，也介导由内到外的细胞信号，这样的信号分子在数周之内数量显著变化极有可能影响脑组织内的微环境，进而影响脑组织的修复。CD44 也是人间充质干细胞表面标志物之一。其免疫组化结果与 CD29 的免疫组化结果基本一致，作为一个信号蛋白，这种结果更印证了人间充质干细胞随时间变化，其信号蛋白表达量也产生变化，进而通过这些信号蛋白影响了组织内微环境的猜测。通过比较发现，电针+干细胞组在第 2 周、第 3 周时 CD29、CD44 的阳性表达率较干细胞组显著增加（$P < 0.05$），说明电针干预可以明显提高移植干细胞在脑内的存活率，从而有效增加移植干细胞的增殖与分化，提高神经干细胞治疗脑瘫的疗效，这一点可以从对脑瘫大鼠神经行为学的观察结果得到间接证实。

5. Na^+，K^+-ATP酶和Ca^{2+}-ATP酶检测结果

Na^+，K^+-ATP 酶、Ca^{2+}-ATP 酶对神经细胞的增生、分化亦有重要影响，正常情况下，细胞内 K^+ 浓度高，细胞外 Na^+ 浓度高，细胞内游离 Ca^{2+} 浓度极低。这种离子稳定状态的维持有赖于细胞膜的屏障作用。神经细胞许多重要的生理活动都有赖于离子的参与。它们参与神经递质的合成与释放、神经兴奋性的维持、突触的可塑性及多种酶的活性。在脑组织缺血缺氧情况下，脑组织的能量代谢障碍，细胞膜上的 Na^+，K^+-ATP 酶、Ca^{2+}-ATP 酶活力降低，细胞膜对离子的主动转运就会发生障碍，就会改变细胞内外的离子浓度差。对神经细胞的增生、分化必将产生重要影响。

目前研究认为缺血缺氧性脑病是脑瘫最主要的致病因素之一。脑能量在维持神经细胞内外离子的梯度、合成代谢、递质释放及摄取、神经元胞体和轴突之间的物质运输、细胞膜完整性、细胞之间的信息传递等方面发挥着重要作用。而脑组织本身几乎无氧和葡萄糖的储备。一旦出现缺血缺氧事件后可短时间内导致体内 ATP 耗竭，脑细胞能量代谢的衰竭可直接导致神经元损伤。研究结果证实，电针组的 Na^+，K^+-ATP 酶和 Ca^{2+}-ATP 酶活性与模型组比较有明显升高，说明电针刺激脑瘫大鼠头部运动区，可以通过调控大脑微环境中 Na^+，K^+-ATP 酶和 Ca^{2+}-ATP 酶活性，来减少神经元的损伤，对缺血缺氧性脑损伤具有保护作用。

（四）研究结论

（1）对脑瘫大鼠脑内移植的人间充质干细胞表面标志物（CD29、CD44）荧光免疫组化检测结果证实，电针刺激脑瘫大鼠头部运动区可明显提高 NSC 在脑内的存活率，对 NSC 的增殖与分化具有直接诱导作用。

（2）通过观察电针刺激脑瘫大鼠头部运动区对脑组织脑内 MAP-2、NSE、脑内微环境中 MBP、GDNF、bFGF 的表达影响，以及调控 Na^+，K^+-ATP 酶、Ca^{2+}-ATP 酶的活性作用结果，证实电针刺激脑瘫大鼠头部运动区对 NSC 的增殖、分化是通过调脑内微环境来实现的。

（3）实验证明，DTT扫描技术可以无创性地对脑瘫缺血缺氧性改变做出早期诊断和病情、预后评估，可成为临床上对脑瘫患儿早期诊断、评估疗效的理想影像检查手段。

（4）提示临床上在采用干细胞移植治疗脑瘫的同时，辅以电针头部运动区可以有效克服单纯干细胞移植存在的缺陷，为脑瘫康复与治疗开辟了一条新路。

（五）问题及展望

（1）脑内微环境对干细胞增殖、分化的影响，已引起众多学者的重视，但脑内微环境相当复杂，对干细胞增殖、分化的影响既有有利的一面，如众多的神经营养因子等；也有不利的一面，如氧自由基、毒性蛋白等。本课题组在今后的科研工作中，将从对NSC增殖、分化不利的因素研究入手，如何抑制或消除微环境中的有害物质，为NSC生存、增殖和定向分化创造一个良好的微环境。

（2）NSC移植作为一种新兴的治疗脑瘫的方法，前景诱人，有了头部电针干预其疗效更加确切。两者有效结合，优势互补，相信在不久的未来不仅在脑瘫的治疗上，在其他脑损伤的治疗方面也将发挥巨大的作用，但头部电针干预干细胞增殖、分化过程是通过调控哪些代谢通路目前还不清楚，有待于进一步研究。

三　电针刺激头部运动区调控PI3K/AKT信号通路对脑瘫大鼠神经行为影响的研究进展

（一）相关研究

PI3K/Akt信号通路是一个经典的抗凋亡、促存活的信号转导途径。磷酸肌醇激酶（PI3K）是一类特异的催化磷脂酰肌醇脂类物质的激酶，参与细胞内信号的转导，PI3K功能上是Akt活化的首要调节者。Akt是PI3K信号转导途径中重要的蛋白激酶，该蛋白激酶活性区因与蛋白激酶C和蛋白激酶A有高度同源性，故也被称为蛋白激酶B。其上游信号分子磷酸肌醇依赖性蛋白激酶，整合素连接激酶可增进其活性，而磷酸酶PTEN则抑制其活性。AKT通过Ser473残基磷酸化而激活，激活后的AKT可磷酸化下游蛋白，如Bad、GSK3β、caspase-9等而发挥抑制凋亡作用。因此，Akt是PI3K的直接靶基因，能介导多种生物学效应，调控细胞生长和增殖、细胞运动和侵袭、细胞存活和凋亡，新生血管的生成等多种细胞活动和生物学效应，是重要的抗凋亡调节因子。由于AKT可调节众多底物而阻止凋亡，因此被视为关键性的靶点。

最近研究发现，AKT-GSK3途径是PI3K信号通路中最重要的下游途径之一，与脑缺氧缺血性损伤密不可分。AKT-GSK3途径参与并影响包括胰岛素诱导的糖原和蛋白质合成调控、细胞生长分化、抗凋亡过程等下游事件。GSK-3是AKT最早发现的直接底物之一，除参与糖代谢外，还参与许多基本的细胞功能，如发育期细胞命运，肿瘤发生和细胞凋亡。活化的 AKT 与 GSK-3 结合后，诱导 GSK-3 向细胞膜转位，磷酸化其 N 端的 Ser 活性位点而使 GSK-3 失活，最终影响 GSK 下游底物，如细胞分裂素（丝裂原）活化蛋白激酶，核因子 JB（nuclear factor JB，NF-JB）、tau 蛋白、c-jun 转录子和胰岛素受体底物等。GSK-3 被看作调节神经退行性疾病和炎症性疾病的关键性蛋白，在包括神经退行性疾病在内的许多疾病中发挥着关键性的作用。GSK-3 的亚型 GSK-3β 高度表达于中枢神经系统并具有神经系统特异性。GSK-3β 在细胞内活性受双位点磷酸化调控，在 Tyr216 磷酸化激活，GSK-3β 在 Tyr216 去磷酸化或者在 Ser9 磷酸化而失活。

PTEN 基因是迄今发现的第一个具有双重特异性磷酸酶活性的高度保守的抑癌基因。其编码蛋白 PTEN 能特异性地使磷脂酰肌醇-3，4，5-三磷酸（PIP3）去磷酸化，拮抗 PI3K／Akt 信号通路，干扰细胞生长信号而诱导细胞死亡及细胞周期停滞，表现为对细胞存活和增殖的负性调控作用。同时，近年来的研究还发现，PTEN 在脑组织中也高度表达，并通过磷酸化调控与受体结合，直接参与神经元的凋亡过程，可见 PI3K/Akt信号通路及 PTEN 均在中枢神经系统的损伤防护和再生中发挥着重要作用。大量文献报道，可以应用 PI3K/Akt 通路抑制剂 LY294002 及 GSK3β 抑制剂氯化锂（LiCl）研究，不同干预方法是否通过 PI3K/Akt/GSK3β 通路发挥神经保护作用。

（二）研究方法

1. 构建脑瘫大鼠实验动物模型

（1）实验动物：清洁级 7 日龄 SD 大鼠 150 只，雄性，体重（20±5）g，由北京金牧阳实验动物养殖有限责任公司提供，合格证号：SCXK（京）2010-0001，饲养于北京工业大学生命科学与生物工程学院动物实验中心并在此完成实验。

（2）造模方法：随机选 30 只大鼠，分为正常组、假手术组、造模组，每组 10 只。正常组：笼内正常饲养；对照组：仅进行假手术处理，笼内正常饲养；造模组：采用 10% 的水合氯醛腹腔麻醉（4mL/kg）。麻醉生效后，将实验大鼠仰卧于手术板上，固定四肢及头部，颈前碘伏消毒，颈前正中切口（4～6mm），在胸锁乳突肌内侧与颈前肌交界的三角区域内找到左颈总动脉，用 0 号线结扎，缝合切口。随后立即将实验大鼠置于水封闭缺氧箱中，箱内温度 37℃，以 1L/min 的气流量持续充以浓度为 8%氧气+92%氮气的混合气体，维持缺氧状态 2 小时后取出；缺氧全过程用测氧仪持续监测。造模后 24 小时，各组随机选 5 只实验大鼠做神经行为学、病理学检查，鉴定脑瘫动物模型。

2. 确定实验大鼠头部针刺穴位及针刺方法

参照《头皮针穴名国际标准化方案》及郭义主编的《实验针灸学》，结合人与动物骨度类比，选择实验动物颞前线、顶颞前斜线，毫针浅刺，按一定方向沿皮下缓慢捻转进针，达到应有深度，进针后接通电针仪，正极、负极接左右针尾，频率 2Hz，疏密波形，电流 3.5mA，每日 1 次，每次 3 分钟。使用 BT701-1B 型针灸电针仪。

3. 分组与干预方法

随机选 30 只大鼠作为阴性对照组（简称正常组），再将用于造模的 120 只大鼠随机分为阳性对照组（简称模型组）、电针刺激头部运动区组（简称干预 1 组）、电针刺激头部运动区+PI3K 特异性抑制剂 LY294002 组（简称干预 2 组）、电针刺激头部运动区+GSK3β 特异性抑制剂 LiCl 组（干预 3 组）。每组 30 只。

正常组：仅进行分离颈总动脉的假手术处理。手术前 20 分钟脑室内注射 DMSO10μL，方法：10%水合氯醛腹腔注射麻醉（4mL/kg）生效后，将实验大鼠头固定于脑立体定位仪，皮筋固定四肢，根据大鼠脑定位图谱确定脑室位置，使用大鼠脑定位仪定位，无菌条件下操作，微量注射器针头以囟门为进针点，确定进入脑室后缓慢注射药物，迅速退针；腹腔内注射与 LiCl 等体积双蒸水。将大鼠置于空笼内待其苏醒后笼内正常饲养，不给予任何干预治疗。

模型组：造模前 20 分钟脑室内注射等体积 DMSO、腹腔内注射等体积双蒸水，方法同正常组，造模后笼内正常饲养，不给予任何干预治疗。

干预 1 组：造模前 20 分钟脑室内注射等体积 DMSO、腹腔内注射等体积双蒸水，方法同正常组。造模后 24 小时开始给予电针刺激头部运动区干预，参照《头皮针穴名国际标准化方案》，选择颞前线、顶颞前斜线，毫针浅刺，按一定方向沿皮下缓慢捻转进针，达到应有深度后接通电针治疗仪，正极、负极接左右针尾，频率 2Hz，疏密波形，电流 3.5mA，每日 1 次，每次 3 分钟。

干预 2 组：造模前 20 分钟脑室内注射 LY294002，先将 LY294002 稀释成 10μM，微量注射器吸取 10μL，方法同正常组；腹腔内注射等体积双蒸水，方法同正常组。造模后 24 小时开始给予电针刺激头部运动区干预，方法同干预 1 组。

干预 3 组：造模前 20 分钟脑室内注射等体积 DMSO，方法同正常组；腹腔内注射 LiCl，先将 LiCl 用双蒸水配成浓度为 3mmol/kg 液体，腹腔内注射 0.5mL，方法同正常组。造模后 24 小时开始给予电针刺激头部运动区干预，方法同干预 1 组。

4. 观察内容

（1）电针刺激脑瘫大鼠头部运动区促使海马 PI3K/Akt/GSK-3β 信号通路磷酸化作用：采用 Western blot 法检测海马组织 p-PDK1、Akt、p-Akt、GSK-3β、p-GSK-3β（ser9）、MCL-1 的表达量；使用 BCA 试剂盒测定蛋白浓度；取 0.8mL 蛋白标准溶液加入到一管蛋白标准（20mg BSA）中，充分溶解后配制 25mg/mL 的蛋白标准溶液。配制后可立即使用，也可以-20℃长期保存；取适量 25mg/mL 蛋白标准，稀释至终浓度为 0.5mg/mL。BCA 工作液室温 24 小时内稳定；将标准品按 0、1μL、2μL、4μL、8μL、12μL、16μL、20μL 加到 96 孔板的标准品孔中，加标准品稀释液补足到 20μL；加适当体积样品到 96 孔板的样品孔中，加标准品稀释液到 20μL；各孔加入 200μL BCA 工作液，37℃放置 30 分钟测定 A562，根据标准曲线计算出样品的蛋白浓度。

（2）RT-PCR 检测 PP2A 的 mRNA 的表达：取左侧海马周围约 1cm 脑组织，用 TRIZOL 法提取总 RNA。通过 RT-PCR 检测 PP2A mRNA 的表达。根据文献，设计的引物如下。

β-actin：预扩增产物长度为 540bp；上游引物：5'-CAGTAACAGTCCGCCTAGAA-3'；下游引物：5'-GATTACTGCTCTGGCTCCTA-3'；PP2A：预扩增产物长度为 470bp；上游特异性引物：5'-TAAAGACCTCTATGCCAACACAGT-3'；下游特异性引物：5'-CACGATGGAGGGGCCGGACTCATC-3'。

（3）电针刺激脑瘫大鼠头部运动区通过 PI3K/Akt/GSK-3β 信号途径对海马神经元凋亡的影响：10%水合氯醛麻醉，将大鼠处死，心脏灌注，取出完整大脑，切取 Bremga+1.0mm-Bremga-3.0mm 脑片，4%多聚甲醛固定 24 小时；包埋、切片、烤片、保存；取出要检测的切片，烤片、脱蜡。用 0.85%NaCl 孵育 5 分钟。PBS 浸泡 5 分钟。PBS 稀释的 4%多聚甲醛固定切片 15 分钟。PBS 冲洗 5 分钟×2。将蛋白酶 K 配制成 20μg/mL，吸取 100μL 覆盖组织切片，室温下孵育 10～30 分钟。室温下，PBS 冲洗 5 分钟。4%多聚甲醛再次固定组织切片 5 分钟。室温下，PBS 冲洗 5 分钟×2。倾去多余的液体，加入 100μL 平衡缓冲液，室温下孵育 5～10 分钟。取等量生物素化核苷酸和末端脱氧核苷酸转移酶，加入平衡缓冲液，混匀，可得 rTdT 溶液。然后，再取 50～100μL rTdT 溶液加到组织切片上，用塑料盖玻片覆盖，37℃孵育 60 分钟。用去离子水稀释 20×SSC（体积比为 9：1），使其变为 2×SSC。去掉塑料盖玻片，加入 2×SSC，室温下终止反应 15 分钟。室温下，PBS 冲洗 5 分钟×3。室温下，加入 0.3%过氧化氢，用于封闭内源性过氧化物酶。室温下，PBS 冲洗 5 分钟×3。用 PBS 将辣根过氧化物酶（HRP）标记的链霉亲和素（Streptavidin HRP）稀释 500 倍，即 1：500，取 100μL 加入切片，室温孵育 30 分钟。室温下，PBS 冲洗 5 分钟×3。取等量 20×DAB 色原体、20×DAB 底物缓冲液、20×过氧化氢，加入去离子水，配制得 DAB 显色液。取 50～100μL 加至切片，反应 5～15 分钟，根据背景颜色控制反应时间。去离子水冲洗切片，复染、干燥、中性树胶封片，显微镜下观察、计数、拍照。

（4）电针刺激脑瘫大鼠头部运动区调控 PI3K/Akt/GSK-3β 信号通路对线粒体凋亡的影响：各组实验大鼠 10%水合氯醛深麻醉，迅速断头取脑，在-20℃的冰玻上迅速分离出缺血侧海马组织，匀浆后分别转移至 15mL 冰冷的分离缓冲液中（含 250mmol/L SUCROSE，10mmol/L HEPES，1g/L BSA 和 1mmol/L K^+-EDTA，pH7.4）冲洗、剪碎、匀浆。按上述方法制得的匀浆以 12 000r/min 离心 3 分钟，取上清再以 12 000r/min 离心 3 分钟，第二次的上清以 12 000r/min 离心 8 分钟得到颗粒状沉淀，即为粗制线粒体。将颗粒状沉淀悬浮于不含 EDTA 的分离缓冲液中，12 000r/min 离心 10 分钟，最终获得的沉淀用不含 EDTA 的 1mL 分离缓冲液重悬。上述整个分离过程均于 4℃条件下进行，并在 60 分钟内完成。线粒体悬液进行蛋白含量测定，以 1g/L 的 BSA 作为标准品。

紫外分光光度计测定 MPTP 开放程度：①用配置好的肿胀液将线粒体蛋白浓度稀释至 0.25g/L；②用紫外分光光度计在 520nm 下连续记录线粒体的吸光值，每隔 15 秒记录一次，连续两分钟；③然后加入 $CaCl_2$（200μmol/L），前一分钟每隔 15 秒读一次数，之后间隔 1 分钟读一次数，连续记录 10 分钟。然后根据各组吸光度值的变化来比较各组 MPTP 的开放程度。

线粒体通透性转变的测量根据蛋白定量的结果用肿胀缓冲液，线粒体通透性转变的测量通过加入 $200\mu mol/LCa^{2+}$ 的诱导并使用分光光度计在 520nm 波长下检测线粒体混悬液吸光度（$A520$）的改变而实现。分别把各组测得的最初吸光度值设定为 1，计算出所有测得值与其相比所得到的相对吸光度值（$A520$）。用各组相对吸光度值的最大值与最小值之差（$A520_{max}-A520_{min}$）来表示 MPTP 的活性。

（5）运动功能评估：分别于造模后 7 天、14 天、21 天不同时间段，每组随机选取 10 只实验大鼠进行运动功能评估，采用 BBB 运动功能等级评分。由 3 个专业的检测人员同时从不同方向对每只大鼠进行评定。

（6）海马病理组织学观察：运动功能评估后，快速断头开颅，取左侧海马组织。放入 30% 蔗糖多聚甲醛溶液中固定，至脑组织下沉后做冠状连续冷冻切片，厚 5μm。每只大鼠取 8 张切片进行 TUNEL 染色，染色步骤按试剂盒说明进行。每组 3 张切片，每张切片各取 5 个视野，用图像分析仪测定海马区单位面积，TUNEL 显微镜下观察阳性细胞数，拍照。

5. 统计学分析　采用 SPSS17.0 统计软件进行方差分析，实验结果以均数 ± 标准差（$\bar{x} \pm s$）表示，组间比较采用单因素方差分析（ANOVA）；不同组别之间采用 LSD 法进行两两比较。$P < 0.05$ 即认为差异具有统计学意义。

（三）研究结果及分析

（1）模型组、干预 2 组各时段的运动功能评分结果均较低，干预 1 组、干预 3 组的各时段的运动功能评分结果均高于模型组、干预 2 组，后期更为明显。

（2）与正常组比较，模型组海马组织间质水肿，神经细胞萎缩，核染色深、增大，染色质成团块状；干预 2 组与模型组病理改变类似。7 天时，干预 1 组、干预 3 组脑组织间质水肿程度稍轻，区域内部分神经细胞染色加深，部分细胞核固缩，脑损伤程度较模型组要轻；14 天时，模型组脑组织损害有所恢复，但细胞染色依旧较深，可见很多鬼影细胞；干预 1 组、干预 3 组脑组织恢复程度较明显，水肿几乎消失，可见完好细胞结构进入损伤组织，有鬼影细胞存在。21 天时，各组脑组织切片均可见恢复现象，干预 3 组较干预 1 组明显。

（3）同一组样本中 PP2A 的 mRNA 表达量与 p-Akt 表达量呈负相关。

（4）结果显示，在同一时期，正常组线粒体通透性开放孔的开放度很小，模型组和 LY294002+电针组开放度明显增大，LiCl+电针组的开放度相比于模型组明显变小，电针组的开放度与模型组相比也明显变小。随着治疗时间的增长，每个手术组线粒体通透性开放孔的开放度逐渐变小，缩短与正常组的差距。

（5）模型组不同时间段均表现为运动功能评分较低，海马组织 p-PDK1、p-Akt 的蛋白表达明显减少，神经元凋亡较多，说明脑缺血可减低 PDK1、Akt 磷酸化水平，促进神经元的凋亡，从而影响神经运动功能；与模型组比较，干预 1 组的运动功能评分在各时段都较高，海马神经细胞凋亡减少，海马组织 p-Akt、p-PDK1、p-GSK-3β（ser9）、

MCL-1 的表达明显，有显著差异（$P < 0.05$），说明电针刺激脑瘫大鼠头部运动区可提升脑瘫诱导的 p-Akt 和 p-PDK1 低表达，调节 Akt 及其作用底物 GSK-3β 的磷酸化水平，改善和恢复脑瘫神经行为障碍作用。为了进一步明确上述推断，本实验对电针组采取 LY294002 处理（干预 2 组），观察其对 PI3K/Akt 通路的影响，结果显示，干预 2 组与模型组各项观察结果相近（$P > 0.05$），与干预 1 组差异明显（$P < 0.05$），说明 LY294002 阻断 PI3K/Akt 信号通路，抵消了电针对脑瘫大鼠大脑干预保护作用；对电针组加氯化锂处理（干预 3 组），各项观察结果与干预 1 组相近（$P > 0.05$），在第 14 天、第 21 天更具有良好的发展趋势，说明电针联合应用 LiCl 处理后，可进一步激活 PI3K/Akt/GSK-3β 信号传导通路，抑制 GSK-3β 的活性，对神经保护有叠加作用。

（四）研究结论

（1）通过对脑瘫大鼠动物模型进行神经行为学评估和病理学检测鉴定确认，成功构建脑瘫大鼠实验动物模型。

（2）电针刺激头部运动区具有明显减轻脑瘫大鼠脑损害、促进神经细胞再生、改善肢体功能作用。为电针刺激头部运动区促进脑瘫康复的有效性、科学性提供了可靠的理论依据。

（3）PI3K/Akt/GSK3β 信号通路在脑瘫大鼠神经元凋亡中具有重要的调控作用。

（4）PI3K/Akt/GSK3β 信号通路中的直接靶基因 Akt 在电针刺激头部运动区有效保护脑瘫大鼠脑损害机制中发挥重要作用。为临床脑瘫的早期治疗与康复方法提供了新的作用"靶点"，为以信号通路和作用"靶点"为切入点，探寻促进脑瘫康复更为有效的新方法研究提供了研究思路。

（5）电针刺激头部运动区疗法操作简单、费用低廉、效果显著，适合在临床上作为脑瘫康复的主要方法进行推广，并可与其他康复方法联合运用，对提高脑瘫综合治疗水平有着重要意义。

（五）问题与展望

（1）研究证实 PI3K/Akt 信号通路参与脑瘫缺血缺氧性损伤的调控，但脑瘫的病理生理过程复杂，PI3K/Akt 信号通路只是参与者之一，其他信号通路在脑瘫病理生理及康复治疗过程中是否同样发挥着调控作用，还有待研究。

（2）PI3K/Akt 信号通路是一个经典的抗凋亡、促存活的信号转导途径。Akt 是信号传导途径中重要的蛋白激酶，能调节众多底物，介导多种生物学效应，因此，如果借助代谢组学，探讨 PI3K/Akt 信号通路在调控脑瘫脑内微环境特异生物代谢标志物方面是否发挥重要作用，这对从生物体代谢层面的不同层次、不同深度阐释脑瘫的病理生理特点及康复治疗机制有着非常重要的意义。

第四节 医 案

案 1

夏某，男，61个月，2011年3月30日出生，于2016年5月4日就诊于淮安市妇幼保健院儿童康复中心。

病史：患儿系G3P3，孕43周剖宫产出生，体重5800g，有"羊水混浊"史，出生后因"新生儿窒息、新生儿感染"等在当地医院住院治疗（具体不详）。患儿自幼运动功能落后，曾间断行康复治疗至今，目前独步时步态异常，不能双足跳，现为改善相关能力要求入科康复治疗，病程中，否认高热畏寒、抽搐惊厥，食纳睡眠一般，二便如常。

体格检查：患儿意识清晰，营养中等，前囟闭合，五官正常，颈部对称，无甲状腺肿大，心脏听诊无杂音，律齐，呼吸音听诊正常，腹部平软，无压痛，肝脾未触及，膝腱反射亢进，跟腱反射亢进，四肢肌张力增强，折刀现象（+）。

辅助检查：头颅CT（2016年2月16日）示双侧侧脑室增宽，脑外间隙增宽；大脑额顶叶髓质密度减低，左侧顶叶软化灶；大枕大池。X线（2016年2月16日）示双髋、膝关节未见明显异常；左侧股骨中下段骨膜反应。0～6岁儿童神经心理发育检查（2016年3月9日）示大运动：25，精细动作：30，适应能力：46，语言：40，社交能力：37，发育商36。

诊断：①脑性瘫痪，混合型；②精神发育迟滞。

入院评估：①运动功能，各项粗大运动功能基本获得，各体位间转换欠佳，在矫形器辅助下可独步，稳定性欠佳，髋关节内收内旋，可见膝反张，右侧明显，双足跳及单足站立不可。②肌张力，四肢肌张力增高，右侧较左侧明显，躯干及四肢肌力弱。③手功能，喜用左手，精细功能一般，右手主动活动少，右手仅可辅助左手动作，右侧肘关节常屈曲，可见握拳、拇指内收，日常生活基本依赖家人。④言语认知，可讲3～4字左右词汇，词汇量少，部分发音不清，可辨识常见物品，色形不辨，理解力欠佳，交流态度尚可。

关节活动度（R1/R2）：内收肌角80°/90°，腘窝角左140°/150°，右120°/130°，足背屈角左右均85°/75°。GMFM-88量表评分：A区49分，B区52分，C区38分，D区22分，E区30分，总分191分。GMFCS分级系统为Ⅱ级。日常生活活动能力量表评分：45分。

治疗方案：头针选取智九针、运动1区、足运感区、平衡区、言语1区等，每次留针1小时，每30分钟行针3分钟，每天1次，每周5天，4周为1个疗程，疗程中间患儿休息5～7天，连续治疗3个疗程。同时给予PT、OT、蜡疗、生物反馈等疗法，各项目均每日 1 次，每周 5 天，连续治疗 3 个月。

治疗后评估：患儿主动活动增多，无辅具支持下可独步，步态仍有异常，右侧明显，但较入院时有所改善，肌张力有所缓解，但仍明显高于正常。手功能，手部主动活动增多，但精细功能仍差，双手协调能力差，日常生活基本依赖家人。言语认知，能进行简单对话，但词汇量仍明显低于同龄儿，认知能力差，交流态度尚可。

关节活动度（R1/R2）：内收肌角 90°/110°，腘窝角左 150°/160°，右 130°/140°，足背屈角左右均 75°/70°。GMFM-88 量表评分：A 区 49 分，B 区 59 分，C 区 41 分，D 区 30 分，E 区 45 分，总分 224 分。GMFCS 分级系统为 Ⅱ 级。日常生活活动能力量表评分：52 分。

案 2

丁某，男，91 个月，2009 年 6 月 10 日出生，于 2017 年 2 月 6 日就诊于淮安市妇幼保健院儿童康复中心。

病史：患儿系 G2P2，孕足月剖宫产出生，体重 2250g，有"羊水过少"史，出生后因"缺氧、颅内出血、新生儿黄疸"住院治疗（具体不详）。家长诉患儿自幼运动功能落后，间断行康复训练至今，现仍不能独步，为进一步改善相关能力要求入笔者科室进行康复治疗。病程中，否认高热畏寒，否认抽搐惊厥，食纳睡眠尚可，二便如常。

体格检查：患儿意识清晰，前囟闭合，五官正常，颈部对称，无甲状腺肿大，心脏听诊无杂音，律齐，呼吸音听诊正常，腹部平软，无压痛，肝脾未触及，膝腱反射亢进，跟腱反射亢进，双下肢肌张力增强，折刀现象（＋），Vojta 姿势异常。

辅助检查：脑电图（2017 年 1 月 18 日）示异常儿童脑电图。儿童智能测验报告单（2017 年 2 月 6 日）：WISC-R，语言 IQ：50，操作 IQ＜40，总 IQ＜40。

诊断：脑性瘫痪，痉挛型双瘫。

入院评估：①运动功能，目前头控、翻身可，可向坐位转换，坐位呈拱背坐，坐位平衡建立不完善，可腹爬、四爬，下肢分离动作完成差，立位可短时间独站，髋关节内收内旋，可见尖足，在矫形器辅助下可独步 3 步左右，稳定性差，可借助栏杆上下楼梯。②肌张力，下肢肌张力高，跟腱紧，肌力弱。③手功能，手部精细度较差，日常生活不能自理。④言语认知，可进行简短对话，词汇量少，部分发音不清，可辨识常见物及部分颜色、形状，理解力一般。

关节活动度（R1/R2）：内收肌角 40°/60°，腘窝角左右均 100°/120°，足背屈角左右均 110°/100°。GMFM-88 量表评分：A 区 49 分，B 区 55 分，C 区 31 分，D 区 8 分，E 区 14 分，总分 157 分。GMFCS 分级系统为 Ⅲ 级。日常生活活动能力量表评分：52.5 分。

治疗方案：头针选取智九针、运动 1 区、足运感区、平衡区等，配合地仓透颊车、开四关、八邪、伏兔、阳陵泉、三阴交、足三针（脑清、解溪、跟平）等体针，头针每次留针 1 小时，每 30 分钟行针 3 分钟，体针每次留针 20 分钟，中间行针 1 次，均每天 1 次，每周 5 天，4 周为 1 个疗程，疗程中间患儿休息 5～7 天，连续治疗 3 个疗程。同时给予 PT、蜡疗、脑循环、下肢 MOTOmed 虚拟情景训练等疗法，各项目均每日 1 次，每周 5 天，连续治疗 3 个月。

治疗后评估：患儿粗大运动功能提高，无辅具支持下可独自行走 3～5m，蹒跚步态，屈髋屈膝，双上肢屈腕屈肘，无摆臂动作，双下肢肌张力较入院时有所缓解。手部精细动作良好，可两指对指捏持。言语认知，言语词汇量增多，能进行简单交流，常见色形部分辨识。

关节活动度（R1/R2）：内收肌角 70°/85°，腘窝角左右均 125°/145°，足背屈角左右均 100°/90°。GMFM-88 量表评分：A 区 49 分，B 区 60 分，C 区 34 分，D 区 20 分，E 区 20 分，总分 183 分。GMFCS 分级系统为Ⅲ级。日常生活活动能力量表评分：66 分。

案 3

贾某，男，47 个月，2013 年 4 月 5 日出生，于 2017 年 3 月 9 日就诊于淮安市妇幼保健院儿童康复中心。

病史：患儿系 G1P1，孕足月剖宫产出生，体重 3100g，出生后因"缺氧、新生儿肺炎"在当地医院住院治疗（具体不详），否认有黄疸迁延史。患儿自幼运动功能落后，目前仍独坐不稳，尚不会爬，不能独站、独步，现为改善相关能力要求入科康复治疗，病程中，否认高热畏寒、抽搐惊厥，食纳睡眠一般，二便如常。

家族史：其母亲系"智力低下"。

体格检查：患儿意识清晰，营养状态差，前囟闭合，五官正常，颈部对称，无甲状腺肿大，心脏听诊无杂音，律齐，呼吸音听诊正常，腹部平软，无压痛，肝脾未触及，足握持反射（+），膝腱反射亢进，双下肢肌张力增强，折刀现象（ + ），Vojta 姿势可见异常。

辅助检查：头颅 CT（2017 年 3 月 3 日）示两侧脑室欠对称。X 线（2017 年 3 月 2 日）示双侧股骨颈干角增大。0～6 岁儿童神经心理发育检查（2017 年 3 月 9 日）：大运动 19，精细动作 15，适应能力 17，言语 11，社交能力 17，发育商 16。

诊断：①脑性瘫痪，痉挛型双瘫；②精神发育迟滞。

入院评估：①运动功能，主动活动少，仰卧位拉起时头跟起一般，翻身欠灵活，俯卧位抬头 90°，肘支撑差，手撑不可，坐位呈拱背坐，各方平衡未建立，尚不会爬，立位可扶站，尚不能独站、独步。②肌张力，下肢肌张力增高，躯干及四肢肌力弱。③手功能，少有主动抓握，被动握持不稳，日常生活不能自理。④言语认知，尚无有意义发音，认知能力差，不能识人辨物，理解力差，无交流表达意识。

关节活动度（R1/R2）：内收肌角 65°/85°，腘窝角左 100°/120°，右 110°/130°，足背屈角左 90°/80°，右 85°/75°。GMFM-88 量表评分：A 区 49 分，B 区 48 分，C 区 2 分，D 区 2 分，E 区 0 分，总分 101 分。GMFCS 分级系统为Ⅳ级。日常生活活动能力量表评分：9 分。

治疗方案：头针选取智九针，运动 1 区，足运感区，平衡区，言语 1、2、3 区等，每次留针 1 小时，每 30 分钟行针 3 分钟，每天 1 次，每周 5 天，4 周为 1 个疗程，疗程中间患儿休息 5～7 天，连续治疗 3 个疗程。同时给予 PT、推拿、生物反馈等疗法，各项目均每日 1 次，每周 5 天，连续治疗 3 个月。

治疗后评估：患儿粗大运动功能提升，可短暂保持四爬位，仍不能四爬，可独自站立约 1 分钟，扶走 3～4 步，独自行走 1～2 步，拉单手可向前走，下肢肌张力较入院时有所缓解。手功能，手少见主动抓握动作，对指捏持动作差。言语认知，词汇量低下，常"咿呀"低吟，无有意义的主动发音，认知能力差，不能辨物，理解力差。

关节活动度（R1/R2）：内收肌角 80°/100°，腘窝角左 120°/140°，右 130°/160°，足背屈角左 85°/75°，右 80°/70°。GMFM-88 量表评分：A 区 49 分，B 区 50 分，C 区 13 分，D 区 13 分，E 区 11 分，总分 136 分。GMFCS 分级系统为Ⅳ级。日常生活活动能力量表评分：14 分。0～6 岁儿童神经心理发育检查（2017 年 6 月 9 日）：大运动 24，精细动作 16，适应能力 18，言语 18，社交能力 24，发育商 20。

参 考 文 献

丁春华, 张少丹, 张君岚, 等. 2004. 新生大鼠缺血缺氧性脑病时脑微环境血流及二氧化氮的变化. 中国病理生理杂志, 20(10): 1865-1870.

贾伟. 2010. 医学代谢组学. 上海科学技术出版社, 9: 133-143.

黎萍, 陈晓晴, 胡菲菲. 2014. 新生大鼠缺血缺氧性脑病脑神经物质的变化. 临床医学工程, 21(3): 281-282.

李彦东, 吴琪. 2015. 代谢组学技术在临床诊断中的研究进展. 天津医药, 43(8): 942-945.

闵友江, 姚海华, 邵水金, 等. 2007. 浅析《头针穴名国际标准化方案》的科学性. 中国针灸, 27(8): 612-616.

潘蓉蓉, 金永喜, 朱文宗. 2013. PI3K/Akt 信号通路介导的细胞凋亡机制研究进展. 浙江中西医结合杂志, (1): 70-72.

钱旭光, 赵勇, 刘振寰, 等. 2013. 脑性瘫痪上肢功能障碍康复研究进展. 中国康复医学杂志, 28(9): 878-882.

熊涛. 2010. AKT-GSK3 信号通路与缺血缺氧性脑损伤. 医学综述, 16(23): 3521-3524.

许丽超, 焦云. 2016. 中医康复疗法在小儿脑瘫临床应用的研究进展. 世界中医药, 1(11): 2476-2479.

周菊花, 方素珍, 周细中, 等. 2014. 神经干细胞移植治疗重度脑瘫患儿的研究进展. 临床儿科杂志, 32(1): 85-87.

Amigoni F, Legnaghi E, Pevarello P. 2012. Kinase inhibitors for CNS diseases: an analysis of the recent patent literature. Pharm Pat Anal, 1(2): 177-192.

Chen Z, Getahun A, Chen X, et al. 2015. Imbalanced PTEN and PI3K signaling impairs class switch recombination. J Immunol, 195(11): 5461-5471.

Dias D A, Koal T. 2016. Progress in metabolomics standardisation and its significance in future clinical laboratory medicine. EJIFCC, 27(4): 331-343.

Filip J, David SH, Aung N, et al. 2014. Assessing PIK3CA and PTEN in early-phase trials with

PI3K/AKT/mTOR inhibitors. Cell Reports, 6(2): 377-387.

Gilson K M, Davis E, Reddihough D, et al. 2014. Quality of life in children with cerebral palsy: implications for practice. Journal of Child Neurology, 29(8): 1134-1140.

Mussap M, Antonucci R, Noto A, et al. 2013. The role of metabolomics in neonatal and pediatric laboratory medicine. Clin Chim Acta, 426: 127-138.

Osorio-Fuentealba C, Klip A. 2015. Dissecting signaling by individual Akt/PKB isoforms, three steps at once. Biochem J, 470(2): e13-e16.

Stumm R. 2014. Somatostatin receptor sst2 reduces Akt activity and aggravates hypoxic/ischemic death in cerebral cortical neurons. Neuropharmacology, 77: 249-256.

Ye Z, Xia P, Cheng Z G, et al. 2015. Neuroprotection induced by sevoflurane-delayed post-conditioning is attributable to increased phosphorylation of mitochondrial GSK-3β through the PI3K/Akt survival pathway. J Neurol Sci, 348(1-2): 216-225.

Yu Z H, Cai M, Xiang J, et al. 2016. PI3K/Akt pathway contributes to neuroprotective effect of Tongxinluo against focal cerebral ischemia and reperfusion injury in rats. J Ethnopharmacol, 181: 8-19.

Zhao S, Fu J, Liu X, et al. 2012. Activation of Akt/GSK-3beta/beta-catenin signaling pathway is involved in survival of neurons after traumatic brain injury in rats. Neurological Research, 34(4): 400-407.